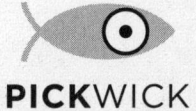

PICKWICK

BARRY SEARS
con BILL LAWREN

COME RAGGIUNGERE LA ZONA

Edizione italiana e traduzione a cura di Eddy Ottoz

Sperling & Kupfer

Si ringraziano Aronne Romano e Memo Romano per la preziosa collaborazione a questo libro.

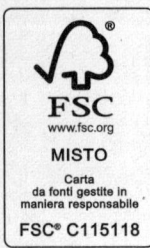

www.pickwicklibri.it
www.sperling.it

Come raggiungere la Zona
di Barry Sears con Bill Lawren
Titolo originale dell'opera: *The Zone*
Copyright © 1995 by Barry Sears and William Lawren
Published by arrangement with HarperCollins Publishers, Inc.
© 1999 Sperling & Kupfer Editori S.p.A.

ISBN 978-88-6836-077-1

I edizione Pickwick novembre 2013

Anno 2013-2014-2015 - Edizione 26 27 28 29 30 31 32 33 34 35

Indice

Prefazione all'edizione aggiornata

ERA quasi inevitabile: dopo avere venduto più di tre milioni di copie negli Stati Uniti, la «Zona» è la strategia nutrizionale più discussa anche in Italia, e questo di Barry Sears il libro di argomento dietetico più venduto. Il mondo dello sport, della fitness, il popolo delle palestre ha decretato il suo successo. Chi diffidava ha provato, e si è convertito. Molti medici utilizzano la Zona per i problemi dei cardiopatici, degli ipertesi, dei diabetici di tipo 2. È sperimentata in vari ospedali della penisola. I più curiosi hanno attraversato l'Atlantico, e sono tornati con il diploma di «Zone Certified Instructors». Ora seguono oltre 600 atleti italiani di alto livello, tra calcio, mezzofondo, ciclismo, lanci, bodybuilding. Qualcuno la contrabbanda per farina del suo sacco, qualcuno la chiama «dieta 40-30-30», ma si tratta sempre della Zona di Barry Sears. A Sydney, come ad Atlanta, erano in Zona tutti gli atleti di John Smith, e per fare due soli nomi, Maurice Greene e Ato Boldon. Provate per credere.

La chiave della supersalute, ecco il messaggio di questo libro, che ha suscitato negli Stati Uniti polemiche: stronca brutalmente il mito dei carboidrati, delle diete dissociate, di quelle monotematiche, del conteggio dei punti o delle calorie. Salva solo quelle basate su corretti presupposti genetici.

E va contro forti interessi economici. Negli Stati Uniti la lobby dei carboidrati (cereali da colazione, pasta, bibite, patatine, snack, biscotti, merendine, gelati, dolci, cioccolato, vini, birra, liquori eccetera) è talmente ricca e potente da sottoporre i cittadini a un costante bombardamento di pubblicità e di subdoli articoli redazionali camuffati da verità scientifiche. Si è appropriata della dieta mediterranea, da secoli diffusa dalla Spagna alla Turchia, e basata su proteine nobili e leggere come il pesce e le proteine vegetali, su carboidrati provenienti da frutta e verdure, e su oli ricchi di grassi insaturi (olio d'oliva crudo innanzi tutto), snaturandola a tal punto che oggi molti sono addirittura convinti che «dieta mediterranea» sia sinonimo di pastasciutta e pizza. E i danni si vedono.

Leggendo questo libro vi coglierà il sano dubbio che molte pubblicità di prodotti alimentari siano delle vere e proprie istigazioni a farvi del male da soli. Capirete perché, alla lunga, quasi tutte le diete, sfornate a ossessivo getto continuo dalle cosiddette «riviste della salute», non funzionino. Apprenderete che cosa accade nel vostro organismo ogni volta che mangiate, giudicando quanto sia giusto o sbagliato ciò che, alla televisione e sui giornali, vi propinano miriadi di veri o sedicenti specialisti in nutrizione. A voi il giudizio finale.

I paladini dei carboidrati a oltranza insorgeranno, accusando la «Zona» di propinarvi troppe proteine. Non è così, anzi. Solo quelle che vi sono necessarie, mai di più (ma mai di meno…), e purché del tipo «giusto». Altri sosterranno che «il cervello ha bisogno di zucchero», che i carboidrati forniscono energia pronta, e perciò ne servono molti. È vero, molti, ma mai troppi, e sempre a lento assorbimento. L'eccesso di insulina è sempre in agguato. E poi, di energia ce ne forniscono anche i tanto vituperati grassi insaturi, vittime incolpevoli delle diete squilibrate che vanno per la maggiore…

Qualche anno fa, a Catania, partecipai a un convegno sulla fisiologia del superallenamento. Mi colpì un intervento su come «pilotare» la secrezione degli ormoni pancreatici applicando semplici regole alimentari. I presupposti scientifici erano convincenti e le conseguenze pratiche rivoluzionarie. Soprattutto i grassi, terribili demoni dell'immaginario dietologico corrente, riacquistavano una giusta dignità. Dopo trent'anni di letture e studi nutrizionali intravedevo finalmente un *fil rouge* che si snodava da Laurence Morehouse a Herman Tarnower, da Roger Williams a Robert Haas, da Tom Blaine a Madeleine Kousmine, fino a Ray Audette e la sua dieta «paleolitica». Ecco perché Haas insisteva tanto sull'olio di pesce (EPA e DHA), perché la Kousmine raccomandava l'utilizzo di certi grassi, in particolare l'acido gamma linolenico (e soprattutto solo nella forma trans-), e perché Blaine guariva le allergie limitando i danni dell'insulina a carico del surrene. Ecco perché la fibra, perché il digiuno, perché… Tutto trovava finalmente una spiegazione logica, in una sorta di teoria unificata dell'alimentazione.

L'estate successiva, alle Olimpiadi di Atlanta, andando per librerie, acquistai l'edizione americana di questo libro e scoprii che era la fonte della relazione presentata a Catania. A fine anno, a Orlando, invitato a un seminario di biomeccanica con tutti i coach dei grandi sprinter e ostacolisti statunitensi, conobbi Barry Sears in persona, chiamato dalla federazione a illustrare la sua strategia nutrizionale. John Smith, coach dell'UCLA, allenatore, tra gli altri medagliati olimpici, di Kevin Young, Leroy Burrell, André Cason, John Drummond, Marie-Jo Pérec eccetera, testimoniò pubblicamente sull'efficacia del metodo. Lo aveva provato su se stesso, raccontò, e in seguito adottato per i suoi grandi atleti.

Mi interessava soprattutto l'utilizzo sportivo, ma rimasi affascinato dai potenziali effetti della Zona su salute e supersalute. Sono certo che nel prossimo decennio la metodologia dell'allenamento sarà ridefinita in funzione della capacità del sistema immunitario dell'atleta di sopportare maggiore stress. Il training è in fondo l'applicazione di più forti stimoli specifici per raggiungere nuovi livelli di adattamento, e quindi prestazioni più elevate. Il problema sta nel controllo delle reazioni aspecifiche, ossia nell'eccesso di stress, con tutti i conseguenti effetti negativi sul sistema immunitario. Tutto ciò sfocia troppo spesso in forme degenerative a carico di vari organi, ognuna con la sua causa particolare, ma che andrebbero più correttamente inquadrate nella sindrome da superallenamento.

Un'alimentazione scorretta aggiunge stress a stress, questo lo sanno tutti, ma rispettando precise proporzioni tra carboidrati e proteine si può innescare un circolo virtuoso ormonale che potenzia le capacità dell'organismo di combattere lo stress. Con il vantaggio non marginale di stimolare la sintesi proteica, ossia la crescita della muscolatura, il Santo Graal di tutti quegli allenatori che non vogliono piegarsi alle turpi pratiche del doping e al lato oscuro della forza.

Buone proteine, buoni grassi e buoni carboidrati, ma soprattutto buoni eicosanoidi a tutti.

Sento il dovere di ringraziare Laura Defilippi, Rosanna Giammattei, Aronne e Memo Romano, per il loro contributo decisivo alla revisione dei menu, delle ricette e delle tabelle per le mense italiane. Il dottor Aronne Romano è uno dei primi «Zone Certified Instructors» italiani, e segue oggi oltre 400 atleti. La dottoressa Rosanna Giammattei è stata uno dei primi medici a prescrivere la dieta pro Zona. Memo, il fratello di Aronne, è un cuoco professionista, e Laura è una cara amica del popolo dell'atletica.

EDDY OTTOZ

Ringraziamenti

Nessuno lavora nell'isolamento e il percorso di dodici anni che ha condotto a questo libro ne è la dimostrazione. Desidero ringraziare la mia famiglia, a cominciare da mia moglie Lyn Sears, la quale non solo mi ha fornito un aiuto fondamentale nella realizzazione del libro, ma ha anche avuto fiducia in me quando, dodici anni fa, le comunicai che stavo per abbandonare il MIT per mettermi a lavorare su «qualcosa di veramente grande». Il suo sostegno e la sua perseveranza sono stati una vera e propria benedizione.

Analogamente, sono in debito con mio fratello Doug: mio «complice», mio confidente e, insieme con mia moglie, il mio miglior amico, benché io lo abbia indotto ad abbandonare una promettente carriera nell'industria informatica per lavorare al mio fianco su «qualcosa di veramente grande». Sono certo che durante quei due cupi inverni a Saskatoon, quando imparammo a coltivare e trattare i semi di borragine, mio fratello non si sentì tanto sicuro di aver fatto la scelta giusta.

Devo anche ringraziare la mia prima dipendente, mia madre, che ha saputo esercitare efficacemente il suo equilibrio in tutte le iniziative economiche che ho intrapreso, fin dalla mia prima azienda del 1976.

Poi ci sono le altre persone che non solo hanno condiviso la mia visione, ma vi hanno anche profuso quel grande impegno senza il quale questo lavoro non sarebbe mai potuto giungere a compimento. Fra queste voglio ricordare Harry Haveles, John Mouganis e Mike Palm. Accanto a loro, medici come Paul Kahl, Sam Golden, Michael e Mary Dan Eades, Michael Norden e Daniel Wistran, che hanno avuto il coraggio di credere in nuovi approcci di prevenzione e cura delle malattie.

E non dimentichiamo gli allenatori Garrett Giemont, Marv Marinovich, Skip Kenney e Richard Quick: erano persuasi che questa tecnologia fosse in grado di estendere i limiti delle prestazioni umane, e grazie a ciò sono stati in grado di offrire grandi opportunità agli atleti che hanno seguito. Devo anche ringraziare tutti coloro con i quali ho lavorato in questi anni, perché dal confronto con le loro idee ho tratto molti spunti per affinare la mia tecnologia.

Un ultimo ringraziamento lo devo anche a Judith Regan, che ha saputo dare ampia divulgazione alla mia ricerca, e al dottor Jeffrey Schwartz, la persona che per primo parlò a Judith della mia tecnologia.

Introduzione

DA quando avevo vent'anni vivo sotto una spada di Damocle. Sono una specie di bomba genetica a orologeria, programmato dalla natura per morire presto di cardiopatia: mio nonno, mio padre, mio fratello e i miei tre zii sono stati stroncati da un infarto prima del loro cinquantaquattresimo compleanno.

Un insidioso difetto genetico sta sterminando i maschi della mia famiglia. A guardarci, siamo sempre sembrati sanissimi. Mio padre, Dale Sears, era un grande atleta. Alto poco più di un metro e ottanta, giocava nella nazionale universitaria per la Southern California University, e amava definirsi «l'ultimo dei playmaker da un metro e ottanta». Fu selezionato per la squadra olimpica del 1940, ma la seconda guerra mondiale stroncò le sue velleità. (Ho giocato anch'io a pallacanestro e pallavolo a livello nazionale per la mia università, fino al dottorato di ricerca.)

Finita la guerra, papà entrò nel settore delle pavimentazioni con uno dei miei zii. Ingrassò 12 chili e iniziò a fumare, ma conduceva una vita attiva e si manteneva in buona forma. Continuò a giocare a pallacanestro e a pallavolo. A 43 anni ebbe il suo primo infarto. Ero tredicenne e ricordo solo che passò alcuni giorni in ospedale. Fu un attacco relativamente leggero: i medici gli prescrissero sei settimane di convalescenza. Come qualunque adolescente non mi preoccupavo molto della salute, neppure di quella di mio padre, né lui sembrava darsene pensiero più di tanto.

Nei dieci anni successivi i segnali di pericolo si fecero più gravi. Due zii ebbero un primo infarto e poco dopo, a soli 53 anni, mio padre fu stroncato da un secondo, fatale attacco. Morì nel sonno, senza preavviso. In pochi anni tutti e tre i miei zii, poco più che cinquantenni, subirono la stessa sorte.

Il monito era chiaro: o mi davo da fare, o sarei stato anch'io una vittima precoce. Feci le solite cose: mi mantenni in forma con un'intensa attività sportiva, controllai strettamente il peso e seguii una dieta «salutare». Sospettavo però che, con il mio sfortunato bagaglio genetico, ciò non sarebbe bastato.

Mi rendevo conto che per salvarmi la vita dovevo approfondire il problema, capire bene la differenza tra un cuore sano e uno geneticamente difettoso, destinato a funzionare solo per due terzi di una normale esistenza.

Fresco di dottorato di ricerca in biochimica, lavoravo all'Università della Virginia sulla struttura molecolare dei lipidi, quella classe di sostanze che include, tra le altre, il colesterolo e le cosiddette lipoproteine HDL, LDL e VLDL.

Mi ero occupato sino ad allora di ricerca scientifica di base sulla formazione di queste complesse molecole. Fu la morte di mio padre (e la sensazione di pericolo incombente) a modificare i miei interessi. Non mi limitai a studiare l'architettura molecolare del colesterolo e delle sostanze correlate, ma decisi di investigare sul loro ruolo nelle patologie cardiache. Eravamo agli inizi degli anni Settanta, e le ricerche sul colesterolo e i suoi rapporti con le cardiopatie muovevano i primi passi, suscitando un grande interesse.

Sapevo molte cose sui lipidi, ma nulla di preciso sulle malattie cardiache. Mi trasferii perciò all'Istituto di Medicina dell'Università di Boston a lavorare con Don Small, che conduceva rivoluzionarie ricerche su come la struttura dei lipidi possa contribuire a provocare le cardiopatie. Mi sistemai nella biblioteca dell'università a leggere tutto ciò che era disponibile sull'argomento. Non avevo preconcetti, nessuna conoscenza di base, perciò lessi tutto.

Mi imbattei così in uno studio poco noto: al Mount Zion Hospital di San Francisco, Sanford Byers e Meyer Friedman avevano provocato l'aterosclerosi (l'ostruzione e l'indurimento delle arterie, che spesso porta all'infarto) in conigli da laboratorio, nutrendoli con una dieta ad alto contenuto di grassi saturi. Poi, a metà degli animali erano stati iniettati gli stessi fosfolipidi sui quali avevo presentato la tesi per il mio dottorato di ricerca, con risultati sorprendenti. Le iniezioni avevano agito come una specie di aspirapolvere biologico, liberando la maggior parte delle arterie ostruite e cancellando ogni traccia di sofferenza cardiaca.

La mia curiosità dava buoni frutti. Lo studio era stato pubblicato su una rivista poco importante, e continuai le mie ricerche. Ne trovai presto un secondo, altrettanto poco noto: Jonas Maurukas e Robert Thomas avevano ripetuto lo stesso esperimento per smentire Byers e Friedman. In effetti, tutti i ricercatori sembravano ritenere ridicole le conclusioni di quella ricerca. Com'era possibile guarire una malattia cardiaca con banali iniezioni di fosfolipidi? Questa seconda ricerca era stata eseguita con controlli più rigidi, su animali più standardizzati e con protocolli più severi. Con gran sorpresa constatarono lo stesso risultato: la scomparsa di ogni traccia di aterosclerosi.

Risultati simili erano apparsi, ogni tre o quattro anni, nella letteratura scientifica. Infine, nel 1975, alcuni ricercatori della società farmaceutica Upjohn pubblicarono una conferma definitiva. La patologia cardiaca poteva migliorare, se non regredire del tutto, con semplici iniezioni di lipidi naturali, la base di ogni cellula dell'organismo. Questa era vera biotecnologia! All'epoca ero uno dei pochi scienziati che studiavano i fosfolipidi: ecco l'occasione per diventare un leader in questo campo, salvandomi al tempo stesso la vita.

La pubblicazione della ricerca avrebbe dovuto scatenare una gara furiosa tra le grandi case farmaceutiche per sviluppare e commercializzare un nuovo trattamento per le malattie cardiache, ma ciò non avvenne. I fosfolipidi sono sostanze naturali, ed è impossibile brevettare ciò che esiste in natura. Senza poter contare su diritti in esclusiva, le case farmaceutiche, Upjohn compresa, non erano interessate.

Io sì. Ero giovane e ingenuo, e pensai che per curare l'aterosclerosi mi bastasse sviluppare un fosfolipide brevettabile. Questa nuova sostanza avrebbe agito come un aspirapolvere chimico (proprio come un fosfolipide naturale), sciogliendo nelle arterie le placche ostruttive e riportando il colesterolo al fegato, che l'avrebbe trattato come immondizia in un inceneritore. In caso di successo mi sarei salvato la vita e avrei contribuito a prolungarla a milioni di cardiopatici (diventando, tra l'altro, un magnate dell'industria farmaceutica).

Scoprii presto che la vita non è così semplice.

Grazie alle mie conoscenze sapevo già come intervenire sulla struttura molecolare dei fosfolipidi e, apportando piccole modifiche alla loro struttura, avrei potuto produrne di brevettabili. Ciò avrebbe suscitato l'interesse delle case farmaceutiche, che disponevano di capitali e strutture per produrre e mettere sul mercato il prodotto. Con mia madre, mio suocero e gli zii fondai nel 1976 la Lipid Specialties Incorporated, una delle prime società di biotecnologia. Presi in affitto un laboratorio nel centro di Boston e, con l'aiuto di un solo tecnico, mi dedicai a sconfiggere le cardiopatie.

Facendo esperimenti con le molecole di fosfolipidi, aggiungendo un atomo di carbonio qua, un gruppo metilico là, creai in breve tempo una serie di nuove molecole leggermente diverse da quelle esistenti in natura, e perciò brevettabili.

Sentendomi prossimo a poter curare le cardiopatie, brevettai le nuove molecole e le presentai alla Upjohn, dove le sperimentarono sulle stesse quaglie giapponesi aterosclerotiche utilizzate nelle loro ricerche.

I miei fosfolipidi producevano in sostanza i medesimi effetti di quelli naturali, cioè riducevano le dimensioni delle placche sulle pareti delle arterie degli animali. Con una piccola complicazione: alcuni degli animali morivano. I miei fosfolipidi erano troppo efficaci. Estraevano il colesterolo dalle lesioni aterosclerotiche, ma anche dai globuli rossi nel sangue. Queste cellule si danneggiavano perdendo l'emoglobina (la sostanza che trasporta l'ossigeno alle cellule), facendo morire un certo numero di animali. Sapevo come risolvere il problema, ma due ostacoli si presentarono sul mio cammino: avevo esaurito i capitali e l'Upjohn non era più interessata a portare avanti il progetto. I miei fosfolipidi, per rimuovere le placche aterosclerotiche, dovevano essere iniettati, mentre i dirigenti della Upjohn intendevano investire in questo settore solo su farmaci in pillole.

Svanirono così i miei sogni di fare fortuna. Intanto la bomba biologica a orologeria continuava a ticchettare nel mio organismo.

Avevo però imparato una preziosa lezione: se vuoi curare le cardiopatie, produci qualche cosa che si possa deglutire o mangiare.

Non tutto era perduto. Mi rimaneva il bagaglio tecnologico acquisito sui fosfolipidi brevettabili. Mi serviva però un socio, e la buona sorte mi fece incontrare David Yesair, un vero genio della distribuzione farmaceutica. David era vicepresidente della Arthur D. Little, una delle maggiori società di consulenza di Boston. A lui non interessavano tanto le cardiopatie, quanto le cure per il cancro.

I farmaci antitumorali che aveva messo a punto erano molto validi in laboratorio, ma, non essendo solubili in acqua, non si potevano iniettare. Io possedevo la tecnologia necessaria a risolvere il problema, quella stessa che avevo utilizzato sui fosfolipidi per liberare le arterie dal colesterolo. La sfruttammo per produrre nuovi farmaci antitumorali, dall'azione più specifica e dal livello di tossicità più basso di quanto fino ad allora fosse stato raggiunto. Uno di questi farmaci era l'AZT, uno dei prodotti oggi più utilizzati per curare i malati di AIDS.

Da allora ho continuato a sviluppare la mia tecnologia di veicolazione dei farmaci per risolvere molti dei problemi tipici degli antitumorali (la maggior parte dei brevetti sfruttati per la somministrazione endovenosa di questi farmaci è registrata a mio nome).

Tutto ciò non era però utile al mio cuore, che non stava certo ringiovanendo. Nel 1984 suonò il primo campanello d'allarme: mi ricoverarono una settimana per aritmie cardiache. Il mio interesse nel curare le cardiopatie si intensificò...

Cominciavo però a vedere l'uscita del tunnel. Nel 1982 giunsero da Oslo notizie che diedero una sterzata alle mie ricerche e, insieme, alla mia vita. Il premio Nobel per la fisiologia e la medicina andò quell'anno a Sune Bergstrom e Bengt Samuelsson, dell'Istituto Karolinska di Stoccolma, e all'inglese John Vane, del Royal College of Surgeons, per le loro ricerche su una potente categoria di ormoni, gli eicosanoidi. In particolare, John Vane era stato insignito del premio per le sue ricerche sull'aspirina (proprio così, la buona vecchia aspirina...)

Nessuno, al di là della piccola cerchia dei ricercatori sui lipidi, aveva mai sentito parlare di eicosanoidi. Prima di questi tre premi Nobel, la gente conosceva solo gli effetti sintomatici dell'aspirina (calma il dolore, fa calare la febbre eccetera), ma nessuno sapeva su quale base fisiologica essa agisse. I lavori di Bergstrom, Samuelsson e Vane risolsero il mistero: l'aspirina agisce sugli eicosanoidi.

Questi ormoni (ne esistono centinaia di varietà) sono tra le sostanze più potenti e importanti nell'organismo. Agiscono come «interruttori generali», controllando in pratica tutte le funzioni fisiologiche, compreso il sistema cardiovascolare, quello immunitario e quello che determina quanti grassi immagazziniamo (e quindi quanto pesiamo). Gli eicosanoidi sono molto importanti per la nostra salute. Cominciai a considerarli la «colla molecolare» che tiene assieme il corpo umano.

Mi ci ero imbattuto fin dalle mie primissime ricerche sui lipidi. Alcuni acidi grassi associati con i lipidi naturali sono le materie prime che costituiscono gli eicosanoidi. Furono però gli studi di Bergstrom, Samuelsson e Vane a rivelare quanto fossero importanti. Chi fosse riuscito a controllare gli eicosanoidi, avrebbe infatti controllato ogni aspetto della fisiologia umana, sistema cardiovascolare incluso.

Compresi inoltre che, essendo gli eicosanoidi coinvolti in tutte le funzioni dell'organismo, i concetti di salute e malattia andavano ridefiniti in relazione al loro equilibrio. Ipotizzai che molti dei nostri stati patologici (le cardiopatie, il diabete, l'artrite e il cancro, solo per fare qualche esempio) potessero essere il risultato di uno squilibrio di questi ormoni.

Il corretto equilibrio tra gli eicosanoidi avrebbe potuto allora prevenire tali malattie, o diventarne addirittura la terapia principale, permettendo di godere di una perfetta, quasi perpetua salute, che avrebbe migliorato notevolmente la qualità della vita. Come beneficio aggiuntivo, l'equilibrio degli eicosanoidi avrebbe aiutato tutti a raggiungere quel quasi miracoloso stato di grazia fisica e mentale, quel picco di massima forma che gli atleti chiamano «la Zona».

Ogni sportivo sa che la Zona di massima forma è uno stato di grazia fuggevole, molto difficile da raggiungere, che raramente dura più di pochi minuti. Mi resi conto che il segreto della magica Zona poteva essere il controllo dell'equilibrio degli eicosanoidi. Ipotizzai che fosse addirittura possibile prolungarne la durata, accedervi quando lo si desiderasse e restarci, anziché per pochi minuti (o per il tempo di una gara), per ventiquattr'ore al giorno, per il resto della vita.

Nella somministrazione dei farmaci anticancro esiste un'altra Zona, la «zona terapeutica». Una concentrazione troppo bassa non ha effetto, una troppo alta è tossica. Solo la dose corretta è terapeutica. Proprio come nello sport, la zona terapeutica di un farmaco anticancro può essere molto limitata. La zona che stavo studiando avrebbe dovuto avere le caratteristiche di quella atletica (massima performance) e di quella terapeutica (limiti matematicamente definibili).

Ovviamente il problema stava nel come arrivarci. Non è possibile iniettare gli eicosanoidi nel circolo sanguigno come si fa con i farmaci anticancro. Essi sono così potenti da sovrastare gli altri meccanismi fisiologici, rischiando di mandare tutto a catafascio. Proprio per questo le grandi industrie farmaceutiche come l'Upjohn, la Burroughs Wellcome e la Ono avevano speso milioni di dollari in ricerche, senza riuscire a mettere a punto un solo farmaco commerciabile.

Scelsi allora un metodo diverso, e affrontai il problema partendo dalle cellule, cioè da dove l'organismo produce gli eicosanoidi. Mi proponevo di riuscire a modificare l'equilibrio dei precursori molecolari degli eicosanoidi nelle membrane, dimodoché le cellule producessero gli eicosanoidi «giusti» per entrare nella Zona.

Ma come avrei ottenuto tale risultato? Pensai di adattare al cibo, che è la forma meno invasiva di somministrazione degli acidi grassi essenziali (EFA), i principi del dosaggio degli antitumorali. Questo è l'argomento qui trattato: come utilizzare il cibo per manipolare l'equilibrio degli eicosanoidi, sfruttandolo come passaporto per la Zona. Spiegherò in dettaglio come ho decifrato questo codice nutrizionale, e come l'ho semplificato affinché tutti possano utilizzarlo e trarne beneficio.

Ho impiegato oltre sei anni per sviluppare questo programma dietetico, sperimentandolo sull'unica specie animale affidabile: l'uomo. Le prime cavie siamo stati io stesso, mio fratello Doug e mia moglie; solo in un secondo tempo ho collaudato e raffinato questo sistema nutrizionale, sperimentandolo su grandi atleti di squadre della NFL e della NBA, su nuotatori della Stanford University, su molti giocatori professionisti di pallacanestro e triatleti di primissimo piano. L'ho sperimentato anche su soggetti colpiti da alcune delle peggiori patologie, compresi il diabete, le cardiopatie e l'AIDS. L'ho poi messo alla prova con centinaia di persone normali che volevano semplicemente perdere peso e sentirsi meglio.

I risultati mi hanno convinto che questa tecnologia dietetica è il mezzo più potente per aiutare la gente ad accedere alla Zona, allo stato ottimale di salute, di efficienza fisica e di brillantezza mentale.

Raggiungere la Zona (e soprattutto restarci) aiuta a prevenire le cardiopatie e, ne sono certo, potrebbe persino aiutare a farle regredire. La Zona è la migliore difesa contro i rischi di cancro, ed esercita un effetto benefico su molte altre malattie, compresi il diabete e l'artrite, su certe patologie «mentali» come la depressione e l'alcolismo, e persino sulla sindrome da fatica cronica.

In effetti, vivere nella Zona dovrebbe permetterci di raggiungere il più universale dei nostri obiettivi: una vita più lunga, più sana e più felice. Ci permetterà inoltre di esprimerci al più alto livello di performance, ora dopo ora, giorno dopo giorno, mese dopo mese, per il resto della nostra vita.

Non sono certo novità: chiunque lanci una nuova dieta dice le stesse cose, ma forse avete comperato questo libro proprio perché le altre diete non hanno funzionato. Forse ne avete già tentata una di quelle tanto di moda, a base di molti carboidrati, pochi grassi e poche proteine, e non siete soddisfatti dei risultati. Per tante ragioni queste diete sovente non funzionano. Non aiutano a perdere peso in modo duraturo e non esaltano le vostre performance fisiche, nonostante siano proposte proprio per questo.

Sono convinto che le diete ad alto tenore di carboidrati possano addirittura essere pericolose e favorire lo scatenarsi delle malattie che dovrebbero prevenire, poiché violano i principi biochimici di base da seguire per entrare nella Zona.

Il sistema dietetico presentato in questo libro è interessante perché realistico. Non impone alcun cibo strano o innaturale, né tutti quei sacrifici che portano la maggior parte della gente ad abbandonare le diete. Non priva il cibo del suo sapore, come accade in tutti i regimi a bassissimo livello di grassi: potrete persino seguirlo mangiando nei fast food.

Il testo è suddiviso in due parti: la prima fornisce le regole e gli strumenti dietetici per entrare nella Zona (Capitoli 1-9); la seconda approfondisce gli aspetti fisiologici e le implicazioni sanitarie, con riferimenti chiari a patologie croniche come le cardiopatie, il cancro eccetera (Capitoli 10-17).

Spero che questo libro apra gli occhi a tutti i professionisti della salute e alla gente comune, e che ci salvi dal disastro incombente delle tanto popolari diete ad alto tenore di carboidrati.

Se ne coglierete le implicazioni, la Zona cambierà radicalmente la vostra vita. Leggete, seguite le semplici linee dietetiche che vi raccomando e sfruttatele per voi, per la vostra vita.

Sarete felici di averlo fatto.

AVVERTENZA

Questo libro non intende sostituirsi a un parere medico o al vostro specialista. Chi è ammalato, o sospetta di esserlo, dovrebbe farsi visitare. Chi sta assumendo farmaci regolarmente prescritti non modifichi mai la sua dieta (buona o cattiva che sia) senza prima consultare il medico, poiché qualsiasi variazione dietetica può modificare il metabolismo dei farmaci che assume.

La medicina moderna, per quanto potente, è un ben misero sostituto della prevenzione, che rimane il miglior rimedio, ma può realizzarsi solo a livello individuale e con una corretta nutrizione, pilastro di uno stile di vita salutare. Mangiare si deve, perciò tanto vale farlo bene, con intelligenza.

Questo libro riguarda solo l'alimentazione; gli autori e l'editore in ogni modo declinano espressamente ogni responsabilità per eventuali effetti nocivi derivanti dall'utilizzo di integratori nutrizionali alla vostra dieta senza un'appropriata supervisione medica.

Abbreviazioni e sigle

Le ripetizioni sono fastidiose, ma talora inevitabili. Ecco un elenco di sigle, utilizzate quando necessario:

ADA — American Diabetes Association (Associazione americana per la lotta al diabete)
AGE — Advanced Glycosilated Endproducts
ALA — Alfa Linolenic Acid (Acido alfa linolenico)
ARC — AIDS Related Complex (AIDS e patologie opportunistiche correlate, fase ARC)
ATP — Adenosintrifosfato
cal — caloria (utilizzato al posto di kcal, chilocaloria)
CCK — Colecistochinina
CFS — Chronic Fatigue Syndrome (Sindrome da affaticamento cronico)
CLAS — Cholesterol Lowering Atherosclerotic Study (Ricerca su aterosclerosi e colesterolo)
DGLA — Dihomo Gamma Linolenic Acid (Acido dihomo gamma linolenico)
DHEA — Deidroepiandrosterone
EFA — Essential Fatty Acids (Acidi grassi essenziali)
FANS — Farmaci Antinfiammatori Non Steroidei
FC — Frequenza Cardiaca
FCMax — Frequenza Cardiaca Massima
GH (HGH) — Growth Hormone (Ormone della crescita)
GLA — Gamma Linolenic Acid (Acido gamma linolenico)
HgbA,C — HMG-CoA-reduttasi
LARN — Livello di assunzione giornaliera raccomandata di nutrienti (equivale a RDA)
LHT — Lifestyle Heart Trial (Ricerca sui rapporti tra comportamento e rischio cardiaco)
MG — Massa Grassa
MIT — Massachusetts Institute of Technology, Boston
MM — Massa Magra
MR.FIT — Multiple Risk Factor Intervention Trial (Ricerca sui fattori multipli di rischio cardiaco)
MS — Multiple Sclerosis (Sclerosi multipla)
NCAA — National College Amateur Association (Federazione americana dello sport universitario)
NIH — National Institute for Health (Istituto nazionale della Sanità - USA)
NK — Natural Killer (cellule del sistema immunitario prodotte dal timo)
NRC — National Research Council (Consiglio Nazionale delle Ricerche - USA)
PGE_1 — Prostaglandina E_1
PGE_2 — Prostaglandina E_2
PGG_2 — Prostaglandina G_2
PGI_2 — Prostaciclina (Prostaglandina I_2)
PHS — Physician Heart Study (Screening cardiologico su medici - USA)
PMS — Pre-Menstrual Syndrome (Sindrome premestruale)
RDA — Recommended Daily Allowance (Quantità minima giornaliera raccomandata; LARN)
RMN — Risonanza Magnetica Nucleare
SAD — Seasonal Affective Desorder (Turba affettiva stagionale)
SIG — Special Intervention Group (gruppo sperimentale)
SNC — Sistema Nervoso Centrale
SRS — Slow-Reacting Substance (Sostanza a reattività lenta, primo nome dei leucotrieni)
SUNY — State University of New York, Buffalo
UCG — Usual Care Group (Gruppo di controllo placebo)
UCLA — University of California, Los Angeles
UI — Unità Internazionali (unità di misura per alcune vitamine)

1

Vivere nella Zona

Non avete mai avuto una di quelle giornate in cui tutto vi sembra perfetto? Vi svegliate arzilli, freschi e pieni di energia. Andando al lavoro il traffico è scorrevole benché sia l'ora di punta. Sul posto di lavoro, la soluzione a problemi che solo ieri parevano insolubili vi si presenta semplice e naturale.

A uno a uno gli impegni della giornata si arrendono, senza sforzo apparente, alla vostra chiarezza e lucidità. Nel pomeriggio, giocando a squash (o facendo jogging, o ginnastica aerobica), anche i piedi sono leggeri e non sentite alcuna stanchezza. Rientrate a casa e i vostri figli sono felici di abbracciarvi – anche quello con il piercing al naso – e appena, inevitabilmente, litigano, li rappacificate con la calma e la saggezza di Salomone. Dopo cena, invece di crollare dinanzi al televisore, siete talmente in forma da sentirvi pronti ad andare a ballare.

Non ve ne siete resi conto, ma probabilmente siete nella Zona, la magica, ma reale, condizione in cui corpo e mente vanno al massimo. Gli sportivi, nel loro gergo, la definiscono in molti modi: un giocatore di baseball giura di riuscire a contare le cuciture sulla palla lanciata a 145 km/h, Michael Jordan vede il canestro grande il doppio, mentre per una ginnasta l'asse d'equilibrio diventa larga come un marciapiede.

Nella Zona la mente è rilassata, ma vigile e focalizzata con precisione. Il corpo è sciolto, forte e infaticabile. Lo spirito è euforico.

Non vi sono distrazioni e il tempo sembra fluire lentamente, con un gradevole ritmo di valzer.

Il leggendario Pelé ha descritto perfettamente la Zona: «Ero pervaso da una strana calma, una sorta di euforia. Avrei potuto correre tutto il giorno senza stancarmi, dribblare qualsiasi avversario, quasi attraversarlo fisicamente. Non *potevo* farmi male. Una strana sensazione, mai provata prima. Forse si trattava solo di fiducia in me stesso, ma è uno stato psicologico che ho provato un sacco di volte, senza tuttavia sperimentare quel magico senso di invincibilità».

Molti atleti (e anche semplici «guerrieri del fine settimana») hanno provato almeno una volta questo stato trascendentale, un'esperienza indimenticabile. La Zona non è però un fatto mistico, è una condizione reale, raggiungibile da chiunque e mantenibile indefinitamente.

È lo stato metabolico in cui l'organismo lavora al suo massimo picco di efficienza. Fuori della Zona la vita ha il suo solito aspetto, talora gratificante, perlopiù frustrante, piena di dubbi e problemi, di opportunità mancate, di piccole e grandi malattie. Nella Zona, invece, il vostro organismo funzionerà al meglio: senza attacchi di fame, pieno di energia, capace delle migliori performance fisiche nonché di maggiore produttività e concentrazione mentale.

Nella Zona i problemi non spariscono: è la loro soluzione a diventare ovvia. Una sensazione di energia ed elevato autocontrollo sostituisce la fatica e la disattenzione.

Il calo di peso (o, più esattamente, la perdita di grasso) rappresenta per la maggior parte delle persone uno sforzo gravoso e frustrante: nella Zona esso è indolore e, in pratica, automatico.

Vivere nella Zona apporta rilevanti vantaggi alla salute. Le piccole malattie che affliggono tutti (raffreddori, influenze, allergie) colpiscono con minore frequenza, e con effetti più leggeri. Nella Zona alcune delle più gravi patologie croniche (cardiopatie e cancro, per esempio) colpiscono più raramente e se ne affrontano meglio le terapie.

La permanenza nella Zona può diventare la base di una nuova riforma sanitaria, meno costosa e veramente efficiente, poiché è l'individuo a prendersi cura del proprio corpo e a preservarne la salute ottimale.

Badate, non dico «salute» nell'accezione medica corrente di «assenza di patologie». La Zona vi porta oltre la salute: è «super-salute».

Come arrivarci? Finora chi ne sapeva di più, gli allenatori e gli psicologi che lavorano con i grandi atleti, hanno utilizzato una varietà di tecniche (compresi esercizi respiratori, meditazione, visualizzazione e rilassamento), mutuandole sia dalla psicologia occidentale, sia dalle religioni orientali e dalla preparazione per le arti marziali. Spesso però queste tecniche aiutano l'atleta a entrare nella Zona per caso, e il processo non è riproducibile in modo costante.

Se la psicologia non garantisce il risultato, che dire della farmacologia? Si sa, tra gli atleti è abbastanza diffuso l'uso di farmaci che migliorano le prestazioni, soprattutto steroidi anabolizzanti, ormone della crescita (GH), EPO eccetera, con il rischio di pagare queste pratiche proibite con la propria vita.

Né la psicologia né i farmaci sono perciò una strada sicura per la Zona. Talora funzionano, più spesso no.

C'è una sola via affidabile, che non solo vi permetterà di raggiungere la Zona, ma di rimanerci tutto il giorno, per settimane e mesi. È il più diffuso e potente farmaco a nostra disposizione: il cibo.

Ogni volta che apriamo la bocca per mangiare è come se richiedessimo un lasciapassare per la Zona. Per ottenerlo bisogna tuttavia considerare il cibo come se fosse un farmaco, assumendolo in modo controllato e nelle giuste proporzioni, dosandolo come se si trattasse dei componenti di una flebo. Entrare nella Zona è una pura questione di tecnologia, basata sugli stessi principi scientifici di somministrazione messi a punto per i farmaci.

Battendo la corretta sequenza sulla tastiera di un computer possiamo disporre della potenza della tecnologia informatica. Battendo la sequenza errata, il cursore si limita a lampeggiare sullo schermo. La tecnologia dietetica per raggiungere la Zona è precisa come quella del computer, richiede solo il rispetto di alcune semplici regole.

Molti di noi mangiano cibi sbagliati, oppure giusti ma in proporzioni sbagliate, precludendosi l'accesso alla Zona. Basta seguire invece i giusti principi, e l'ingresso sarà garantito. È scientifico.

Leggendo questo libro acquisirete le conoscenze e gli strumenti necessari per entrare nella Zona. Rispettando i criteri di questa tecnologia dietetica ne otterrete la residenza permanente. Il premio sarà stupefacente: avrete maggiore energia, vitalità e performance, nel lavoro, nello sport e nelle relazioni interpersonali.

Potrebbe sembrare gergo New Age, ma si tratta piuttosto di applicare soluzioni del XXI secolo a un problema del XX: come migliorare l'efficienza del corpo umano.

I vantaggi della Zona

Voglio essere più preciso sui benefici che è possibile ricavare dalla Zona. Per prima cosa, riuscirete a ridurre l'eccesso di adipe. Se il vostro è un problema di peso, soffrite in realtà di eccesso di massa grassa (MG); se invece siete solo leggermente sovrappeso, questa tecnologia nutrizionale vi aiuterà a perdere i chili di troppo, e a non riacquistarli più, nonostante tutte le diete provate finora siano state un grande fallimento. E, ciò che più conta, capirete finalmente perché le diete tradizionali non funzionano. Non sbagliavate voi: queste diete violavano le regole basilari per entrare nella Zona.

Se il sovrappeso o una sfortunata eredità genetica, come nel mio caso, vi pongono a rischio di cardiopatia, questo libro vi porta buone notizie.

Negli ultimi anni, la tecnologia nutrizionale «pro Zona» è stata utilizzata con successo per trattare pazienti affetti da cardiomiopatia, una grave malattia mortale che indebolisce gradualmente il muscolo cardiaco, compromette la sua capacità di pompare sangue e sfocia spesso in una cardiomiopatia congestizia. In parole povere, il cuore si arrende. In mancanza di una vera e propria terapia specifica, questi malati debbono di solito affrontare un terribile dilemma: trapianto o morte.

Steve Courson era uno di questi pazienti. Alla fine degli anni Settanta era uno dei più forti e temuti attaccanti della NFL, due volte finalista del Super Bowl con i Pittsburg Steelers. Nel 1989, a 33 anni, fu colpito da cardiomiopatia: era cronicamente stanco, al punto che una semplice rampa di scale lo sfiniva. Le sue probabilità di sopravvivenza erano considerate talmente scarse che i medici lo misero in lista per un trapianto, nella speranza di trovare un organo adatto prima che il suo cuore cedesse. Nel frattempo dovette sospendere ogni attività fisica. Nei tre anni successivi, per mantenere il cuore in funzione, gli furono somministrati vari farmaci sperimentali, ma le sue condizioni non migliorarono. Arrivò a pesare quasi 150 kg. Buttare un sacchetto di immondizia era diventata una fatica insormontabile per un omone che solo pochi anni prima aveva sbaragliato intere linee difensive.

Nel 1992 John Kolb, un suo ex compagno di squadra, allora preparatore atletico degli Steelers, me lo presentò. Gli spiegai i potenziali benefici di una dieta pro Zona. Si dimostrò interessato, anche se molto scettico: era disperato, reduce da tre anni di cure presso i migliori specialisti di Pittsburg che non avevano portato ad alcun miglioramento.

Steve seguì fiduciosamente le regole della tecnologia nutrizionale che porta nella Zona. In 18 mesi subì una trasformazione quasi miracolosa. Il suo peso tornò normale, a 115 kg, con una percentuale di massa grassa migliore di quando giocava nella NFL. Gli ritornarono le forze. La sua resistenza, che era calata al punto di farne virtualmente un invalido, era ora del 50 per cento superiore alla media delle persone normali della sua età, anche se il cuore rimaneva a rischio. Lo cancellarono persino dalla lista d'attesa dei trapianti cardiaci. Si sposò, e oggi la sua aspettativa di vita è normale.

La storia di Steve è insolita, come insolita è la cardiomiopatia. Se la tecnologia dietetica pro Zona può aiutare un cardiomiopatico, immaginate che cosa potrebbe fare per le patologie cardiache più diffuse: aterosclerosi, ipertensione, ipercolesterolemia…

Ma non è tutto. Questa tecnologia contribuisce a controllare i livelli di insulina ed è quindi utile nel trattamento del diabete. Chris Kyriazis ne offre un esempio.

Quando andò in pensione, si trasferì in California, a Palm Desert, e aveva tutto per essere un uomo felice. Come responsabile del marketing europeo dell'IBM aveva avuto sotto di sé ventimila dipendenti e aveva contribuito a rafforzare il dominio della sua società sul mercato europeo.

Ma non è tutto oro ciò che luccica, e gli «anni dorati» di Chris non erano stati poi così fulgidi: non solo gli era venuto il diabete, ma soffriva anche di ipertensione. Aveva già subìto un infarto cardiaco ed era stato colpito da un cancro a un rene. «Nel 1992», mi scrisse più tardi, «pesavo 118 kg. La mia pressione, se non assumevo farmaci, era 220/120, la glicemia superava i 200 mg/dl. Mi avevano asportato il rene destro a causa del cancro e il sinistro presentava cellule anomale.»

Dopo due anni di dieta pro Zona, Chris scrive: «Peso 78 kg, la mia pressione, senza prendere alcun farmaco, è 125/75, la glicemia varia tra i 70 e i 90 mg/dl. Non c'è nessuna traccia della precedente retinopatia diabetica e il rene sinistro non presenta tracce di cancro. Le sono profondamente grato, con la mia famiglia, per avermi rinnovato il passaporto per la vita».

Le cardiopatie e il diabete sono due dei problemi sanitari più gravi negli Stati Uniti, ma i benefici della tecnologia pro Zona non si fermano a questo. La Zona aiuta in molti altri stati patologici, compresa l'artrite, e persino in malattie «mentali» come la depressione e l'alcolismo. Può dare netto sollievo alla stanchezza cronica e ripristinare le energie, soprattutto per chi soffre di sindrome da affaticamento cronico (CFS), di sindrome premestruale (PMS) o persino di infezione da HIV. Solide basi teoriche fanno ritenere che questa tecnologia dietetica possa essere la migliore difesa contro il cancro, non solo prevenendone l'insorgenza, ma rendendo i tumori più vulnerabili all'attacco delle nostre naturali difese organiche, potenziando quindi l'efficacia dei farmaci.

Oltre a combattere malattie gravi, la Zona assicura a chiunque la massima performance fisica e mentale, nonché un'ottima salute.

Prendiamo a esempio le squadre di nuoto della Stanford University. Gli allenatori, Richard Quick per la squadra femminile e Skip Kenney per quella maschile, sono orgogliosi di essere considerati tra i migliori al mondo.

Presentato da un comune amico, illustrai ai due coach il mio lavoro e le sue applicazioni sui cardiopatici. Furono interessati dalla possibilità che una dieta pro Zona migliorasse le prestazioni dei loro atleti. Le Olimpiadi del 1992 si avvicinavano, ed essi mi proposero di lavorare con i loro nuotatori.

Il resto è storia. A Barcellona i nuotatori della Stanford conquistarono otto medaglie d'oro. Da allora, questi atleti di entrambi i sessi dominano la scena del nuoto americano, avendo vinto i campionati NCAA nel 1992, 1993 e 1994.

Ma, ciò che è ancora più importante, è che la qualità stessa della vita di Richard e Skip è migliorata. Asseriscono entrambi di avere più energia, maggiore capacità di concentrazione e di essere più calmi e lucidi sotto pressione. «Non riesco a immaginare come si possa voler uscire dalla Zona e tornare alla vita di prima», dice Richard.

Richard ha toccato il tasto giusto. Vivere nella Zona dovrebbe in definitiva aiutarci tutti a conseguire il più diffuso degli obiettivi personali: vivere più a lungo, più sani e soddisfatti.

Quando il buon senso ha torto marcio

I consigli su come dovremmo mangiare sono perlopiù una questione di mania e di moda, come i vestiti che acquistiamo o l'acconciatura dei nostri capelli. Come per tutte le mode, le novità su diete salutari e corrette ci bombardano in continuazione. Vere e proprie «leggi» dietetiche di ieri sono oggi dei tabù.

Negli ultimi quindici anni o giù di lì, il cosiddetto «buon senso dietetico», condiviso dalle commissioni nutrizionali governative, dagli ambienti scientifici, nonché dai medici, ha promosso diete con pochi grassi e poche proteine, ma molti carboidrati. Questa filosofia ha dominato il campo, generato dozzine di varianti di successo e riempito gli scaffali dei supermercati con migliaia di prodotti ipolipidici-iperglucidici, e contribuisce a caricarci di ansia e sensi di colpa quando non mangiamo «come dovremmo». Ciò che è peggio, queste diete, pur seguite con religioso fervore, fanno spesso ingrassare ulteriormente.

Pochi grassi, poche proteine, molti carboidrati: questo è il buon senso dietetico corrente. Bene, lo dico forte e chiaro: una volta tanto il buon senso ha torto marcio.

In realtà, seguendo con precisione le più radicali diete oggi alla moda, mettete in pericolo il vostro organismo e, se siete sovrappeso, siete destinati a rimanere tali.

Alcune di queste diete aumentano addirittura il rischio di patologie gravi e mettono in pericolo la vostra vita. Questo libro vuole apportare un correttivo, fornire un antidoto per i benintenzionati, ma errati, consigli dietetici che non solo vi mantengono grassi, ma soprattutto v'impediscono di vivere in ottima salute.

7

Confusione e frustrazione stanno portando a temere il cibo; qualsiasi cosa si mangi, la situazione sembra peggiorare. La gente vuole disperatamente credere che mettersi a dieta sia il miglior modo per garantirsi una buona salute e una vita produttiva. Con questo libro intendo illustrare un nuovo modo di mangiare, migliore e più semplice, basato su rigorosi principi scientifici anziché su vaghe intuizioni, disegnando una mappa che indichi la via verso il rinnovamento di voi stessi. Perché farla così difficile? La vita, nella Zona, si gode di più.

Nel Capitolo 8 è illustrata la mappa dietetica per arrivare alla Zona: tale percorso è la chiave per accedere in quel quasi miracoloso stato metabolico che la Zona ci regala. Questo sistema utilizza il cibo per mantenere un efficiente equilibrio ormonale, soprattutto tra l'insulina, il glucagone e quei superormoni chiamati «eicosanoidi».

Nei prossimi capitoli verificheremo la fondatezza di tutto ciò e molto di più. Chi ha fretta e vuole partire subito con la dieta, può saltare avanti e tornare indietro in un secondo momento per le spiegazioni.

2
Perché si ingrassa?
L'esempio americano

IL bestiame ingrassa perché viene nutrito dall'uomo con grandi quantità di cereali, che contengono pochissimi grassi.

E gli uomini? Tale e quale: per ingrassare, basta che mangino grandi quantità di cereali senza grassi. Quindi, se state mangiando più pasta e pane (entrambi derivati dai cereali) che in passato, e continuate ad aumentare di peso, la prossima volta, davanti a un bel piatto di pasta riflettete su quel bestiame ingozzato di cereali.

Il grande esperimento con i carboidrati

Negli ultimi quindici anni i cittadini statunitensi sono stati le cavie inconsapevoli di un gigantesco esperimento scientifico dal nobile obiettivo: la riduzione del grasso in eccesso nella popolazione. Se quest'obiettivo fosse raggiunto, la popolazione americana, finalmente più sana, ridurrebbe notevolmente i problemi del sistema sanitario, in particolare per quanto riguarda le persone anziane. Si stima prudenzialmente che, nel 1986, negli Stati Uniti siano stati spesi 39 miliardi di dollari per trattare i problemi legati all'obesità.

Il messaggio di scienziati, nutrizionisti e governo era semplice. Consigliarono agli americani di mangiare meno grassi e più carboidrati. «È così», sostenevano gli esperti, «che si dimagrisce.»

9

L'esperimento dura ormai da quindici anni, e non serve un premio Nobel per capire che non funziona. I dati raccolti durante questi tre lustri dimostrano che, per quanto gli americani abbiano drasticamente ridotto il consumo di grassi, la nazione è investita da un'epidemia di obesità.

La triste verità è che gli americani diventano sempre più grassi. Secondo un recente studio del National Center for Health Statistics (NCHS), il numero di adulti in sovrappeso è salito, dal 1980 al 1991, dal 25 per cento al 33 per cento della popolazione: un incremento del 32 per cento degli obesi in un solo decennio! Se avvenisse un incremento del 32 per cento delle cardiopatie o del cancro del seno in un periodo così breve, scatterebbe un'emergenza nazionale (in realtà, entro i prossimi dieci o vent'anni questa crescita dell'obesità potrebbe causare un aumento comparabile anche di queste patologie).

Il National Institute for Health (NIH) ha rivelato che, in questi ultimi sette anni, il consumo dietetico di alimenti ricchi di grassi saturi e di colesterolo è diminuito, mentre il peso medio dei giovani è aumentato di 5 kg.

«Sconvolgente», è il commento dei ricercatori che hanno condotto lo studio, «assolutamente inaspettato.»

Ci deve essere quindi qualcosa di completamente sbagliato. Perché mai, seguendo diete «salutari», che apportano meno grassi e colesterolo, si ingrassa? A un'onesta domanda, una risposta onesta: si ingrassa perché molte delle nostre «regole» nutrizionali sono sbagliate.

Per di più, molte delle raccomandazioni oggi alla moda sono contraddittorie. Esaminando un numero sufficiente di questi schemi dietetici a basso tenore di grassi e proteine e ad alto contenuto di carboidrati, non troverete grande accordo, neppure tra gli esperti, sull'esatto significato di «basso» e «alto».

Il comitato «Dieta e Salute» del National Research Council (NRC) raccomanda per esempio di mangiare il 30 per cento di grassi e il 55 per cento o più di carboidrati, specialmente quelli detti «complessi», tipo pasta e pane.

Consumer Reports, un rispettato e autorevole periodico, ha intervistato 68 nutrizionisti (alcuni dei quali membri dell'NRC stesso), ottenendo risposte diverse. Il gruppo di scienziati ha raccomandato di limitare i grassi al 20 per cento, accennando poi vagamente a «più della metà» di carboidrati.

Il comitato dell'NRC consiglia inoltre di «mantenere le proteine a livelli moderati», senza specificare altro.

«Non preoccupatevi delle proteine», aggiunge il gruppo di *Consumer Reports*, «la maggior parte degli americani mangia tutte le proteine che gli servono.»

Già queste differenze confondono chi cerca regole semplici e chiare: e siamo solo all'inizio! Il comitato dell'NCR e gli esperti di *Consumer Reports* rappresentano il lato conservatore dei propugnatori di quello che è l'ampio spettro di raccomandazioni all'insegna del «pochi grassi e proteine, tanti carboidrati». All'altro estremo stanno i cosiddetti «ultrà» della demonizzazione dei grassi. Guidati da Nathan Pritkin, autore del libro *The Pritkin Program for Diet and Exercise*, questi estremisti della dieta raccomandano che il 5-10 per cento delle calorie provenga da grassi e che il 75-85 per cento da carboidrati.

Nessuna meraviglia, perciò, se l'americano medio è frastornato.

Ma la contraddittorietà di queste indicazioni, con la confusione che crea, è solo uno dei problemi. Più grave è l'effetto paradossale che ne consegue: la gente mangia meno grassi e diventa più grassa! Nessun medico potrà mai sostenere che l'adipe in eccesso rende più sani. Allora l'unica conclusione, tanto ragionevole quanto allarmante, è la seguente: una dieta con molti carboidrati e pochi grassi può essere pericolosa per la vostra salute.

Per capirne il perché, dobbiamo esaminare il cibo sotto una nuova prospettiva, comprendere la relazione tra ciò che mangiamo e le nostre potenzialità di vivere nella Zona.

Una delle principali conseguenze dell'essere al di fuori della Zona è il continuo accumularsi di adipe nonostante si segua una dieta quasi completamente senza grassi.

Occorre cambiare prospettiva e prendere coscienza dei seguenti principi, per quanto sorprendenti possano parere a prima vista:

• *Mangiare grassi non fa ingrassare*. È la risposta del corpo all'eccesso di carboidrati che fa aumentare di peso. L'organismo ha una limitata capacità di immagazzinare carboidrati in quanto tali, ma può facilmente convertirli in adipe.

11

- *È difficile perdere peso limitandosi a ridurre le calorie.* «Mangiare meno» e «perdere massa grassa» sono due concetti che non vanno automaticamente a braccetto. Le diete scarse di proteine e grassi e troppo ricche di carboidrati generano nell'organismo dei segnali biochimici che impediscono la trasformazione del grasso in energia e tengono fuori Zona, con il risultato che si perde peso fino a una certa soglia di resistenza, giunti alla quale non è possibile calare ulteriormente di peso.

- *Le diete basate sulla restrizione della varietà dei cibi e la limitazione delle calorie di solito falliscono.* La gente si stufa di sentirsi affamata e deprivata. Abbandona la dieta, recupera sotto forma di grasso tutto il peso perso e si colpevolizza per non avere forza di volontà, disciplina e motivazione.

- *La perdita di peso ha poco a che vedere con la forza di volontà.* Quel che serve sono informazioni corrette, non forza di volontà. Con una dieta pro Zona è possibile mangiare abbastanza da essere sazi e, allo stesso tempo, perdere peso, senza l'ossessione del conteggio delle calorie o dei grammi di grasso che è consentito usare.

- *Il cibo di per sé non è «buono» o «cattivo».* La chiave per una duratura perdita di peso e per il conseguimento della «supersalute» è il corretto rapporto tra i macronutrienti (proteine, carboidrati e grassi) nei pasti. Finché le regole che governano le potenti risposte biochimiche prodotte dal cibo non saranno chiare, non sarà possibile entrare nella Zona.

- *Gli effetti biochimici del cibo sul nostro organismo sono gli stessi da 40 milioni di anni.* Tutti i mammiferi, compreso l'uomo, reagiscono allo stesso modo al cibo. Queste reazioni si sono conservate geneticamente lungo l'evoluzione della specie, e non cambieranno certo nel prossimo futuro.

Perciò, per concludere, il segreto per perdere peso non consiste nel ridurre le calorie, ma nell'entrare nella Zona, dove calare fino al peso corretto è automatico. Ma, una volta entrati, per rimanerci in permanenza sarà innanzi tutto necessario comprendere la differenza tra calo di peso e diminuzione del grasso corporeo.

Perdere peso o adipe?

La nutrizione, come la religione, è un fatto viscerale. Per molti è un dogma: un chilo perso è un chilo perso, non importa come si fosse accumulato. Chiariamolo perciò bene: c'è una grande differenza tra calare di peso e ridurre la massa grassa.

L'obesità non è solo aumento di peso. È l'accumulo di grasso corporeo in eccesso.

Il corpo si compone di diverse sostanze: acqua, grassi, muscoli, ghiandole ed elementi strutturali (ossa, tendini eccetera). Per maggiore semplicità possiamo tuttavia suddividerlo in due parti: la massa grassa (il «grasso») e quella magra (tutto il resto).

La percentuale di massa grassa è semplicemente il totale della massa grassa diviso per il peso (MG/P = MG%).

Il peso ideale non è un numero magico.

È un valore che rispecchia la corretta percentuale di massa grassa in un maschio o una femmina in buona salute, ossia, mediamente, equivale al 15 per cento per gli uomini e al 22 per cento per le donne. Le percentuali variano per le differenze genetiche tra i due sessi.

Nell'Appendice G sono contenute le tabelle per calcolare il peso ideale, quel peso al quale, in concreto, nessuno riesce ad avvicinarsi. La media statunitense si attesta sul 23 per cento di grasso per gli uomini e sul 32 per cento per le donne (rispettivamente il 53 per cento e il 50 per cento di troppo). Gli americani sono senza dubbio il popolo più grasso del pianeta.

Perché queste percentuali di massa grassa sono così elevate? Gli «esperti» che danno consigli non conoscono in realtà la vera relazione tra dieta e perdita di grasso. Più precisamente, questi esperti non sanno in che modo i *macronutrienti* contenuti nel cibo influenzino l'accumulo di grasso corporeo.

Ma che cosa sono i macronutrienti? Semplice: sono proteine, carboidrati e grassi, ovvero protidi, glucidi e lipidi.

Sembra fin troppo banale. Il cibo contiene proteine, carboidrati e grassi, ce lo ripetono fin dalle elementari. La verità è più complessa. Ogni volta che ingeriamo questi macronutrienti provochiamo nell'organismo complesse risposte ormonali, che possono determinare l'accumulo del grasso.

Il controllo di queste risposte è la porta di ingresso della Zona.

La causa dell'obesità: i carboidrati

Negli ultimi quindici anni l'establishment nutrizional-dietetico ha creato una vera e propria industria dell'esaltazione dei carboidrati. Ci ribadiscono costantemente che mangiando carboidrati in gran quantità il mondo sarà un posto migliore in cui vivere, un posto dove, dicono gli esperti, non esisteranno obesità né cardiopatie. Ossequiosi, gli americani stanno ingurgitando pane, cereali e pasta come se non esistesse un domani, provando disperatamente a raggiungere quell'80-85 per cento delle calorie totali raccomandate dagli estremisti dei carboidrati.

Molte persone non sanno che cosa siano i carboidrati. Oppure pensano che si tratti di dolci e pasta. Chiedendo loro che cosa siano frutta e verdura, probabilmente risponderanno che si tratta di frutta e verdura, quasi fossero alimenti del tutto particolari, che si possono consumare in quantità illimitate senza ingrassare.

Bene, forse sarà sorprendente, ma dolci, pasta, frutta e verdura contengono carboidrati, ossia diverse forme di zuccheri legati assieme a formare vari polimeri: una specie di plastica commestibile.

Tutti abbiamo bisogno di una certa quantità di carboidrati. L'organismo deve produrre energia e rifornire costantemente il cervello, bisognoso di glucosio (una forma di zucchero). Per nutrire il cervello, il fegato converte in glucosio i carboidrati che ingeriamo mangiando.

In realtà le cose sono un po' più complicate. L'organismo immagazzina carboidrati solo nel fegato o nei muscoli, sotto forma di glicogeno (una lunga stringa di molecole di glucosio). Il glicogeno muscolare non può raggiungere il cervello; solo quello epatico riesce a entrare in circolo per mantenere i livelli di zucchero (glicemia) indispensabili all'attività cerebrale.

La capacità del fegato di immagazzinare glicogeno è molto limitata, e questo può esaurirsi facilmente nel giro di 10-12 ore, quindi le riserve epatiche vanno continuamente rifornite. Per questo bisogna che mangiamo alimenti ricchi di carboidrati.

È opportuno però non assumere troppi carboidrati. Che siano nel fegato o nei muscoli, il totale di carboidrati immagazzinabile nell'organismo è in pratica molto limitato. Una persona normale può immagazzinarne da 300 a 400 g nei muscoli, ma si tratta di riserve non immediatamente utilizzabili. Nel fegato invece, dove i carboidrati sono convertibili in glucosio, la scorta massima va da 60 a 90 g. Ciò equivale a due porzioni di pasta o tre barrette al cioccolato, e rappresenta il totale della riserva per mantenere il cervello in buone condizioni.

Quando muscoli e fegato hanno fatto il pieno, gli altri carboidrati ingeriti possono avere un solo destino: essere convertiti in grasso e immagazzinati nei tessuti adiposi. In pratica, anche privi di grassi, i carboidrati in eccesso si traducono in eccesso di grasso.

Ma il peggio deve ancora venire. Ogni pasto o spuntino ad alto tenore di carboidrati provoca un rapido innalzamento del glucosio nel sangue. Per compensare, il pancreas secerne un ormone, l'*insulina*, che abbassa la glicemia.

L'insulina è un ormone che stimola l'immagazzinamento delle scorte, ma che, prodotto a seguito dell'eccesso di carboidrati, scatena un accumulo di adipe. In altre parole, ingerendo troppi carboidrati trasmettiamo all'organismo, tramite l'insulina, un messaggio ormonale di accumulo di cellule adipose (o *adipociti*).

E non è tutto. I livelli elevati di insulina segnalano al corpo di immagazzinare grasso, ma gli impediscono anche di utilizzare quello già accumulato. Quindi l'eccesso di carboidrati non solo fa ingrassare, ma fa restare grassi, sortendo un micidiale doppio effetto.

In altri termini, troppi carboidrati significano troppa insulina, che provoca un accumulo di adipe anziché eliminarla.

Per chiarire questo concetto occorre premettere che la chiave di tutto è la velocità con la quale i carboidrati entrano in circolo, poiché è questo che determina il picco di secrezione insulinica. Lo stomaco è un serbatoio pieno di acido, che non distingue tra i carboidrati: siano essi dolci di riso soffiato, zucchero da tavola raffinato, carote, patate o pasta, li decompone tutti in zuccheri elementari per assorbirli. La differenza tra un tipo e l'altro di carboidrati consiste in questo, nella velocità con la quale entrano nel circolo sanguigno.

Fino al 1980 nessuno si preoccupava della rapidità di assorbimento. Quando si cominciò a studiarla, le implicazioni avrebbero dovuto far riflettere di più. Paradossalmente, alcuni zuccheri «semplici» (come il fruttosio) entravano in circolo più lentamente di carboidrati ritenuti «complessi» (come la pasta), con pesanti conseguenze sulla possibilità di accesso nella Zona.

La rapidità di ingresso di un carboidrato in circolo è chiamata *indice glicemico*. Più basso è l'indice glicemico, più lento è l'assorbimento, meno si ingrassa. Incredibile a dirsi, lo zucchero raffinato possiede un indice glicemico inferiore ai cereali da prima colazione. In verità il cibo che possiede uno degli indici glicemici più alti è la galletta di riso soffiato, uno dei cardini di molti programmi dietetici.

Da cos'è determinato l'indice glicemico? I principali fattori che lo determinano sono:

1. la struttura degli zuccheri semplici nel cibo;
2. il contenuto in fibre idrosolubili;
3. il contenuto in grassi.

Torneremo sul contenuto in grassi più tardi; per ora concentriamoci sui primi due punti.

Tutti i carboidrati «complessi» vanno decomposti in zuccheri semplici per essere assorbiti. Esistono tre zuccheri semplici nei carboidrati commestibili, ognuno con una diversa struttura molecolare che determina la rapidità di ingresso in circolo. Il glucosio è il più comune, seguito dal fruttosio e dal galattosio.

Il glucosio è presente in cereali, pasta, pane, amidi e verdura. Il fruttosio si trova soprattutto nella frutta, il galattosio nei latticini. Tuttavia, mentre il fegato assorbe velocemente questi zuccheri semplici, può rilasciare rapidamente in circolo solo il glucosio. Ecco perché i carboidrati ricchi di glucosio, come il pane e la pasta, passano rapidamente dal fegato al circolo sanguigno, mentre il fruttosio e il galattosio, che richiedono la trasformazione in glucosio da parte del fegato, sono assorbiti più lentamente.

Questo processo è assai lento, soprattutto per il fruttosio. I cibi che contengono principalmente fruttosio (in particolare la frutta), nonostante questo sia uno zucchero semplice, possiedono un indice glicemico assai basso se comparati a quelli contenenti glucosio e galattosio.

Per quanto riguarda la fibra, essendo un carboidrato non assimilabile dall'uomo, essa non è assorbita, e quindi non ha effetto diretto sull'insulina. Frena però l'assorbimento degli altri carboidrati. Più il contenuto in fibra di un carboidrato è alto, più lento sarà il passaggio degli zuccheri nel sangue. Diminuendo la quantità di fibra aumenterà la velocità.

La fibra è quindi un elemento importante per regolare la rapidità di assimilazione dei carboidrati: svolge la medèsima funzione delle barre di grafite che rallentano la reazione a catena nelle centrali nucleari. Ecco perché la recente popolarità della centrifugazione di frutta e verdura (quando consiste nella rimozione della fibra per renderle bevibili) è un disastro: non fa altro che renderne l'assorbimento troppo veloce.

Quando un carboidrato è assimilato troppo rapidamente, il pancreas risponde secernendo notevoli quantità di insulina che, mentre elimina dal sangue il glucosio in eccesso, ordina all'organismo dove collocarlo: ciò significa che si creano nuove riserve di grasso.

Per questa ragione troppi carboidrati a elevato indice glicemico non solo fanno ingrassare, ma mantengono grassi. Nell'Appendice H figura una lista completa dell'indice glicemico dei cibi contenenti carboidrati.

Tutti i frutti (salvo le banane e la frutta secca) e le verdure ricche di fibre (salvo le carote) hanno un basso indice glicemico. Tutti i cereali, gli amidi, il pane e la pasta ce l'hanno altissimo.

Per colmo di ironia essi costituiscono la base della «piramide alimentare» promossa dal governo americano. Ebbene, sono proprio i cibi che stimolano la secrezione insulinica e provocano il sovrappeso.

Quando dunque si cerca di perdere peso, mangiare troppi alimenti ricchi di carboidrati, in particolar modo ad alto indice glicemico, può avere l'effetto esattamente opposto. Invece di contribuire a bruciare le riserve di grasso, contribuisce ad aumentarle. Invece di dimagrire, si ingrassa.

La prossima volta, dinanzi a una galletta di riso soffiato (senza grassi…), ricordatevene.

Le proteine: un macronutriente trascurato

Se nella mitologia nutrizionale contemporanea i carboidrati sono i buoni, i cattivi sono i grassi e le proteine. Cominciamo da queste ultime. La loro cattiva fama si deve al fatto che due dei principali cibi proteici, la carne rossa e i latticini, contengono grandi quantità di grassi saturi, potenzialmente dannosi per la salute.

Invece di sconsigliare il consumo di questi due tipi di cibi proteici, alcune delle diete oggi di moda tendono a fare di ogni erba un fascio, limitando tutte le proteine. La cattiva fama delle proteine e le conseguenti restrizioni dietetiche sono una reazione eccessiva e fuorviante.

Le proteine sono la base di ogni forma di vita, la sostanza presente nel nostro corpo in maggiore quantità dopo l'acqua. Tolti i liquidi, metà del nostro peso, compresa la maggior parte della massa muscolare, le ossa, la pelle, i capelli, gli occhi e le unghie, è costituito da proteine. La massa proteica è il principale elemento strutturale delle nostre cellule e degli enzimi che le fanno funzionare. Persino il nostro sistema immunitario è essenzialmente composto da proteine. Gli *amminoacidi*, i componenti delle proteine, sono il fondamento della vita.

Esistono venti amminoacidi. Nove di questi, chiamati *essenziali*, non possono essere sintetizzati dall'organismo e devono essere forniti con la dieta. Senza il costante apporto di questi amminoacidi essenziali, il ritmo di formazione di nuove proteine rallenta e, in casi estremi, si arresta. Un adeguato apporto giornaliero di proteine è vitale. Le materie prime per la loro sintesi vanno costantemente fornite: senza mattoni non si costruisce alcun muro.

Le proteine sono dunque necessarie per la vita e l'eccesso di carboidrati fa ingrassare. Perché allora non mangiamo tante proteine e pochissimi carboidrati? Non ci aiuterebbe a perdere tutto quell'adipe? In effetti, prodotti ricchi di proteine e poveri di carboidrati sono la base di svariati programmi di rapido dimagramento. Si vendono nelle farmacie come prodotti da banco o su ricetta medica, con slogan del tipo: «Tutte le proteine e i grassi che vuoi, taglia solo i carboidrati».

A prima vista questi programmi paiono buoni. Tutti coloro che li seguono, all'inizio perdono peso. Sfortunatamente perdono il tipo sbagliato di peso, e per ragioni biologiche sbagliate.

La verità è che queste diete iperproteiche superdimagranti provocano uno stato metabolico anormale, chiamato *chetosi* (e per questo motivo tali diete sono dette *chetogeniche*). Ciò avviene quando il fegato non possiede riserve di carboidrati sufficienti a soddisfare le richieste del corpo e del cervello (non dimentichiamo che, anche quando è «pieno», il fegato contiene solo una piccola scorta di glicogeno). Esaurite queste riserve (bastano meno di ventiquattro ore di carenza di carboidrati), l'organismo, per rifornirsi di energia, deve attaccare i grassi.

Sembrerebbe il nostro obiettivo; in realtà, in una dieta chetogenica il processo di conversione dei grassi in energia è spesso cortocircuitato, con il risultato che l'organismo produce sostanze biochimiche anormali, chiamate *corpi chetonici*, di cui non sa che fare. Cerca allora disperatamente di liberarsene, aumentando la quantità di urina da espellere, il che provoca, all'inizio, un calo di peso, ma sotto forma di semplice acqua. La dieta «molte proteine e pochi carboidrati» non intacca quindi con efficacia l'adipe, porta piuttosto alla disidratazione.

Ma non basta. Dopo un pasto eccessivamente proteico, anche i livelli di insulina salgono: l'organismo non vuole troppi amminoacidi a spasso per il sistema circolatorio. L'aumento di insulina contribuisce a convertire l'eccesso di proteine in grasso.

Si è recentemente scoperto che le diete chetogeniche possono provocare modificazioni negli adipociti, rendendoli dieci volte più attivi nell'immagazzinare grasso di quanto non fossero in precedenza. Smettendo la dieta, si accumula grasso a un ritmo pauroso. Tutto ciò è comunemente indicato come «effetto yo-yo».

Oltre al danno, le beffe. L'organismo, difatti, di fronte a una dieta che eccede in proteine e manca di carboidrati, intacca la massa muscolare, convertendola in carboidrati per permettere al cervello di funzionare. Si potrebbe anche accettare di sacrificare un po' di muscolatura, pur di perdere il grasso superfluo, ma le cose purtroppo non vanno così: l'insulina impedisce di perdere grasso al ritmo sperato, e si finisce con l'assestarsi su una soglia di resistenza al calo di peso.

Valutare bene tutti questi elementi aiuta a capire perché più del 95 per cento delle persone che hanno perso peso con una dieta chetogenica l'hanno recuperato tutto, aggiungendone dell'altro. Conoscete forse qualcuno che ha seguito un programma superdimagrante ed è poi rimasto smilzo? Non lo credo. La dieta ha provocato modificazioni permanenti nelle cellule adipose, le quali garantiscono che continuerà a ingrassare.

La fobia dei grassi

Qual è la parola più temuta del dizionario dietetico? Grasso!

In nessun paese la fobia per i grassi è diffusa come negli Stati Uniti, e in nessun altro luogo la gente è così grassa. Gli americani pensano ai carboidrati come ai salvatori della specie umana e considerano i grassi la tromba del giudizio.

L'ho già detto e lo ripeto: i grassi contenuti nella dieta non fanno ingrassare. Non solo, ma bisogna ingerire grassi per perdere grasso.

Potrebbe suonare come un'eresia nutrizionale, ma è scientificamente provato. Negli anni Cinquanta Kekwick e Pawan pubblicarono presso l'Università di Londra uno studio che resta una pietra miliare della ricerca. Sottoposero un gruppo di pazienti a una dieta ipocalorica: 1000 calorie al giorno, il 90 per cento delle quali provenienti da grassi.

Che cosa accadde? Questi pazienti dimagrirono significativamente. Quando gli stessi pazienti si sottoposero a una dieta dello stesso tenore calorico, ma con il 90 per cento delle calorie in carboidrati, nessuno dimagrì. Curioso, non è vero?

Nella dieta pro Zona, il contenuto di grassi è eccezionalmente importante: rappresenta, in effetti, la chiave biochimica per prevenire l'accumulo del grasso. In altre parole, si utilizza il grasso per perdere grasso.

Che cosa succede quando le persone sovrappeso seguono una dieta pro Zona con le giuste proporzioni di proteine, carboidrati e grassi? Per rispondere a questa domanda, condussi nel 1992 uno studio pilota su 91 persone (63 donne e 28 uomini) di età compresa tra i 25 e i 55 anni. Tutti erano normali e in buona salute, ma leggermente sovrappeso (29 per cento di massa grassa per le donne e 20 per cento per gli uomini, un sovrappeso inferiore a quello medio, ma in ogni caso oltre il peso ideale). Insomma, dei tranquilli americani che non riuscivano a perdere qualche chilo di troppo, qualunque dieta o esercizio fisico facessero (non fu certo difficile trovare i soggetti adatti).

Verificai un calo di mezzo chilo la settimana. È geneticamente impossibile perdere più di 450-650 g di grasso corporeo per settimana. Si può dimagrire più rapidamente, ma si tratterà soprattutto di perdita d'acqua e di massa muscolare. Ecco perché chi si sottopone a un troppo rapido calo di peso pare smunto: sta perdendo massa muscolare.

Determinai per prima cosa il fabbisogno proteico giornaliero di ognuno (che è specifico per ogni individuo). Somministrai quindi a tutti tre pasti e due spuntini al giorno, ognuno contenente le corrette quantità di proteine, carboidrati e grassi per entrare nella Zona. Per controllare meglio, preparai un prototipo di barretta commestibile (con forma e gusto di un prodotto commerciale) correttamente composta, come sostitutivo della colazione.

Il risultato di queste sei settimane di test, dettagliato nella *Tabella 2.1* fu esattamente quello che mi aspettavo: le donne persero una media di 3,2 kg di massa grassa, al ritmo di poco più di 450 g a settimana. Non persero massa magra (MM): tutta la perdita di peso fu a carico del tessuto adiposo. La loro percentuale di massa grassa calò dal 29 per cento al 26 per cento.

L'analisi statistica ci dice quanto sia probabile, se ripetiamo l'esperimento, ottenere le stesse conclusioni. Dal punto di vista scientifico, un risultato è statisticamente significativo quando ha almeno il 95 per cento di probabilità di essere replicato. Il fattore p (che in questo caso fu 0,0005) misura quindi la probabilità che il risultato sia stato casuale. Più basso è, più è alta la probabilità di risultati identici nel caso si ripeta il test.

L'analisi statistica fornì un risultato importante, con un fattore p inferiore a 0,0005. Ripetendo l'esperimento 10.000 volte, avremmo avuto 9995 volte gli stessi risultati.

Andò altrettanto bene con gli uomini: persero anch'essi massa grassa aumentando talmente quella magra, che il loro calo di peso totale non fu statisticamente significativo. Lo fu però la diminuzione di massa grassa. La loro percentuale calò dal 20 per cento al 17 per cento, con una riduzione del 15 per cento, comparabile a quella delle donne (11 per cento). Anche in questo caso l'analisi assicurò che il risultato si sarebbe ripetuto 9995 volte su 10.000.

È importante sottolineare che, in ogni caso, nessuno, uomo o donna, perse massa muscolare. Tutto il calo di peso fu a carico del tessuto adiposo.

È facile concludere, perciò, che, dove qualsiasi altro programma dietetico fallisce, la dieta pro Zona ha successo.

	Valore iniziale	Valore finale	Variazione	Significatività
Donne (*n* = 63)				
Peso (kg)	72,0	69,3	−2,7	$p < 0,0005$
Massa grassa (kg)	21,7	18,5	−3,2	$p < 0,0005$
Massa magra (kg)	50,3	50,8	0,5	$p < 0,05$
% di massa grassa	29,0	26,0	−3	$p < 0,0005$
Uomini (*n* = 28)				
Peso (kg)	88,4	87,0	−1,4	$p < 0,25$
Massa grassa (kg)	18,1	14,9	−3,2	$p < 0,0005$
Massa magra (kg)	70,3	71,6	1,3	$p < 0,005$
% di massa grassa	20,0	17,0	−3	$p < 0,0005$

Tabella 2.1 - Studio pilota sul calo di massa grassa su soggetti leggermente sovrappeso.

Due sono gli assunti da tenere ben presenti per ottenere il calo permanente di peso:

- i grassi alimentari non fanno ingrassare;
- bisogna mangiare grassi per bruciare grasso.

Certo, è il contrario di quanto è stato detto sinora su diete e calo di peso: ovviamente, dimostrerò le mie affermazioni.

Tutto dipende da come gli ormoni rispondono al cibo. E ogni organismo è diverso da un altro. Meglio si conoscono queste risposte, più sarà facile entrare nella Zona. Le preoccupazioni per il peso saranno un cruccio del passato.

Ma, come all'ingresso di un saloon la porta sbatte nei due sensi, così la risposta ormonale al cibo può essere il più grande alleato, o il peggiore nemico.

3

Gli effetti del cibo sugli ormoni

Basta dire *ormoni* e tutti capiscono *sesso*. I cosiddetti «ormoni sessuali» (testosterone, estrogeni eccetera) svolgono funzioni vitali, non solo nel regolare gli impulsi sessuali, ma nel mantenere l'organismo in buona salute. Per quanto importanti, però, essi sono solo due soldati del grande esercito degli ormoni, la dotazione standard di tutti gli organismi viventi, cruciali nel regolare ogni funzione dell'organismo, dal livello di zucchero nel sangue fino ai meccanismi basilari di sopravvivenza legati allo stress, dalla paura all'amore.

Sotto molti aspetti il sistema ormonale può essere considerato la nostra rete telefonica interna, che permette a organi lontani tra loro di comunicare con rapidità e stretta coordinazione. Come in un sistema telefonico, i livelli di collegamento sono tre:

- teleselezione;
- rete urbana;
- impianto domestico.

Il *sistema endocrino* è la versione ormonale della teleselezione. Caratterizzato dalle risposte ormonali «classiche», è l'equivalente fisiologico di una rete di ponti radio e cavi a fibre ottiche. Al pari delle megastrutture di comunicazione, gli ormoni endocrini sono relativamente facili da studiare.

Nel sistema endocrino l'azione ha inizio quando una ghiandola trasmette, con la sua secrezione, un messaggio nel circolo sanguigno sotto forma di ormone. Esso viaggia nel sistema circolatorio fino a raggiungere una lontana cellula-bersaglio, che riceve il messaggio e risponde eseguendo l'ordine.

L'azione di questi ormoni è molto potente. L'insulina che il pancreas secerne viaggia fino al fegato e alle cellule muscolari, ordinando di togliere glucosio dal sangue e immagazzinarlo. Il fegato e i muscoli eseguono.

Appena il livello di insulina sale, quello del glucosio scende e, se diventa insufficiente, il cervello ne richiede dell'altro. Se non riesce a procurarselo va fuori fase.

Dal punto di vista clinico, quest'insufficienza di glucosio nel sangue si chiama *ipoglicemia*, e provoca affaticamento mentale. Ecco perché, mangiando un abbondante piatto di pastasciutta a mezzogiorno, alle tre si stenta a tenere gli occhi aperti. Lo stesso accade a un atleta che durante la gara abbia bevuto bevande energetiche ricche di carboidrati e ai bambini dell'asilo dopo la merendina con il succo di frutta.

Che cosa impedisce al fegato di attingere alle proprie riserve per rifornire il sangue di zucchero? La risposta è semplice: l'insulina. L'eccessiva risposta insulinica, provocata dal piatto di pasta, dalla bevanda «energetica» ricca di carboidrati o dalla merenda a base di succo di frutta, impedisce il passaggio del glucosio al sangue per rifornire il cervello. E allora si va in tilt. Gli effetti di un ormone endocrino sono tanto potenti quanto comuni nella vita di tutti i giorni.

C'è poi il *sistema paracrino*, in cui gli ormoni percorrono invece una breve distanza tra le cellule che li secernono e il loro bersaglio. Non sono qui necessarie grandi capacità di trasporto del sistema circolatorio: infatti, questa è la versione organica di una rete telefonica urbana.

Il *sistema autocrino*, infine, è analogo all'impianto domestico, collegato ai fili della rete telefonica: qui ogni cellula secerne ormoni che ne influenzano direttamente il comportamento.

Gli ormoni paracrini e autocrini producono effetti di breve durata e sono difficili da studiare poiché non si possono esaminare e misurare nel sangue. Sono più potenti degli ormoni endocrini e agiscono a più basse concentrazioni. Tendono ad autodistruggersi pochi secondi dopo aver compiuto la propria missione.

Le fuggevoli risposte fisiologiche paracrine e autocrine costituiscono il primo dei fondamenti scientifici da comprendere per entrare nella Zona.

Il secondo risiede nel continuo gioco di equilibrio in cui sono impegnati tutti gli ormoni, che raramente si comportano da lupi solitari. Essi lavorano normalmente a coppie antagoniste, chiamate «assi», in cui ognuno dei due ormoni produce effetti fisiologici potenti, ma opposti.

Le coppie antagoniste di ormoni endocrini sono molte ma, per entrare nella Zona, la più importante è l'asse insulina-glucagone. L'insulina fa calare i livelli di glicemia, mentre il glucacone li fa salire. L'equilibrio tra questi due elementi permette all'organismo di mantenere sotto stretto controllo il glucosio nel sangue, consentendo al tempo stesso al cervello di lavorare al meglio. Se questo preciso meccanismo è turbato, ne risulta uno squilibrio.

In presenza di livelli eccessivi di insulina o insufficienti di glucagone scatta l'ipoglicemia, che compromette la funzione cerebrale. L'*insulinoresistenza* è la situazione opposta: nonostante l'insulina, il glucosio non cala poiché le cellule-bersaglio non reagiscono più. L'insulinoresistenza, e *l'iperinsulinemia* che l'accompagna, fanno accumulare adipe e alla lunga provocano diabete e cardiopatie.

Ma questa non è una discussione accademica di biochimica ormonale: il cibo, infatti, ha un effetto potente su tutte le risposte ormonali endocrine, paracrine e autocrine. Una volta compresa la potenza delle reazioni ormonali, non è più possibile considerare il cibo esclusivamente come fonte di calorie per l'organismo.

Qualsiasi nutrizionista sa dirvi quanti grammi di grassi apporti una porzione di un dato alimento, o quante calorie fornisca un certo pasto. La salute ottimale non si basa però sul conteggio delle calorie, ma sulla comprensione delle complesse risposte ormonali che si scatenano ogni volta che apriamo la bocca per mangiare (*Figura 3.1*).

Quando questi meccanismi saranno chiari, molti dei principi che ritenevate alla base della nutrizione umana potrebbero rivelarsi per quello che sono: completamente sbagliati.

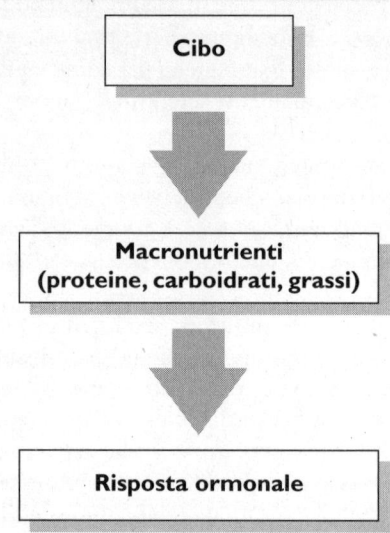

Figura 3.1 - Il cibo dovrebbe essere considerato un farmaco.

Utilizzando la prospettiva ormonale per analizzare le diete tradizionali, ci accorgeremo che, per svariate ragioni, sono tutte destinate a fallire. Per dirla chiaramente, tutte le diete dimagranti tradizionali sono sbagliate. Nascono da buone intenzioni, ma non possono far calare di peso in modo permanente, né aiutare a prevenire o a curare malattie, né a conseguire la salute ottimale e la massima performance di cui si gode nella Zona.

La verità è che tutte le diete classiche trascurano un punto essenziale: il cibo è la medicina più potente che esista. Dunque, il controllo delle risposte ormonali al cibo è il passaporto per entrare e ottenere la residenza nella Zona. Considerate pertanto il cibo un sistema di controllo ormonale, anziché una semplice fonte di calorie. Pensate alla composizione di ogni pasto come a una tessera Bancomat, grazie alla quale potrete determinare a quale fonte attingere energia nelle prossime 4-6 ore. Battendo il codice corretto avrete a disposizione energie illimitate, costituite dalle riserve di grassi. Battendo quello sbagliato, dovrete arrangiarvi con i quattro spiccioli che avete in tasca: le vostre scorte di carboidrati. Una persona normale possiede scorte di circa 100.000 calorie sotto forma di grassi.

Sapete quante brioche bisognerebbe mangiare per ottenere la stessa quantità di energia? Sette o ottomila...

Il corretto codice Bancomat, passaporto segreto per entrare nella Zona, si cela nell'asse insulina-glucagone. L'insulina – lo ripeto – è un ormone dell'immagazzinamento. Estrae i carboidrati e gli amminoacidi in eccesso e li stiva nei tessuti adiposi. È anche un ormone di immobilizzo: blocca il glicogeno nel fegato e nei muscoli, impedendo che possa venirne rilasciato.

Il glucagone, antagonista fisiologico dell'insulina, è un ormone di mobilizzazione. Il suo compito principale consiste nel liberare i carboidrati conservati nel fegato sotto forma di glicogeno. Una volta liberato, il glicogeno entra in circolo per mantenere la corretta glicemia e un adeguato funzionamento del cervello.

L'equilibrio degli opposti effetti di questi due ormoni è critico per la sopravvivenza. I carboidrati, specie se ad alto indice glicemico (tipo pane e pasta), stimolano la secrezione di insulina. Le proteine quella di glucagone.

Il controllo dell'asse dipende quindi da due fattori:

- la quantità di cibo (l'eccesso di calorie stimola in ogni caso l'insulina);
- il rapporto proteine/carboidrati di ogni pasto.

Ecco perché, come si è già accennato, mangiando una bella pastasciutta a mezzogiorno alle tre si fa fatica a tenere gli occhi aperti: perché si è battuto il codice sbagliato.

L'eccesso di carboidrati (e l'insufficienza di proteine) provocherà un eccesso di insulina, che ridurrà gli zuccheri in circolo (facendo soffrire il cervello e provocando sonnolenza). Parallelamente impedirà al sangue di rifornirsi di glicogeno dal fegato, svolgendo così funzione di blocco.

Appena lo zucchero nel sangue cala, il cervello va fuori fase. Entro tre o quattro ore da un pasto ricco di glucidi il cervello cerca disperatamente energia, benché l'equivalente di due o tre tavolette di cioccolato stia cercando disperatamente di uscire dal fegato. Questa è una riserva che l'organismo non può utilizzare, poiché l'abboffata di carboidrati ha fatto salire l'insulina e scendere il glucagone. Finché quest'ultimo è basso non è possibile attingere alle riserve epatiche. Il cervello, disperato, addita insistentemente allora quell'invitante sacchetto di patatine fritte, che risolvono il problema per un poco, ma fanno scattare nuovamente il circolo vizioso insulina su/glucagone giù.

In altre parole, eccovi prigionieri dell'inferno dei carboidrati, che è l'origine di tutte le incontrollabili bramosie di cibi dolci, nonché del ciclo della fame costante che le accompagna (la sensazione di fame si ripresenta ogni due o tre ore). L'errato rapporto tra i macronutrienti di quel pasto troppo ricco di carboidrati e troppo povero di proteine ha scatenato queste incontrollabili pulsioni (*Figura 3.2*).

Sarebbe già un disastro se l'incontrollabile bramosia per i carboidrati fosse l'unico risultato dell'errore di battitura del codice Bancomat. Purtroppo non è finita: le riserve epatiche e muscolari sono colme, ma si continua a ingurgitare carboidrati, che vanno a finire nei pannicoli adiposi. Che si tratti di carboidrati privi di

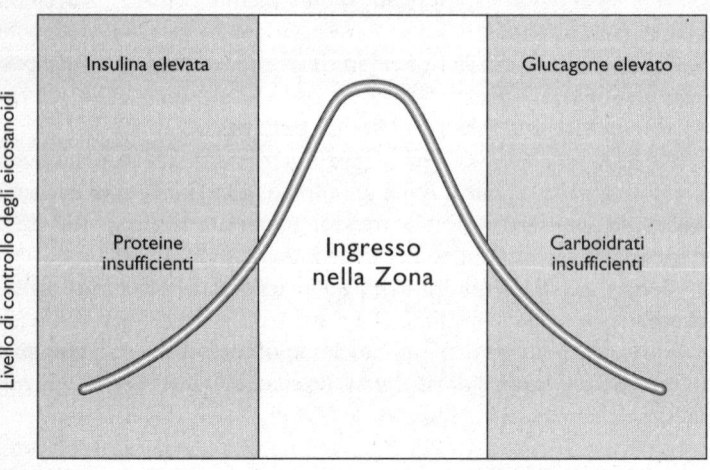

Rapporto tra proteine e carboidrati

Figura 3.2 - L'equilibrio ottimale tra glucagone e insulina è l'*ingresso* della Zona.

grassi o di puro lardo, l'organismo è sempre in condizione di accumulare nuovo grasso...

Va detto, a onor del vero, che non proprio tutti reagiscono così male: alcune persone possono strafogarsi di carboidrati senza mai ingrassare. Ciò dipende dal loro patrimonio genetico.

Gerald Raven, della Stanford University, ha svelato questo mistero nel 1987: la risposta individuale è variabile.

Nel 25 per cento delle persone la reazione insulinica è pigra, perciò, anche se questi fortunati individui esagerano con i carboidrati, i loro livelli insulinici non schizzano violentemente all'insù, né essi si sentono affamati, né ingrassano.

Su queste persone le diete iperglucidiche funzionano, e per questo l'establishment nutrizionale li porta a esempio della loro validità: in realtà, costoro hanno acquistato il biglietto fortunato della lotteria della genetica.

Un altro 25 per cento ha pescato il biglietto perdente e soffre di un'eccessiva reattività insulinica: queste persone ingrassano anche solo guardando pasta e dolci...

Il rimanente 50 per cento della popolazione reagisce in modo normale: l'eccesso di carboidrati eleva i livelli di insulina, non quanto negli sfortunati, ma in ogni caso abbastanza da provocare tutti i danni descritti. Tutte le diete ricche di carboidrati falliranno e costoro saranno accusati di essere ghiottoni senza forza di volontà. Invece hanno solo perso al sorteggio del DNA.

Riassumendo, solo un quarto della popolazione, essendo dotata di modesta reattività insulinica, può rimpinzarsi di carboidrati senza mai ingrassare. I restanti tre quarti andranno incontro a gravi problemi. Perciò, se avete fallito una dieta, la colpa non è vostra, ma del vostro DNA: questo non lo potete cambiare; la vostra dieta, invece, sì.

Negli ultimi capitoli illustrerò le regole per una dieta che permetta di sfuggire all'inferno dei carboidrati e di entrare nella Zona. Per ora accontentatevi di questo consiglio:

fate piccoli pasti, tutti con il corretto rapporto proteine/carboidrati.

Tenetelo a mente, e sarete in pole position per la Zona.

In questo capitolo ho illustrato soprattutto l'asse insulina-glucagone, che è solo uno delle centinaia di sottosistemi ormonali nell'organismo. È però speciale poiché controlla il glucosio, il carburante vitale per il cervello, ma ancora più importante è la sua influenza sulla produzione dei superormoni chiamati eicosanoidi.

Se l'insulina e il glucagone sono il punto d'accesso per penetrare nella Zona, gli eicosanoidi sono la Zona.

4

Gli eicosanoidi

Se gli ormoni come il glucagone e l'insulina controllano gli zuccheri nel sangue, gli ormoni a loro volta vengono controllati dagli eicosanoidi, i superormoni.

Misteriosi e sfuggenti, eppure potentissimi, sono prodotti da ogni cellula del corpo umano e costituiscono la «colla molecolare» che lo tiene assieme. Essi non solo controllano tutti i sistemi ormonali dell'organismo, ma ogni singola funzione fisiologica: il sistema cardiovascolare, quello immunitario, il sistema nervoso centrale, l'apparato riproduttivo eccetera. In pratica sono gli eicosanoidi a mantenerci in buona salute. Senza di loro, sarebbe impossibile vivere.

La famiglia degli eicosanoidi include una vasta varietà di superormoni dai nomi difficili: prostaglandine, tromboxani, leucotrieni, lipossine, acidi grassi idrossilati eccetera. Più avanti vedremo i loro effetti sulle malattie. Per ora basti sapere che gli eicosanoidi sono gli agenti biologici più potenti che ci siano noti. Controllateli e vi si schiuderanno le porte della Zona.

Eppure, sebbene essi giochino un ruolo fondamentale per la vita e la salute, sono tuttora poco conosciuti. Ben di rado medici e docenti ne hanno sentito parlare e, se si chiede loro di che cosa si tratti, rispondono imbarazzati di non saperlo.

Quest'ignoranza della comunità medica è sorprendente. Le prime scoperte sugli eicosanoidi fruttarono un premio Nobel per la medicina nel 1982, e i farmaci più potenti, che tutti abbiamo in casa, servono a modificare i livelli di eicosanoidi nell'organismo.

La causa di questa deprecabile ignoranza è la complessità di questi ormoni, che possono essere a un tempo paracrini e autocrini, e che sono perlopiù invisibili. Appaiono, durano pochi secondi, lavorano in concentrazioni bassissime e non entrano nel circolo sanguigno per raggiungere i tessuti-bersaglio. È raro imbattersi in questi ormoni: perciò sono poco conosciuti.

Gli eicosanoidi nascono, svolgono la loro funzione fisiologica e si autodistruggono in un lampo. Sono paragonabili ai quark, che si osservano difficilmente e solo grazie a giganteschi acceleratori di particelle, spesso solo dopo anni di esperimenti falliti. Eppure, per quanto i quark siano difficili da misurare, qualsiasi fisico sostiene che sono il fondamento di tutta la materia, e che esistono fin dall'inizio del tempo.

Gli eicosanoidi non sono da meno. Questi superormoni esistono da almeno 500 milioni di anni, e hanno costituito il primo controllo ormonale sviluppato negli organismi viventi. Ciononostante furono scoperti soltanto nel 1936. E, poiché all'epoca furono isolati nella prostata, i primi furono chiamati *prostaglandine*.

Il loro vero ruolo, però, non fu compreso. Si ritenne inizialmente che, parte di un sottosistema endocrino, fossero secreti dalla prostata per viaggiare nel circolo sanguigno fino a sconosciute cellule-bersaglio. Per tutti i successivi quarant'anni nella letteratura scientifica non se ne ebbero altre notizie. Solo verso la metà degli anni Settanta, con l'avvento di strumentazioni più sofisticate, si iniziò a studiarli più seriamente. Da allora vi fu una vera e propria esplosione di scoperte, un susseguirsi di continue rivelazioni di quanto questi ormoni siano efficaci e onnipresenti. Risultò che le prostaglandine fanno parte della grande famiglia degli eicosanoidi.

Negli anni Quaranta gli scienziati avevano scoperto un altro misterioso elemento biochimico, chiamato inizialmente *Slow-Reacting Substance* (SRS). Ciò portò a studiare il ruolo dei leucotrieni, un'altra sottoclasse di eicosanoidi, che controllano, tra l'altro, la broncocostrizione e le allergie.

Più tardi, negli anni Settanta, furono scoperte le prostacicline e i tromboxani, due eicosanoidi di fondamentale importanza collegati alle cardiopatie.

32

Negli anni Ottanta furono scoperti molti altri eicosanoidi, tra cui le lipossine e gli acidi grassi idrossilati, importanti nel controllo delle infiammazioni e del sistema immunitario.

Tutti questi eicosanoidi operano al livello delle singole cellule e provocano effetti potenti e diversificati. Si possono considerare i commutatori delle funzioni cellulari: «accendono» e «spengono» le cellule, attimo per attimo, come lucciole in una calda notte di luglio.

Eicosanoidi «buoni» e «cattivi»

Come tutti gli ormoni, gli eicosanoidi fungono da messaggeri biochimici. Ma, come l'insulina e il glucagone, possiedono anche effetti antagonisti. Nel corpo umano, equilibrio equivale a salute, squilibrio a malattia: gli eicosanoidi sono, in ultima analisi, il nostro sistema di controllo ed equilibrio.

In altre parole, alcuni eicosanoidi sono «buoni», altri sono «cattivi». È ovvio che nessuna sostanza naturale è del tutto buona o del tutto cattiva. L'esempio del colesterolo è particolarmente calzante. I medici ne distinguono due tipi, quello buono (lipoproteine ad alta densità, o HDL) e quello cattivo (lipoproteine a bassa densità, o LDL), ma come si è detto poc'anzi, in fisiologia non esistono buoni e cattivi «in assoluto». Le lipoproteine a bassa densità (LDL) sono i vagoncini molecolari che trasportano i lipidi, per esempio gli EFA e il colesterolo, indispensabili per la crescita cellulare. Senza questo colesterolo cattivo, moriremmo. Quando però il corretto rapporto tra colesterolo buono e cattivo è disturbato, la probabilità di problemi cardiovascolari cresce (*Figura 4.1*).

Un altro buon esempio è dato dall'insulina. Troppa insulina produce ipoglicemia (bassa percentuale di zuccheri nel sangue), troppo poca provoca il diabete.

In conclusione, quindi, la natura ama l'equilibrio: «troppo» di una cosa buona, o «troppo poco» di una cattiva, possono essere egualmente nocivi per il nostro organismo.

Lo stesso accade con gli eicosanoidi buoni e cattivi, ma con una posta fisiologica ancora più alta, poiché questi ormoni paracrini e autocrini sono molto più potenti di quelli endocrini.

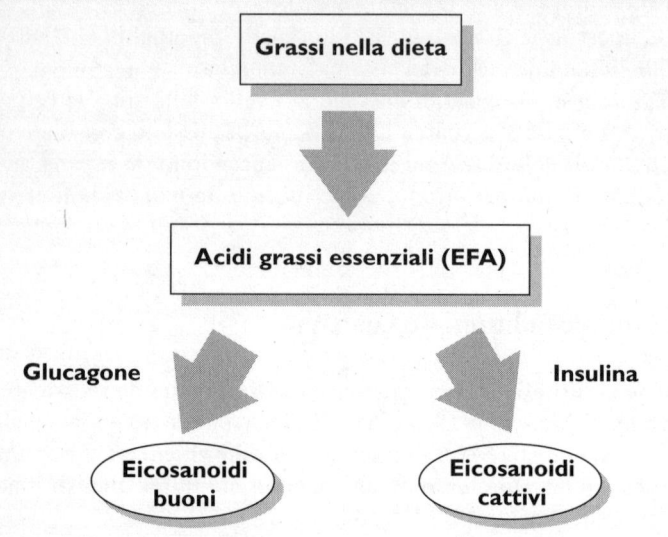

Figura 4.1 - Controllo degli eicosanoidi da parte dei grassi contenuti nella dieta.

Prendiamo per esempio l'aggregazione piastrinica nel sangue, ossia la tendenza di un certo tipo di cellule, chiamate piastrine, a unirsi tra di loro. Gli eicosanoidi cattivi favoriscono l'aggregazione, quelli buoni la impediscono. Quando le piastrine si aggregano al momento sbagliato si forma un grumo (o trombo), che può provocare un infarto. Ma in caso ci si ferisca, è bene che le piastrine si aggreghino: qualora ciò non avvenisse, si rischierebbe la morte per dissanguamento.

Lo stesso discorso vale per la pressione del sangue. Troppi eicosanoidi cattivi fanno salire la pressione, provocando un restringimento delle arterie (o vasocostrizione), ma troppi eicosanoidi buoni la fanno scendere, provocando una vasodilatazione, che può portare al collasso.

E ancora, lo stesso meccanismo è valido per il dolore, le infiammazioni, il sistema immunitario e così via: lo squilibrio tra eicosanoidi buoni e cattivi conduce a patologie.

Nella *Tabella 4.1* sono illustrate alcune delle proprietà degli eicosanoidi buoni e cattivi.

Tutte le funzioni fisiologiche dell'organismo (funzioni cui, probabilmente, nessuno bada più di tanto) sono controllate dagli eicosanoidi. È quindi la dinamica degli eicosanoidi che mantiene l'equilibrio biologico. Come sempre, è l'equilibrio che mantiene sani.

Gli eicosanoidi, la salute e le malattie

Nel 1982, anno in cui il premio Nobel per la medicina fu assegnato per le ricerche sugli eicosanoidi, si aprì una nuova e differente prospettiva sulle malattie. Grazie a questo nuovo modello si possono collegare in un quadro unificato molti, se non tutti, gli stati patologici.

Ogni patologia (che si tratti di cardiopatia, cancro o di una malattia autoimmune come l'artrite o la sclerosi multipla) può essere interpretata come un'eccessiva produzione di eicosanoidi cattivi da parte dell'organismo.

In alcuni soggetti questo squilibrio sfocia in cardiopatia, in altri in cancro, artrite, obesità eccetera.

Ribaltando il concetto, la ridefinizione delle malattie in termini di eicosanoidi buoni e cattivi consente per la prima volta nella sto-

Eicosanoidi «buoni»	Eicosanoidi «cattivi»
Inibiscono l'aggregazione piastrinica	Favoriscono l'aggregazione piastrinica
Favoriscono la vasodilatazione	Favoriscono la vasocostrizione
Inibiscono la proliferazione cellulare	Favoriscono la proliferazione cellulare
Stimolano la risposta immunitaria	Deprimono la risposta immunitaria
Combattono le infiammazioni	Favoriscono le infiammazioni

Tabella 4.1 - Effetti degli eicosanoidi.

ria della medicina una semplice ma elegante descrizione «molecolare» della salute. Essa è, infatti, lo stato in cui l'organismo produce più eicosanoidi buoni che eicosanoidi cattivi.

Benessere o supersalute?

Molti definiscono lo «star bene» come semplice assenza di malattie. Per tornare all'esempio del Capitolo 2, gli americani oggi (ma, in generale, tutti gli occidentali) non sono mediamente troppo malati, ma neppure si sentono al massimo della forma. La salute ottimale, lo stato metabolico in cui il corpo e la mente funzionano al picco massimo di efficienza, va ben oltre il semplice star bene: è la supersalute di cui tutti vorremmo godere.

Sappiamo già che una certa quantità di eicosanoidi cattivi (così come di colesterolo cattivo) è indispensabile per sopravvivere. La supersalute è quindi lo stato metabolico controllato da un equilibrio favorevole tra eicosanoidi buoni e cattivi. Questa è anche la definizione molecolare della Zona.

Ma, insomma, che cosa offre la Zona?

Se non soffrite di patologie conclamate, vi aiuterà a prevenirle. Molte malattie croniche come l'obesità, le cardiopatie, il cancro, il diabete, la depressione e l'alcolismo hanno una forte base genetica. Il loro potenziale innesco è scolpito nel DNA. Mantenendovi nella Zona limitate drasticamente la possibilità che questo potenziale si scateni.

Come beneficio immediato, l'organismo utilizzerà più facilmente le riserve di grasso (anziché quelle di glicogeno) per il fabbisogno energetico, e voi sarete capaci di maggiore concentrazione mentale, portandovi al top della performance fisica e produttiva.

Perché rinunciare a questi incredibili benefici?

La Zona, il cibo e gli eicosanoidi

Per passare dalla malattia alla salute o dalla salute alla supersalute, l'unica strada è quella che porta alla Zona, cui si accede sfruttando intelligentemente il cibo.

Vale la pena di ripeterlo: questa dieta, che a ogni pasto, a ogni spuntino di ogni giorno controlla rigidamente l'equilibrio tra i macronutrienti (proteine, carboidrati e grassi), vi porterà alla Zona e vi ci manterrà per il resto della vostra vita.

Ma che rapporto intercorre tra l'equilibrio dei macronutrienti e gli eicosanoidi? Innanzi tutto, bisogna ricordare che i grassi alimentari sono l'unica fonte di acidi grassi essenziali (EFA), i mattoncini chimici che compongono gli eicosanoidi. Inoltre, l'equilibrio tra le proteine e i carboidrati controlla l'asse insulina-glucagone, che determina a sua volta se l'organismo produrrà eicosanoidi buoni o cattivi.

L'organismo è come un flipper. Gli EFA, ovvero i grassi che ingeriamo a ogni pasto, sono continuamente lanciati in gioco, come le palline del flipper spinte dal pistoncino con la molla. Il fatto che la pallina resti in gioco (producendo eicosanoidi buoni) dipende da come si agisce sulle alette del flipper, premendo i due pulsanti laterali. L'azione delle alette del flipper rappresenta la combinazione dei macronutrienti in ogni pasto.

Che lo sappiate o no, giocate al flipper degli eicosanoidi ogni 4-6 ore, tutti i giorni della vostra vita. Meglio giocate, migliori saranno i risultati e maggiori le probabilità di entrare nella Zona.

Seguendo una dieta troppo ricca di carboidrati (quella raccomandata negli Stati Uniti a ogni paziente cardiovascolare, a ogni atleta e a chiunque) si gioca male, producendo una quantità massima di eicosanoidi cattivi, provocando un'ipersecrezione di insulina e il conseguente eccesso di eicosanoidi che mantiene fuori fase la glicemia, impedendo al tessuto adiposo di «smontarsi». Risulta dunque evidente che è l'eccesso di carboidrati a «spingere» fuori della Zona.

Perciò se seguite una dieta ricca di carboidrati e provate stanchezza fisica e mentale (oltre a ingrassare), ora sapete perché. Non giocate bene al flipper degli eicosanoidi, mandando in corto circuito il controllo di base, costituito dagli eicosanoidi. Tale «circuito di controllo» si è evoluto in 500 milioni di anni per permettere all'organismo di sfruttare le riserve di grasso e mantenere al giusto livello gli zuccheri nel sangue.

Ma come si può essere certi di giocare bene, di sfruttare tutte le risorse che l'organismo mette a disposizione? In altre parole, come si può essere certi che seguire una dieta pro Zona produrrà tutti questi vantaggi?

Ho sperimentato tale dieta su pazienti diabetici, sovrappeso, con malattie autoimmuni, persino su vittime dell'AIDS. Ma i test più convincenti sono quelli che ho condotto sul miglior laboratorio vivente: l'organismo di grandi atleti. E i risultati parlano chiaro.

5

I grandi atleti e la Zona

Otto medaglie d'oro nel nuoto alle Olimpiadi di Barcellona. Non male per una grande nazione, figuriamoci per una sola università statunitense. In più, sei campionati NCAA consecutivi di nuoto a squadre (maschi e femmine) negli ultimi tre anni. Quale «fabbrica» di atleti ha prodotto risultati così strepitosi? E, badate, non si tratta di una scuola superiore di educazione fisica, ma di una delle più serie istituzioni accademiche degli Stati Uniti: la Stanford University.

I nuotatori della Stanford sono alcuni tra le centinaia di grandi atleti sui quali ho sperimentato il vantaggio di gareggiare nella Zona. Le modulazioni ormonali che un atleta cerca di provocare con l'allenamento sono esattamente quelle utili a un cardiopatico. Si tratta in entrambi i casi di produrre più eicosanoidi buoni che cattivi. L'obiettivo è in ogni caso stare nella Zona.

Continuo a ripetere che una dieta ricca di carboidrati è il modo più sicuro per rimanerne fuori. Queste diete sono normalmente raccomandate ai grandi atleti da nutrizionisti sportivi. Ebbene, questi «esperti» hanno torto marcio.

Una grande performance sportiva non dipende dal giorno della gara, né da qualche barretta o bevanda energetica. Ovviamente, quasi tutti i cosiddetti «energetici» in commercio sono iperglucidici. La loro composizione in macronutrienti è molto simile alle barrette, salvo che queste hanno un sapore migliore. Ma attenzione: mangiateli, e non entrerete mai nella Zona.

Un grande risultato sportivo dipende dall'allenamento e dalla regolarità della dieta per giorni e addirittura mesi prima del grande evento agonistico. Nulla, nella letteratura scientifica, dimostra che il consumo a lungo termine (oltre i cinque giorni) di una dieta ricca di carboidrati migliori le performance. Una dieta pro Zona migliora invece le prestazioni in modo scientificamente verificabile. Ho passato gli ultimi quattro anni a verificare quest'affermazione, eseguendo test sui più forti atleti del mondo.

La prima opportunità di lavorare su atleti in condizioni controllate mi si presentò nel 1991, quando fui avvicinato da Marv Marinovich, ex giocatore ed ex preparatore atletico dei Los Angeles Raiders. Egli organizza ogni estate in California un raduno di duro allenamento per giocatori di football universitari e giocatori di pallacanestro professionisti. Marv aveva sentito parlare di Zona grazie al mio lavoro con Garrett Giemont, preparatore dei Los Angeles Rams, e dai suoi giocatori.

Marv, uno degli allenatori americani più preparati, era 12 kg sovrappeso e, come tutto l'establishment sportivo di alto livello, era un paladino delle diete iperglucidiche. La prima cosa che feci fu spingerlo a modificare la sua dieta per entrare nella Zona.

Era scettico. Possibile che tutti gli esperti di nutrizione avessero torto? Era però al corrente del successo di Garrett Giemont con i suoi Rams e decise di provare.

Due settimane più tardi mi telefonò che stava succedendogli qualche cosa di veramente straordinario. Durante una delle sue sedute di sollevamento pesi, disse, «è stato come se improvvisamente una brezza antigravitazionale avesse cominciato a soffiare in sala pesi». Era finalmente disposto a modificare radicalmente il suo approccio nutrizionale all'allenamento.

Mi chiese se fossi interessato a sperimentare la dieta pro Zona con un gruppo di nove atleti, garantendomi che l'avrebbero seguita con rigore. Risposi immediatamente di sì.

L'offerta era attraente: l'esperimento mi avrebbe permesso di lavorare con un gruppo omogeneo di atleti che costituiva un campione sufficientemente numeroso per validare un'analisi statistica. Si sarebbe verificata scientificamente la riproducibilità dei risultati, come nello studio effettuato con il già citato gruppo di individui sovrappeso.

Una ricerca valida richiede il rispetto di rigidi protocolli, e gli atleti di Marv erano i soggetti ideali.

L'esperimento avrebbe inoltre determinato l'opportunità di altre ricerche sugli sportivi. Se non avessi ottenuto miglioramenti statisticamente significativi delle performance in condizioni controllate, non avrei potuto avere risultati in alcun altro modo.

Così per sei settimane, durante il raduno estivo del 1991, somministrammo a nove degli atleti di Marv (sei giocatori di football e tre professionisti di pallacanestro) una dieta pro Zona, controllando ogni pasto. Chiunque avesse consumato qualche cibo extra avrebbe ricevuto un primo ammonimento e, in caso di recidività, sarebbe stato cacciato dal raduno.

Certo, Marv trattava i suoi atleti in modo duro e autoritario, ma era l'unico sistema per garantire il rispetto della dieta.

All'inizio Marv verificò peso, percentuale di massa grassa e di massa magra di tutti. Fece quindi dei test di efficienza cardiovascolare, di potenza (forza veloce), di resistenza, di agilità e coordinazione, utilizzando il salto in alto per valutare la forza degli arti inferiori e dei glutei, e il lancio del peso per la forza del tronco e delle braccia.

Dopo sei settimane di dieta pro Zona (con due intensi allenamenti al giorno), Marv sottopose nuovamente tutti a test e misurazioni. I risultati (*Tabella 5.1*) furono sorprendenti, se non addirittura incredibili. Il peso degli atleti era aumentato mediamente di 5 kg, mentre la loro massa grassa era diminuita di oltre 2 kg. Ciò significa che avevano guadagnato più di 7 kg di massa magra muscolare, una variazione della composizione corporea stupefacente (in così poco tempo), soprattutto perché nessuno aveva consumato più di 2500 calorie al giorno. Nella Zona la dieta forniva quantità di proteine adeguate per reintegrare e costruire nuova muscolatura, mentre la massa magra di base era preservata.

Non era questa in ogni caso la cosa più importante. Ero più interessato alle performance. Questi atleti avevano già seguito in primavera duri allenamenti e volevano continuare la loro preparazione per essere pronti in settembre. Qualsiasi allenatore potrà confermare che, raggiunto un livello molto elevato di performance, ulteriori margini di miglioramento sono molto limitati. Peraltro, interrompendo gli allenamenti, il margine di performance si riduce parec-

	% di variazione	Significatività statistica (fattore di probabilità)
Misure antropometriche		
Peso	+5	$p < 0,005$
% di massa grassa	−20	$p < 0,005$
Massa magra (kg)	+8	$p < 0,005$
Performance		
Tempo NFL agility run (corsa veloce)	−2	$p < 0,0005$
Efficienza cardiovascolare	+118	$p < 0,0005$
Potenza	+30	$p < 0,0005$
Tempo alla 15ª prova sulle 110 iarde	−7,5	$p < 0,0005$
Lancio palla a due mani	+7	$p < 0,0005$
Salto in alto	+10	$p < 0,0005$

Tabella 5.1 - Risultati ottenuti su sei giocatori di football e tra professionisti di pallacanestro dopo sei settimane di dieta pro Zona (con due intensi allenamenti al giorno).

chio. Questo calo di prestazioni si chiama *detraining*: per gli atleti è un grave rischio, perché può verificarsi nel giro di pochi giorni.

Ora, se questi atleti, già al massimo delle condizioni fisiche, fossero stati capaci in sole sei settimane di dieta di ulteriori rilevanti incrementi di performance, avremmo definitivamente dimostrato i vantaggi della Zona.

I dati che Marv mi inviò per l'analisi statistica erano così stupefacenti che lo richiamai per farmeli confermare. Egli stesso non aveva il coraggio di comunicarli a chicchessia: nessun fisiologo sportivo li avrebbe creduti veri. Tutti i tipi di test erano migliorati, con una significatività statistica maggiore del 99,5 per cento! In sostanza, si trattava della definitiva conferma che i risultati ottenuti erano reali, e non dovuti al caso.

Esaminiamo prima di tutto i risultati della capacità di elevazione da fermo, che misura la forza coordinata degli arti inferiori: erano migliorati del 10 per cento. Questi atleti, nonostante fossero aumentati di 5 kg di peso, avevano tuttavia migliorato la loro già notevole capacità di salto di altri 8 cm.

Consideriamo poi la resistenza. Marv misurò la resistenza veloce facendo correre 15 sprint sulle 110 iarde a velocità massima (con 75 secondi di recupero tra una prova e l'altra), prendendo poi buono il tempo dell'ultima prova (ho già accennato al fatto che Marv è un negriero...) Gli atleti migliorarono del 7,5 per cento nell'ultimo sprint rispetto all'inizio della sperimentazione, nonostante pesassero ora mediamente 5 kg in più.

Infine, alla prova di agilità della NFL (non bisogna dimenticare che Marv era stato il preparatore dei Raiders), gli atleti ottennero risultati ancor più significativi.

Questi miglioramenti, già di per sé impressionanti, impallidivano rispetto a quelli ottenuti nella potenza e nell'efficienza cardiovascolare. Nel football non è tanto importante la forza quanto la potenza, e la potenza esprime la velocità con cui l'atleta si muove nonostante il peso. Ebbene, questi atleti mostrarono un incremento di potenza del 30 per cento, e la loro efficienza cardiovascolare, probabilmente il dato più importante sotto il profilo delle condizioni fisiche generali, era aumentata del 118 per cento.

«Incredibile...» concluse Marv.

Oggi qualsiasi atleta che voglia allenarsi con lui deve impegnarsi a seguire una dieta pro Zona.

(Per inciso, Marv stesso è calato di 18 kg, e ora è più forte e resistente di quando giocava da difensore nei Raiders venticinque anni fa.)

Il successo dell'esperimento dimostrò che gli atleti, se si allenano nella Zona, ottengono grandi incrementi di prestazione. E gli altri? Gli atleti che vivono la loro vita, senza un Marv che controlli tutto quello che mangiano, con il rigore che si applicherebbe in un reparto di ospedale?

Dopo quest'esperienza, feci un ulteriore passo avanti. Un comune amico mi presentò Richard Quick e Skip Kenney, rispettivamente allenatori della squadra maschile e femminile di nuoto della Stanford University.

Richard e Skip sono probabilmente i due migliori allenatori di nuoto statunitensi, se non addirittura di tutto il mondo e, proprio come Marv, sono attenti a ogni minimo dettaglio che possa aiutare a migliorare le performance dei loro atleti. E ancora, proprio come Marv, erano scettici nei confronti delle mie teorie.

La prima cosa che suggerii loro fu di provare la dieta su se stessi, sicuro che non avrei dovuto attendere molto per convincerli, proprio com'era avvenuto con Marv e Garrett Giemont.

Telefonarono due settimane dopo, l'uno all'insaputa dell'altro, increduli per i risultati ottenuti in così poco tempo. L'esperienza personale, sommata ai dati raccolti con Marv e registrati nero su bianco, li aveva persuasi che la Zona poteva essere la ciliegina sulla torta per esaltare le performance dei loro nuotatori. Le Olimpiadi del 1992 erano alle porte e mi domandarono di collaborare con loro.

La piscina di Stanford divenne così un laboratorio vivente, dove fu possibile comparare su due gruppi omogenei di grandi nuotatori gli effetti della dieta pro Zona e di quella iperglucidica raccomandata dai soliti esperti. Si trattava di un anno importante per la squadra e per ciascun singolo atleta. Nelle ultime due stagioni i nuotatori (maschi e femmine) dell'Università del Texas avevano sconfitto in modo schiacciante Stanford ai campionati NCAA.

Gli atleti di Stanford, inoltre, miravano individualmente a entrare nella squadra olimpica americana per le prossime Olimpiadi di Barcellona. Era una sfida formidabile, resa ancora più dura dalla brutalità del calendario: le gare di qualificazione per le Olimpiadi si sarebbero tenute in marzo e i campionati NCAA solo poche settimane dopo.

Va detto con onestà: non tutti i nuotatori della Stanford accettarono subito la dieta. In fondo, avevano sempre ingurgitato carboidrati fino a scoppiare e realizzato grandi prestazioni. Perché cambiare proprio ora?

Nonostante le remore iniziali, i nuotatori che si convinsero e decisero di seguire la dieta con la stessa serietà degli atleti di Marv migliorarono nettamente le loro prestazioni.

A Indianapolis sei nuotatori di Stanford si qualificarono per la squadra olimpica. Per me non fu affatto una sorpresa scoprire che si trattava degli atleti che avevano seguito con maggior scrupolo le indicazioni della dieta pro Zona.

Due settimane più tardi la squadra femminile di Stanford, nonostante l'handicap di gareggiare nella tana del leone (i campionati NCAA si tennero ad Austin, proprio nel campus dei campioni uscenti), strappò finalmente il titolo all'Università del Texas. La settimana successiva la squadra maschile replicò il successo, interrompendo una serie di vittorie texane che durava da ben quattro anni.

Per Stanford la serie di successi era appena cominciata. In estate, i nuotatori dell'università vinsero otto ori olimpici, tre in gare individuali e cinque alla staffetta. Era un ottimo risultato: rappresentava un terzo di tutte le medaglie vinte fino ad allora dai nuotatori americani nella storia delle Olimpiadi, nonché una sola medaglia in meno rispetto a quelle vinte dall'intera squadra nazionale tedesca che dominava il nuoto mondiale dal 1976.

Nel corso della stagione seguente, inoltre, i nuotatori di Stanford batterono due record mondiali e superarono un gran numero di primati americani, assoluti e universitari.

«Sapevamo di possedere il potenziale per essere i protagonisti di una grande annata», dichiarò Skip Kenney più tardi, «ma la squadra superò ogni nostra più rosea aspettativa.»

Da allora Stanford ha vinto il titolo NCAA (maschile e femminile) nel 1992, 1993 e 1994, dominando i campionati e stabilendo nuovi standard di prestazioni, mentre gli atleti realizzavano eccezionali performance individuali.

La Zona aiutò Angie Wester-Krieg a diventare, a 28 anni, la più «anziana» nuotatrice di tutti i tempi in una squadra olimpica americana, e Pablo Morales, reduce da tre stagioni in cui non aveva raggiunto risultati di spicco, a conquistare due ori olimpici all'età di 27 anni, caso del tutto anomalo nella storia del nuoto.

L'esempio più fulgido resta ad ogni modo quello di Jenny Thompson. Alle superiori era stata una delle più grandi nuotatrici di stile libero del Paese, ma nell'ultimo anno le sue performance si erano stabilizzate.

Fu reclutata nella squadra di Stanford dopo la maturità, e l'allenatore Quick mi chiese di sottoporla a una visita prima di settembre, mese in cui si sarebbe trasferita nel campus.

Aveva una percentuale di massa grassa del 20 per cento, tale da fare morire di invidia molte donne, ma troppo elevata per una grande nuotatrice. In due mesi, con una dieta pro Zona, la percentuale scese al 13 per cento. Alle Olimpiadi era in forma strepitosa, più forte e più magra dell'anno precedente.

Alle gare di qualificazione di Indianapolis nuotò i 100 m stile libero in 54,48 secondi, migliorando il suo record personale di 1 secondo e superando un primato mondiale che resisteva da 6 anni. Chiunque si intenda un po' di nuoto sa che i primati raramente durano più di 6 mesi. Questo, però, durava da tanto: l'aveva stabilito una tedesca dell'Est, sotto steroidi anabolizzanti...

Alcune settimane più tardi, Jenny infranse il primato americano sulle 100 iarde e, più tardi, in estate, alle Olimpiadi di Barcellona, conquistò l'argento nei 100 metri stile libero e due ori alla staffetta.

«Qualcuno mormorava che doveva esserci sotto qualcosa di illecito», dichiarò nel 1993 l'allenatore Quick, «ritenendo che non fosse possibile nuotare così veloce senza aiutarsi con farmaci. Ma non è assolutamente così. Ciò fu possibile grazie al programma dietetico messo a punto dal dottor Sears.»

Ma gli atleti di Marv Marinovich e i nuotatori di Stanford non furono gli unici a beneficiare della dieta pro Zona. Negli ultimi cinque anni essa ha permesso a centinaia di atleti di raggiungere obiettivi molti ambiziosi. Ha consentito a James Donaldson, una star della NBA, di prolungare la sua carriera professionale. «A trentacinque anni», dice, «correvo più veloce e giocavo meglio dei ventenni.»

La stessa dieta ha aiutato la discesista Lisa Feinberg a vincere i campionati Master USA di sci, lo sprinter olandese Miguel Jannsen a battere il primato nazionale dei 200 metri piani (con un vento contrario che soffiava alla velocità di 13 km/h), Phil Whitten a battere quattro primati mondiali Master di nuoto, Laura Lowe a vincere l'Ironman del 1994 e Dave Scott – meglio noto come il «padrino dei triatleti» – a finire secondo nel Gatorade Ironman Triathlon del 1994, all'età di 40 anni, dopo essere stato per tre anni lontano dalle gare.

Come si spiegano questi risultati? Come può la dieta pro Zona spingere questi atleti a performance di tale livello?

Per rispondere a queste domande entriamo nell'organismo di questi atleti, diamo un'occhiata a come esso risponde allo sforzo fisico e vediamo che cosa succede quando essi si impegnano al massimo.

Ogni prestazione al massimo livello dipende dall'adattamento dell'organismo al costante allenamento. Dal punto di vista molecolare ciò richiede il complesso e armonico funzionamento dei vari sistemi ormonali, che mette l'atleta in condizione di affrontare carichi di lavoro sempre maggiori, innalzando la sua soglia di resistenza. Il segreto della performance sta nel comprendere in quale modo allenamento e dieta influiscano su questi sistemi ormonali.

Le reazioni sfavorevoli scatenate dall'ingestione di alimenti troppo ricchi di carboidrati impediscono l'accesso alla Zona e rendono impossibile all'atleta esprimersi al massimo delle sue potenzialità.

Come mai, allora, molti grandi atleti continuano a ingerire enormi quantità di carboidrati e, ciononostante, a battere dei record? Il loro codice genetico e un assiduo allenamento permettono loro di esprimersi in ogni caso ad altissimi livelli... ma, se fossero nella Zona, potrebbero fare ancora di più!

Chi vive, si allena e gareggia nella Zona possiede un grande vantaggio su chi crede ancora alla favola dei carboidrati. Purtroppo, la dieta tipica degli atleti è in concreto la stessa che sta ingrassando l'America in particolare e il mondo occidentale in generale.

Per peggiorare la situazione, questi sportivi consumano prevalentemente carboidrati ad alto indice glicemico. Quando parlano di «carico di carboidrati» da assumere prima di ogni competizione, intendono «ingurgitare enormi porzioni di pasta».

Ma quali sono le conseguenze ormonali di questa dieta sconsiderata?

Questi atleti forzano il loro organismo a pompare troppa insulina, costringendo quindi le cellule a mettere in circolo eicosanoidi cattivi. Si riduce così il trasporto di ossigeno ai tessuti muscolari e peggiorano la resistenza e le prestazioni fisiche in generale. L'iperinsulinemia si traduce in fame costante, cosicché l'atleta ricorre nuovamente a carboidrati per calmarla, e si innesca un circolo vizioso.

L'eccesso di insulina e di eicosanoidi cattivi impedisce poi all'atleta di utilizzare il grasso di riserva. Egli deve prelevare perciò la maggior parte dell'energia che gli serve da una riserva limitata, costituita dai carboidrati. Infine, ultimo ma non meno importante, una dieta iperglucidica comporta maggiore fatica muscolare e minore prontezza mentale.

Recenti studi scientifici dimostrano che, quantomeno per gli atleti di vertice, i benefici delle diete ricche di carboidrati potrebbero essere grossolanamente sopravvalutati. Un'équipe di ricercatori ha comparato nel 1990, presso l'Università dell'Ohio, gli effetti di due differenti diete sui carichi di allenamento di un gruppo di nuotatori universitari. Una dieta apportava il 40 per cento di calorie da carboidrati, l'altra l'80 per cento. Trascorsi nove giorni, i ricercatori cronometrarono i tempi impiegati dai nuotatori su varie distanze.

I risultati mostrarono che coloro che seguivano una dieta a base di carboidrati non segnarono tempi migliori di quelli ottenuti da quanti si nutrivano in modo più equilibrato. «In periodi di intenso allenamento», conclusero, «una dieta con l'80 per cento di carboidrati non dà alcun vantaggio.»

La stessa équipe ripeté la ricerca nel 1993, questa volta su corridori e ciclisti, e le conclusioni furono identiche: le diete ricche di carboidrati non miglioravano minimamente la performance.

Questi risultati sono duri da trangugiare per i fisiologi dell'alimentazione.

Un altro esperimento, pubblicato nel 1994 da David Pendergast, della State University of New York (SUNY), a Buffalo, ha evidenziato implicazioni molto imbarazzanti per chi promuove le diete iperglucidiche nello sport. Furono comparati gli effetti di una dieta ricca di grassi rispetto a una ricca di carboidrati su sei corridori di alto livello. In entrambi i casi si stabilì che l'apporto proteico rimanesse costante: la dieta ad alto tenore di grassi prevedeva 150 g di proteine al giorno (una quantità considerevole, molto maggiore, addirittura, di quanto previsto nella dieta pro Zona).

Come per gli atleti di Marv Marinovich, tutto fu organizzato nei minimi dettagli: ogni pasto dei corridori fu pianificato, la sua precisa composizione annotata. Ciascun atleta seguì entrambe le diete in periodi successivi di sette giorni, al termine dei quali si sottopose a un test di resistenza, correndo su un *tapis roulant* fino allo stremo delle forze.

I risultati mostrarono che gli atleti che avevano seguito una dieta iperlipidica – quella con meno carboidrati, per capirci – mostrarono le migliori doti di resistenza. Quanto alla dieta iperglucidica, che offriva un rapporto carboidrati/proteine molto elevato, la resistenza scadeva del 20 per cento e il massimo consumo di ossigeno diminuiva del 10 per cento. In conclusione: questa dieta limitava le performance di questi allenatissimi atleti. Questi dati erano un'ulteriore conferma dei risultati ottenuti nel mio precedente lavoro con gli atleti di Marv Marinovich e i nuotatori di Stanford.

Ciò potrebbe spiegare perché nelle classifiche mondiali non compaiano oggi maratoneti o nuotatori di gran fondo americani. I nostri atleti delle gare di resistenza considerano i carboidrati una manna caduta dal cielo, e le loro performance ne soffrono.

E ancora. Roger Williams ha scientificamente dimostrato che, dopo esercizi fisici spossanti, una miscela di proteine e carboidrati è più efficace di una miscela di soli carboidrati per ripristinare le riserve di glicogeno e stimolare la secrezione dell'ormone della crescita, due eventi fisiologici essenziali per favorire il recupero delle energie dopo un intenso allenamento. È esattamente ciò che fanno i nuotatori di Stanford: uno spuntino pro Zona dopo ogni allenamento.

Tutte queste ricerche erano state condotte su periodi brevi, mai superiori ai nove giorni. Ma quali sono i risultati dopo nove settimane o nove mesi di dieta pro Zona?

Lo si può dedurre mettendo a confronto le performance dei nuotatori di Stanford con quelli dell'Università del Texas, che fino al 1991 avevano dominato la scena del nuoto maschile e femminile, e i campionati NCAA forniscono ogni anno, a fine stagione, un'occasione ideale di valutazione, dal momento che raggruppano tutti gli atleti delle opposte formazioni ai blocchi di partenza, nello stesso momento e nella stessa piscina.

A questo proposito, per quanto non si possano spacciare per esperimento scientifico, i risultati dei campionati del 1992 sono molto interessanti. Rispetto alle stagioni precedenti, i punteggi delle squadre di Stanford e del Texas, sia maschili sia femminili, si ribaltarono completamente (*Figura 5.1*). I nuotatori di Stanford sbaragliarono gli avversari, e gli allenatori delle due squadre sono convinti che tale risultato fu merito della dieta (e sono completamente d'accordo).

Tutti gli atleti di vertice sono geneticamente dotati, disciplinati nell'allenarsi e seguiti da grandi allenatori. La differenza tra il primo e il quinto posto è minima. La dieta può perciò giocare un ruolo importante nel determinare chi arriva primo e chi quinto. Ma le diete agiscono nei due sensi. Tutte le ricerche che abbiamo illustrato fino a questo momento suggeriscono che una dieta iperglucidica riduce la capacità di un atleta di fornire prestazioni al massimo livello.

Un atleta che mira a esprimersi al meglio deve imparare a utilizzare la dieta sia per allenarsi, sia per gareggiare. Una dieta pro Zona, con il suo giusto equilibrio di eicosanoidi, apporta immediati benefici all'organismo. Il fabbisogno calorico si riduce fino al 50 per cento, poiché l'atleta ha accesso alle proprie riserve di grasso come fonte principale di energia, senza doverle reintegrare mangiando altro cibo, e soprattutto facendo a meno dei poco energetici carboidrati.

Tuttavia, nonostante il ridotto apporto calorico, in questa dieta la sensazione di fame persistente (per non parlare del desiderio irrefrenabile di dolci) è eliminata, poiché la glicemia rimane più o meno costante per 4-6 ore, il tempo medio che intercorre tra un pasto e il successivo.

I benefici ormonali della dieta pro Zona si traducono in performance. Si risparmia glicogeno muscolare, e perciò il rilascio degli acidi grassi dal tessuto adiposo subisce un'accelerazione, assicurando maggiore resistenza. Ciò avviene sia durante l'allenamento,

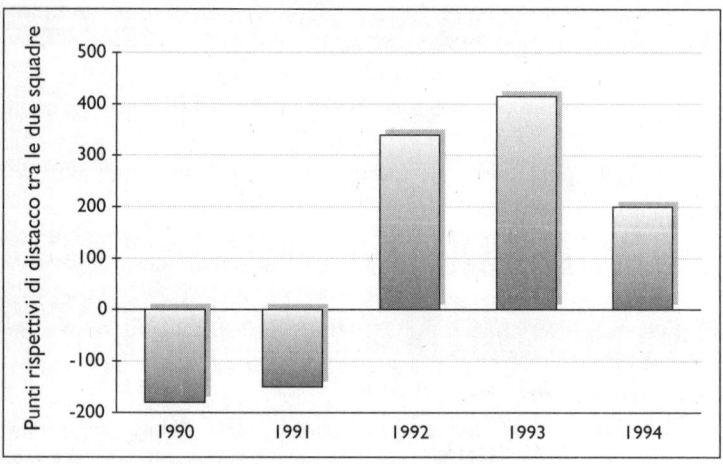

Figura 5.1 - Stanford contro Università del Texas ai campionati NCAA di nuoto dal 1990 al 1994.

sia a riposo, provocando la perdita di massa grassa, obiettivo di tutti gli atleti. Il trasporto di ossigeno è più agevole, la fatica muscolare ridotta al minimo. La glicemia, ora stabile, mantiene la mente più lucida, soddisfando così la condizione necessaria per raggiungere la massima performance.

Se tutto ciò è vero (e non solo il mio lavoro, ma i più recenti studi di altri ricercatori lo confermano), perché i nutrizionisti non ne prendono atto?

Poiché contraddire il «buon senso» dietetico richiede coraggio. Per un atleta e il suo allenatore, affrontare la dieta pro Zona richiede un coraggio ancora maggiore, dati i diffusi pregiudizi secondo cui le diete ricche di carboidrati favorirebbero le prestazioni sportive, anche se i risultati non lo confermano. In fondo molta gente ha fatto grandi cose con i carboidrati. Perché lasciare la via vecchia per la nuova?

Gli unici che finora hanno corso il rischio, facendo un atto di fede, sono atleti e allenatori di «frontiera». Ora che questi pionieri hanno aperto la via, l'unica remora per un atleta può essere la mancanza di informazioni su come entrare nella Zona. Ecco la ragione di esistere di questo libro.

In altri termini, dato che pochi sportivi (e pochi di noi, comuni mortali) seguono questa dieta, la Zona è rimasta elusiva e misteriosa. Talora gli atleti la raggiungono casualmente, ma lo stato di grazia dura poco, e non sanno come ci sono arrivati, come restarci o, se ne sono già usciti, come ritornarvi.

Se il rapporto proteine/carboidrati viene però stabilizzato per cinque o sei giorni di seguito (il tempo richiesto dall'organismo per eseguire il necessario riequilibrio ormonale), la Zona diventa immediatamente accessibile.

Quando tutti i grandi atleti, i loro allenatori e consulenti nutrizionali lo comprenderanno, le prestazioni sportive faranno un salto di qualità, e i primati cadranno come soldatini di stagno. Nel frattempo, gli allenatori di Stanford e gli altri atleti con i quali ho lavorato, incroceranno le dita, sperando che i loro avversari continuino a ingozzarsi di pasta.

6

La Zona e l'attività fisica

I GRANDI atleti si allenano molto, è il loro mestiere. I non atleti lo fanno per diminuire di peso e, sperano, per meglio figurare in costume da bagno. La triste verità è che l'industria del fitness si regge su novanta giorni di illusione, su gente che si iscrive alle palestre per tenersi in forma e perdere un po' di ciccia. Questi maniaci del benessere precotto indossano tute in neoprene, si allenano religiosamente e sudano in abbondanza. Novanta giorni più tardi si rendono conto che la loro linea non è cambiata di una virgola, e mollano. Oppure, se non vanno in palestra, acquistano costose macchine e si allenano in casa. Novanta giorni più tardi l'attrezzo diventa un costoso attaccapanni.

L'ironia della sorte vuole che la nazione più grassa al mondo (l'America, per tornare al nostro esempio), possieda il maggior numero di fitness club e di palestre casalinghe.

L'attività fisica dovrebbe essere il pilastro della salute, sia per i noti vantaggi del «sudare» (controllo del peso, efficienza cardiovascolare, maggiore forza), sia per quel senso di benessere che accompagna ogni sforzo fisico, per quanto modesto esso sia.

Qual è la spiegazione fisiologica di questi benefici? Essi sono la conseguenza delle modulazioni ormonali indotte dalle varie attività fisiche.

Interrogate qualsiasi allenatore sugli effetti del training sulla produzione di ormoni, e vi fisserà come se foste un marziano. Domandate a un dietologo (o ad altri «esperti», al vostro vicino di pianerottolo, per esempio) quali siano gli effetti del cibo sulla produzione di ormoni, e noterete lo stesso sguardo vacuo.

Se avete letto sin qui, dovreste essere convinti che il cibo è un modulatore di ormoni. Considerate anche l'esercizio fisico sotto quest'aspetto, affinché l'allenamento esalti e non contrasti le risposte degli ormoni agli alimenti che ingerite.

Certo, l'esercizio fisico può allargare e rendere più veloce la via che porta alla Zona, ma da solo potrebbe non bastare. Potrebbe indurre a mangiare molte volte al giorno, e in questo modo una dieta scorretta vanificherebbe i benefici dell'allenamento.

Un esempio di «dieta scorretta» è quella iperglucidica standard. Per accettare quest'affermazione, però, bisogna comprendere le relazioni tra cibo, esercizio fisico ed energia. E quali siano gli effetti ormonali che derivano dall'esercizio fisico.

Bruciare calorie o grassi?

Molti ritengono che l'esercizio fisico serva a bruciare calorie. In pratica, però, si rimpiazza la maggior parte delle calorie bruciate in un allenamento aerobico se, dopo, si mangiano due brioche, ottenendo il duplice risultato di vanificare in un colpo solo tutti i benefici ormonali dell'esercizio e di uscire di gran carriera dalla Zona.

I grassi, e non i carboidrati, sono la fonte prima di energia per i muscoli, il substrato energetico più efficace. Producono più del doppio di energia per grammo rispetto ai carboidrati, e se ne può disporre in maggior quantità. Un maratoneta professionista, per esempio, ha nel suo organismo venti volte più riserve di energia in grassi che in carboidrati.

Verificare quest'affermazione che a prima vista può parere strana è semplice. Correre una maratona richiede circa 2000 calorie di energia, la quantità massima di carboidrati che, guarda caso, un maratoneta può immagazzinare nel fegato e nei muscoli. Se utilizzasse solo carboidrati, potrebbe non avere sufficienti energie per terminare la gara.

Lo stesso maratoneta, però, se il suo peso è di 67 kg, avrà il 10 per cento di massa grassa, ossia 6,7 kg di grassi. Di questi, il 20 per cento (1340 g) non sono utilizzabili per scopi energetici, essendo collocati per esempio nel cervello. Rimangono 5360 g disponibili e, poiché ogni grammo di grasso fornisce 9 calorie, queste riserve costituiscono un potenziale di oltre 48.000 calorie di energia, ovvero più di venti volte l'energia disponibile nelle riserve di carboidrati. Messo in condizione di sfruttare tutti i grassi contenuti nel suo organismo, il nostro maratoneta possiede energie sufficienti per più di 20 maratone.

Appare dunque ovvio che il suo carburante sono i grassi.

Pochi di noi fanno la maratona nella vita reale, ma può essere utile dare ugualmente un'occhiata alle necessità energetiche quotidiane. Notiamo subito che gran parte dell'energia che consumiamo serve semplicemente a sostenere la temperatura corporea, e tutti noi, per mantenere la caldaia in temperatura, utilizziamo i soliti grassi e carboidrati.

Il carburante principale per il metabolismo sono però i grassi. Mentre stiamo seduti in poltrona, essi forniscono il 70 per cento delle calorie necessarie a mantenere l'organismo caldo e funzionante. Finché stiamo immobili in poltrona il flusso di grassi, dal deposito (il tessuto adiposo) lungo l'autostrada (il circolo sanguigno) fino alla fabbrica (i muscoli), si alimenta facilmente. Anche solo guardando la televisione bruciamo grassi, ma in quantità molto limitata, e il cuore batte con una certa frequenza.

Prendiamo il caso di un uomo di cinquant'anni. La frequenza cardiaca massima (utilizzando la formula standard: 220 meno l'età) dovrebbe essere di circa 170 battiti. Stare a riposo davanti alla televisione richiede una frequenza di 72 pulsazioni. Dividendo 72 per 170, scopriamo che occorre il 42 per cento della frequenza cardiaca massima (FCMax) solo per guardare placidamente la televisione. Eppure lo zapping tra i canali non sembra un lavoro così pesante…

Supponiamo che il nostro uomo decida di andare fino al frigorifero per fare uno spuntino. L'azione richiede più energia e il cuore accelererà a causa del movimento, ma la quantità di grassi bruciata resta la stessa di quando stava seduto in poltrona.

Aumentiamo l'intensità poco alla volta. A un certo punto il nostro uomo farà qualcosa di un po' più impegnativo che andare fino al frigorifero e tornare al televisore: di qualsiasi azione si tratti, l'impegno muscolare aumenterà, richiedendo più carburante (grassi o carboidrati che siano) per produrre energia. Questa condizione (ovvero la richiesta inviata all'organismo di produrre maggior energia) si chiama esercizio fisico, e impone di prelevare più grassi dalle riserve per inviarli in fabbrica (i muscoli).

È l'equilibrio tra gli eicosanoidi che controlla il rilascio dei grassi dalle riserve. Nella Zona l'organismo produce più eicosanoidi buoni che eicosanoidi cattivi, e i grassi necessari per produrre energia sono smobilitati più rapidamente. Fuori della Zona il flusso dei grassi si riduce a un gocciolio e i muscoli devono accontentarsi di carboidrati, un carburante con meno ottani.

Insomma, quale che sia l'impegno fisico, guardare la TV o correre una maratona, fuori dalla Zona si bruciano le riserve di carboidrati e non quelle di grassi.

Ecco più in dettaglio come funziona il processo: le contrazioni muscolari richiedono un'unica fonte di energia, l'adenosintrifosfato (ATP), che si consuma rapidamente e va rigenerato per consentire il lavoro muscolare.

Produrre più ATP richiede molta materia prima. Così gli operai (gli enzimi) nelle fabbriche (i muscoli) utilizzano i materiali disponibili (grassi o carboidrati). Preferirebbero i grassi, più efficaci e abbondanti nell'organismo, ma, non riuscendo a procurarseli, si accontentano dei carboidrati.

Anche chi voglia semplicemente dimagrire facendo attività fisica deve essere consapevole di ciò che si è fin qui spiegato, in modo da capire bene che cosa succede all'interno dell'organismo nel momento in cui si fa esercizio, sia aerobico sia anaerobico.

È indispensabile per conoscere gli effetti ormonali dell'esercizio fisico.

Gli esercizi aerobici

Non c'è ragione di essere impressionati: *aerobico* significa semplicemente «che vive (ossia funziona) utilizzando ossigeno». Se desiderate bruciare i grassi in eccesso e siete più interessati a dimagrire che ad aumentare massa magra e forza, ciò che fa per voi sono gli esercizi aerobici.

Essi consistono nell'eseguire qualsiasi attività fisica che faccia salire, e poi mantenga, la frequenza cardiaca (FC) solo fino a una certa percentuale di quella massima (che diminuisce progressivamente con l'età). Abbiamo già detto come si calcola, sottraendo la vostra età al coefficiente 220.

In palestra, un magro e baldanzoso istruttore ha probabilmente spiegato che per consumare grassi bisogna limitare l'intensità dell'esercizio aerobico al 70 per cento della vostra FCMax, e mantenercela per venti minuti o più. Si tratta di un consiglio corretto (lo vedremo meglio in seguito), ma eccessivamente semplicistico, poiché sopravvaluta il modo in cui il vostro organismo si sceglie il carburante.

Facendo ginnastica desiderate ovviamente bruciare carboidrati e non grassi. Ma se l'intensità iniziale è troppo alta, il fattore limitante diventa l'eccessiva richiesta di trasferire grassi dal tessuto adiposo ai muscoli. Se lo «smontaggio» dei grassi è insufficiente, i muscoli attingono direttamente al glicogeno, la piccola riserva di carboidrati di cui dispongono.

Esercitandovi all'intensità suggerita dal vostro istruttore, si produce energia (ATP) per i muscoli, ma si utilizzano pochi grassi.

Si può ovviare a questo inconveniente prolungando la durata dell'esercizio ed eseguendolo a una frequenza cardiaca più bassa di quella consigliata dall'istruttore. In fondo, già solo stando in poltrona, il cuore batte al 42 per cento della FCMax.

L'esercizio migliore si chiama «camminare». Prova ne sia che gli europei, che sono meno grassi degli americani, frequentano meno corsi di aerobica, ma camminano di più.

Le ricerche più recenti rivelano che, per vivere più a lungo, l'ideale sarebbe consumare in attività fisiche circa 2000 calorie alla settimana, consumate le quali non si godrebbe di ulteriori benefici. È una quantità di calorie facile da spendere. Camminando si consumano poco più di 300 calorie all'ora. In tre ore alla settimana (meno di un'ora il giorno) si bruciano le calorie necessarie per godere del «beneficio del sudore», limitando i rischi per la salute.

Esercizi fisici di maggiore intensità, come il jogging, fanno bruciare circa il doppio di calorie per minuto. Perciò, se vi è impossibile disporre di sei ore alla settimana per camminare, programmate tre ore di jogging. Tre ore alla settimana, dunque, non trenta minuti tre volte alla settimana, che sono la raccomandazione standard. È importante ricordare, infine, che un'ora e mezzo di jogging alla settimana non serve quanto sei ore di camminata.

Un apparente paradosso: nel mondo occidentale si trascorrono circa ventuno ore alla settimana davanti al televisore. Nella Zona si bruciano, in queste ventuno ore, più grassi che in un'ora e mezzo di jogging. Fuori della Zona, non c'è scampo.

Ma allora, se è possibile bruciare grassi camminando, o addirittura guardando la televisione, perché l'istruttore sostiene che ciò è possibile solo facendo regolarmente esercizio, e a ritmo piuttosto intenso?

Anche lui ha ragione, ma per motivi sbagliati.

Pochi insegnanti di aerobica sanno che più l'intensità dell'esercizio è elevata, più si modificano le risposte ormonali. In particolare, l'intensa attività aerobica inibisce parzialmente l'insulina e stimola il glucagone. Questo naturalmente ci riporta a un discorso già fatto: è esattamente l'effetto di una dieta pro Zona, grazie alla quale diminuendo l'insulina si producono più eicosanoidi buoni e meno eicosanoidi cattivi.

Questo più favorevole equilibrio «smonta» una maggior quantità di grassi dai tessuti adiposi, cosicché la Zona crea le condizioni adatte al massimo utilizzo di grassi (e quindi, facendo aerobica per dimagrire, l'intenso esercizio contribuisce efficacemente a questo fine).

Bruciare grassi basterebbe già di per sé a rendervi più sani, ma facendo regolarmente esercizio (e stando nella Zona) si prendono due piccioni con una fava, poiché gli eicosanoidi buoni dilatano i vostri vasi sanguigni, migliorando il trasporto di ossigeno ai muscoli. Quando l'intensità è tale che l'ossigeno fornito dal meccanismo aerobico non è più sufficiente, diventa impossibile attingere ai grassi. Nella Zona (dove il trasporto di ossigeno è più efficiente) la soglia di intensità sostenibile si innalza, rendendo possibile utilizzare più a lungo il meccanismo aerobico.

Ecco che, elevando l'intensità dell'esercizio fisico, si può raggiungere il vero obiettivo dell'allenamento: ottenere, cioè, lo stesso tipo di modifiche ormonali provocate da una corretta nutrizione.

L'intervallo di intensità che favorisce un miglior equilibrio degli eicosanoidi è compreso tra il 60 e l'80 per cento della FCMax.

È possibile arrivarci con diversi esercizi: il jogging, la corsa, il nuoto, il salto della corda eccetera, tutte attività un po' monotone dato che, per ottenere un favorevole effetto ormonale, vanno eseguite a ritmo costante, senza soste di recupero.

Giocare a squash, tennis o pallacanestro è molto più divertente, ma i benefici ormonali sono inferiori (l'azione non è continua). I picchi istantanei di sforzo richiesti fanno inoltre superare il limite dell'intensità, oltre il quale il trasporto di ossigeno al muscolo non è più sufficiente per mantenere il metabolismo aerobico. Le cellule muscolari innescano allora il metabolismo *anaerobico* (produzione di energia in assenza di ossigeno), che non può utilizzare i grassi.

Le attività fisiche che garantiscono i massimi benefici ormonali del meccanismo aerobico rimangono quindi il jogging, il nuoto, il canottaggio, il salto della corda, le escursioni in montagna eccetera. Se vi annoiano, ascoltate musica con un walkman (ne vendono addirittura di impermeabili, con i quali si può anche nuotare), oppure, durante l'esercizio fisico, abituatevi a meditare, pianificare investimenti, analizzare strategie aziendali o preparare mentalmente la lista degli amici da invitare alla prossima cena pro Zona.

Gli esercizi anaerobici

Le attività anaerobiche (sollevamento pesi, corsa veloce, allenamento di resistenza o *interval-training* nella corsa e nel nuoto eccetera) parrebbero, a prima vista, un cattivo investimento ormonale. Il trasferimento di ossigeno è molto limitato, i muscoli non possono ricavare energia dai grassi e sono costretti ad attingere alle riserve di carboidrati. Addio al consumo di grassi, si potrebbe quindi pensare. E non solo. L'efficienza energetica crolla al 5 per cento di quella tipica del meccanismo aerobico.

Si direbbe quindi che le attività anaerobiche da un lato utilizzino poche riserve di grassi e dall'altro esauriscano rapidamente le limitate scorte di carboidrati.

Perché mai allora allenarsi in questo modo? Il jogging sarà noioso, ma è in ogni caso più divertente di lunghe serie di scatti brevi o del sollevamento pesi. Molti ritengono che il lavoro anaerobico serva solo a sviluppare i muscoli, in contrapposizione a quello aerobico che, nella mitologia corrente, è ritenuto l'unico utile per bruciare grasso.

Una volta di più il comune buon senso sbaglia. È vero che l'esercizio anaerobico non consuma direttamente i grassi, però ne influenza indirettamente la combustione. Infatti, se l'intensità è abbastanza elevata, il lavoro anaerobico stimola l'organismo a secernere il potentissimo ormone della crescita (GH), che presiede a tutta una serie di funzioni, non ultima la riparazione delle micro-lesioni muscolari provocate dal lavoro anaerobico. Ciò richiede moltissima energia, che proviene dalle riserve di grassi.

Il GH è il più potente bruciagrassi dell'organismo e l'esercizio anaerobico stimola il suo rilascio da parte della ghiandola pituitaria, con due conseguenze favorevoli:

- la combustione dei grassi;
- la sintesi di nuovo tessuto muscolare.

E, tanto per chiudere il cerchio: sono gli eicosanoidi buoni che modulano la secrezione del GH da parte della ghiandola pituitaria.

Molte ricerche, tra cui quella famosa di Daniel Rudman del Medical College of Wisconsin a Milwaukee, hanno dimostrato che le iniezioni di GH sono una sorta di elisir d'eterna giovinezza, anche oltre i 65 anni. In uno studio pubblicato sul *New England Journal of Medicine* nel 1991, uomini anziani cui fu somministrato GH per sei mesi persero massa grassa incrementando quella magra. Rudman stabilì che questi uomini, come composizione corporea, parevano ringiovaniti di 15 anni.

Nel 1988 fu condotta un'altra ricerca, questa volta su sollevatori di pesi, presso l'Università del New Mexico. Durante sei settimane di allenamento, a una metà dei sollevatori furono somministrate iniezioni di GH (aumentando del 50 per cento il livello normalmente presente nel loro sangue), all'altra metà fu inoculata una semplice soluzione salina. A fine periodo, gli atleti sotto GH avevano perso il quadruplo della massa grassa e guadagnato il quadruplo di quella magra rispetto al gruppo cui era stato somministrato il placebo. Tutto quadra: si tratta delle stesse variazioni riscontrate negli atleti di Marv Marinovich, salvo che, sotto dieta pro Zona, queste variazioni erano state addirittura del doppio.

I risultati di queste ricerche mettono in luce tutta la potenza del GH. Iniettarsi l'ormone della crescita per ridurre il grasso e aumentare la massa muscolare è però difficile e pericoloso. Innanzi tutto l'uso del GH è illegale, salvo per il trattamento dei bimbi affetti da nanismo ipofisario. Inoltre la sua somministrazione provoca rischiosi effetti collaterali, tra cui l'inibizione della secrezione endogena e l'aumento del rischio di diabete.

Per fortuna, per bruciare grassi e aumentare massa muscolare non è necessario ricorrere a iniezioni di GH: è sufficiente il lavoro anaerobico. Occorre però tenere presente che l'allenamento deve superare il 90 per cento della FCMax, e ciò significa un lavoro veramente duro. Per questo gli sprinter e i nuotatori di alto livello sono magrissimi ma hanno muscoli poderosi.

C'è un altro momento, che non riguarda il training, in cui si produce GH: durante il sonno, nella fase REM (Rapid Eye Movement), quando l'organismo si rigenera per affrontare il giorno successivo. Quanto migliore sarà la qualità del vostro sonno, tanto più GH produrrete.

Per ottimizzare il rilascio di GH durante il sonno può essere utile fare uno spuntino pro Zona prima di andare a letto, predisponendo così il sistema ormonale alla massima secrezione di ormone della crescita. Se al contrario prima di dormire vengono consumati solo carboidrati, il rilascio di GH si ridurrà drasticamente, poiché sale il livello di insulina, che ne deprime la secrezione.

Ecco perché fuori Zona si innesca il «paradosso del sonno»: si dorme di più e ci si sente intontiti al risveglio. Tale paradosso nella Zona si rovescia: dormendo meno, ci si sveglia più arzilli.

Quindi, anche per sfruttare durante il sonno i benefici ormonali del lavoro anaerobico, mantenetevi nella Zona.

L'esercizio fisico nella Zona

Tutte le risposte ormonali all'esercizio fisico (sia aerobico, sia anaerobico) nella Zona si amplificano e, generalmente, fuori vengono inibite.

Al termine dell'allenamento vi servite un pasto o uno spuntino (magari una barretta «energetica», farcita di zuccheri)? Questi carboidrati vi porteranno fuori dalla Zona. Salirà l'insulina, riducendo la benefica secrezione di GH che deriva dall'allenamento.

Non essere nella Zona significa secernere troppa insulina e pochi eicosanoidi buoni, e che l'allenamento anaerobico, per quanto faticoso e intenso sia stato, ha meno opportunità di costruire muscoli e bruciare grassi.

Il quadro è altrettanto cupo nel lavoro aerobico: alti livelli di insulina, provocati da troppi carboidrati, spingono fuori dalla Zona, riducendo gli eicosanoidi buoni e aumentando quelli cattivi. Man mano che l'equilibrio tra gli eicosanoidi peggiora, diventa difficile accedere ai grassi in modo efficiente durante l'allenamento, mentre il trasporto di ossigeno è drasticamente ridotto, con il risultato che si bruciano più riserve di carboidrati e meno grassi, e di conseguenza l'esercizio aerobico non aiuta a dimagrire.

In conclusione, che siate maratoneti, sollevatori di pesi, fanatici del jogging o della ginnastica aerobica, se puntate al massimo beneficio ormonale, dovete mantenervi nella Zona, prima, durante e dopo l'allenamento.

È sufficiente concedersi uno spuntino pro Zona trenta minuti prima di iniziare e un altro appena terminato. Le modifiche ormonali apportate da uno spuntino pro Zona (vedi le ricette nell'Appendice D) rendono possibile accedere in modo più efficiente alle riserve di grassi durante l'allenamento e nella fase di rigenerazione. In altre parole i grassi bruciano più rapidamente.

Modesti o ambiziosi che siano gli obiettivi del vostro allenamento, una dieta iperglucidica può costituire un ostacolo nel raggiungerli. Infatti, seguendo un serio programma di lavoro aerobico, in ogni caso persiste la sensazione di fame, è difficile perdere peso (quando non si ingrassa...), diminuiscono lucidità mentale e resistenza fisica, l'ossigeno fatica ad arriva alle cellule muscolari: sono tutte conseguenze dello stare fuori Zona.

Se desiderate il massimo beneficio ormonale dal vostro allenamento, ancora una volta la soluzione è stare nella Zona.

Facendo di ogni pasto un pasto pro Zona, si ottengono benefici ormonali 24 ore su 24, e non solo durante l'allenamento. Che si corra, nuoti, sollevino pesi o si faccia qualsiasi altro tipo di attività fisica, questo allenamento, combinato con la dieta pro Zona, vi renderà nuovi, più forti e migliori.

7

I confini della Zona

La tecnologia dietetica pro Zona permette di mantenere un favorevole equilibrio fra gli eicosanoidi e di raggiungere la Zona. Ha le sue regole e limiti definiti, e si basa su principi scientifici.

In questo capitolo ne illustrerò le regole basilari. Molte deviazioni possono allungare il percorso che porta alla Zona, ma è possibile abbreviare il cammino seguendo l'indicazione principale, che consiste nel mantenere il corretto rapporto tra proteine e carboidrati ogni volta che si mangia. Questa semplice regola è il fondamento per costruire una dieta.

Il corretto rapporto tra proteine e carboidrati è dello 0,75 circa, ossia equivale a 3 g di proteine ogni 4 g di carboidrati.

Questo èil rapporto ideale, ma l'intervallo di rapporti accettabili, in funzione delle caratteristiche individuali, è compreso grosso modo tra 0,6 e 1,0 (con l'avvertenza che non deve mai scendere al di sotto di 0,6 né salire al di sopra di 1,0): questo intervallo non è stato ricavato dalle cavie, ma dall'unica specie che conti: l'*homo sapiens* (*Figura 7.1*).

L'ampiezza dell'intervallo dipende dai geni che determinano la risposta individuale insulinica ai carboidrati. Sfortunatamente, solo nel 25 per cento della popolazione tale risposta è pigra; il restante 75 per cento produce troppa insulina.

Se la vostra risposta insulinica ai carboidrati è geneticamente bassa, siete fortunati. Potete mangiarne di più, e il rapporto risultan-

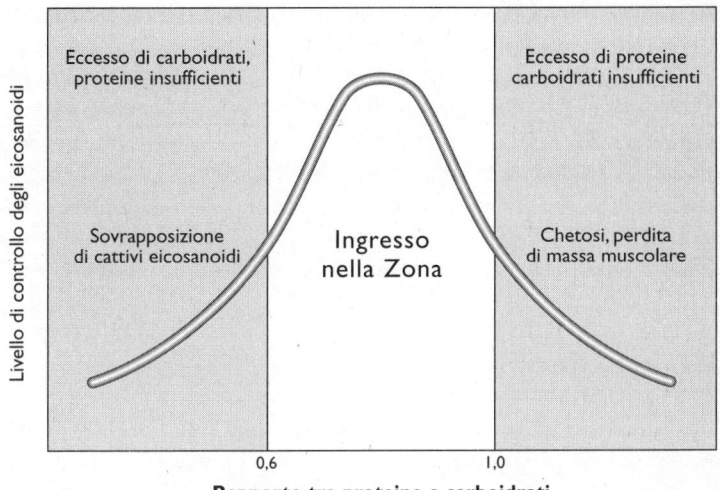

Figura 7.1 - Entrare nella Zona richiede uno stretto controllo del rapporto proteine/carboidrati.

te con le proteine vi permetterà in ogni caso di entrare nella Zona. In altre parole, in questi casi c'è una maggior tolleranza nel rapporto proteine/carboidrati, e quindi un buon margine prima che l'organismo inizi a produrre quantità eccessive di eicosanoidi cattivi.

Se la vostra risposta insulinica è invece molto reattiva, lo scostamento nel rapporto proteine/carboidrati che vi può mantenere nella Zona sarà molto più limitata. In questi casi bisogna prestare maggiore attenzione al consumo di carboidrati, poiché la tolleranza è geneticamente bassa.

In un caso o nell'altro, queste sono le carte che vi sono state distribuite al tavolo del DNA, anche se il mazzo può sembrarvi truccato... Man mano che si invecchia, indipendentemente dal DNA, la tolleranza si riduce. Ecco perché, con l'età, è così facile aumentare di peso.

Quale che sia il DNA, il rapporto ideale sarà sempre comunque di 0,75 (è bene ripeterlo: 3 g di proteine ogni 4 g di carboidrati). A ogni pasto bisogna mangiare un po' più carboidrati e un po' meno proteine, evitando da un lato la chetosi e garantendo dall'altro al vostro fegato una scorta di carboidrati sufficiente a far funzionare il cervello al meglio.

In effetti, rispettando il rapporto matematicamente corretto tra proteine e carboidrati, si controllano gli eicosanoidi con una precisione farmacologica. Un miglior controllo di quest'equilibrio si traduce in qualità della vita.

Considerare il cibo una medicina e assumere una quantità corretta di protidi e glucidi ogni volta che si mangia, consente di mantenere l'equilibrio tra gli eicosanoidi per le successive 4-6 ore.

Il fattore proteico

Il rapporto ideale proteine/carboidrati non riguarda solo questi ultimi, ma anche le proteine. Le calorie non contano, le proteine sì.

Non intendo in questa sede suggerire di consumarne più di quante ne servano, ma neppure consigliare di consumarne meno: infatti, siano esse troppe o troppo poche, possono creare seri problemi di salute.

Nel Capitolo 2 abbiamo visto quali siano le conseguenze di un'alimentazione troppo ricca di proteine: può dare luogo a chetosi (che si traduce in definitiva in un accumulo di grasso).

Se, al contrario, la nostra alimentazione è carente di proteine, si può verificare una condizione di «malnutrizione proteica», i cui sintomi comprendono:

- indebolimento del sistema immunitario;
- perdita di massa muscolare;
- caduta dei capelli.

L'effetto più insidioso, però, sia del troppo sia del troppo poco, è l'eccessiva produzione di eicosanoidi cattivi.

La maggioranza degli «esperti» sostiene che una vera malnutrizione proteica è molto rara nel mondo occidentale, ma essa è più frequente di quanto comunemente non si creda. Esistono due gruppi di persone che tendono a essere carenti di proteine.

Il primo gruppo comprende chiunque segua una dieta. I cibi ricchi di proteine contengono grassi, e la maggior parte delle diete dimagranti tendono dunque a evitarli, ritenendo che ciò aiuti a diminuire la massa grassa. In realtà, rimuovere grandi quantità di proteine dalla dieta favorisce semplicemente la malnutrizione proteica.

Il secondo gruppo che tende a essere malnutrito sono paradossalmente gli atleti di vertice, specialmente le donne. Il loro fabbisogno di proteine è spesso molto alto a causa della loro notevole massa magra e degli alti livelli di attività fisica che devono sostenere. Questi atleti lavorano duro e consumano tendenzialmente più calorie di quanto serva loro, ma raramente consumano un'adeguata quantità di proteine. Mangiare alimenti troppo ricchi o troppo poveri di proteine non fa bene alla salute: è necessario fornire all'organismo un corretto apporto proteico.

Molti nutrizionisti danno per scontato che le necessità proteiche di tutti gli uomini e di tutte le donne siano uniformi. Dicono, per esempio, che ogni maschio ha bisogno di 56 g di proteine al giorno e che a ogni donna ne servono 45 g. L'individualità biochimica, genetica e ambientale di ogni persona rende senza senso affermazioni così semplicistiche. Per un maschio sedentario e con il 23 per cento di massa, che pesi 68 kg, un apporto di 56 g di proteine al giorno può ritenersi adeguato.

Se però quest'uomo è grande e grosso, o ha meno massa grassa, o pratica un'intensa attività fisica, questi 56 g non saranno neppure lontanamente sufficienti a evitargli la malnutrizione proteica.

I fabbisogni proteici individuali sono diversi per ogni persona sulla faccia della terra, non esistono numeri magici tuttofare. Nel corso della trattazione spiegherò come si fa a calcolare accuratamente le necessità personali di ciascuno. Per ora invece è meglio concentrarsi su altri aspetti delle proteine: quale sia la loro provenienza e quante entrino (e quanto rapidamente) nel circolo sanguigno, generando così le corrette risposte ormonali.

Non tutte le fonti proteiche si equivalgono, né tutte le proteine si assimilano alla stessa velocità. Il vero problema non è «quante», ma «quali» e «quanto rapidamente» entrino in circolo.

La quantità di amminoacidi che effettivamente raggiunge la corrente sanguigna dipende innanzi tutto dalla digeribilità delle proteine da cui proviene. Se gli enzimi dell'apparato digerente non riescono a metabolizzarle tutte, quelle non digerite si limitano a transitare senza essere assimilate dall'organismo.

Qui entra in gioco la fibra: quanta più fibra contiene il cibo da cui provengono le proteine, tanto meno è possibile assorbirne gli amminoacidi. È come se fosse stata ingerita solo una parte di questo cibo.

Le proteine vegetali sono incapsulate in un reticolo di fibra e, a parità di quantità, non vengono assorbite quanto quelle di provenienza animale, che sono molto più digeribili.

È possibile aumentare di molto digeribilità e velocità di assorbimento delle proteine vegetali assumendole in preparati in polvere. Nel processo di produzione si elimina la fibra (un fattore molto importante per i vegetariani). È facile studiare una dieta in cui si evitino carne e latticini, ma che fornisca proteine sufficienti a soddisfare il fabbisogno di amminoacidi, includendo tutti quelli essenziali: basta rinforzare i pasti con prodotti ricchi di proteine di origine vegetale, come il tofu e le polveri di proteine estratte dalla soia.

Vegetariani o carnivori, le porte della Zona vi saranno spalancate, purché soddisfiate il vostro fabbisogno quotidiano di proteine e le manteniate in corretto rapporto con i carboidrati.

Dieta alla moda o dieta pro Zona?

Esistono altre regole in una dieta pro Zona, ma rispettare il corretto rapporto protidi/glucidi resta il cardine fondamentale. Teniamo dunque conto di questo importante elemento per analizzare le diete che oggi vanno per la maggiore.

Cominciamo con la solita dieta «salutista» tanto alla moda, che viene raccomandata in pratica a chiunque, a base di pochi grassi, poche proteine e tanti carboidrati. È la dieta che probabilmente state seguendo, che siate un atleta, un cardiopatico o semplicemente sovrappeso.

È rappresentata nella *Figura 7.2*. È bene ricordare subito che i carboidrati consigliati sono soprattutto quelli «sfavorevoli» (ovvero ad alto indice glicemico): pane, pasta, riso e patate. Il resto della dieta consiste nel 15 per cento di proteine e in altrettanti grassi.

Potreste obiettare: «Pare ragionevole. La trovo sui principali periodici femminili, oltre che sulle pubblicazioni mediche e sulle riviste sportive. Tutti questi esperti non possono avere torto...»

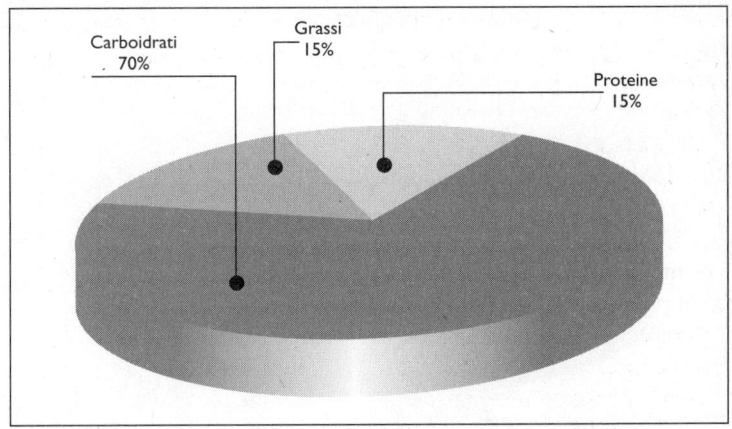

Figura 7.2 - Composizione calorica di una dieta «salutista».

Guardiamo bene la figura, rappresentata con un diagramma a torta: salta immediatamente agli occhi lo squilibrio a favore dei carboidrati. Eppure, gli «esperti» e le riviste continuano a ripetere che così dovremmo mangiare tutti.

Confrontiamola con la dieta pro Zona, rappresentata nella *Figura 7.3* con un altro diagramma a torta: anche solo visivamente, c'è una bella differenza!

La dieta pro Zona prevede una percentuale di carboidrati più bassa, e soprattutto a basso indice glicemico: frutta e verdure ricche di fibra.

Eppure, rispetto alle solite diete, parrebbe prevedere troppe proteine e tantissimi grassi. Nel corso degli anni vi hanno convinti che, seguendo una dieta del genere, entro un mese morirete di attacco cardiaco o sembrerete un porcellino.

Tuttavia, guardandola bene nella *Figura 7.3*, non vi sembra un po' più equilibrata?

Per capire la Zona, non ha senso parlare delle quantità di calorie apportate da ogni macronutriente, come si fa invece di solito presentando una nuova dieta.

Mi spiego meglio. Osserviamone qualcuna sotto il profilo della quota calorica di ogni macronutriente (*Tabella 7.1*): scopriremo con sorpresa un elemento comune a tutte.

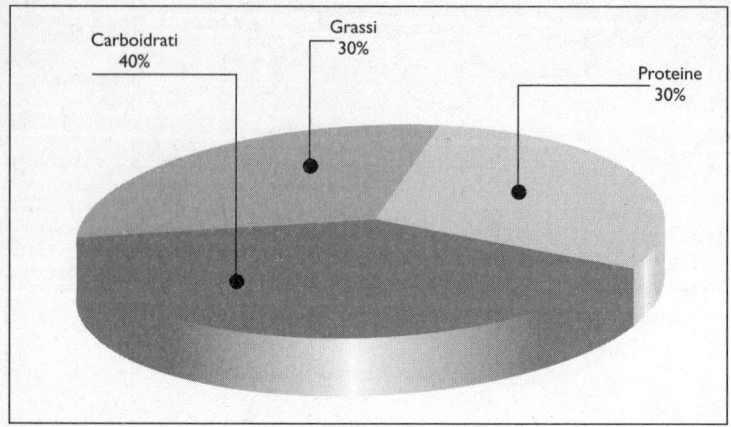

Figura 7.3 - Composizione calorica di una dieta pro Zona.

Indipendentemente da quanto diversa possa sembrare ogni dieta, le calorie provenienti dalle proteine e dai grassi si equivalgono sempre.

La dieta vegetariana fornisce il 10 per cento di calorie dalle proteine e il 10 per cento dai grassi. La tanto raccomandata dieta salutista, a sua volta, ne fornisce il 15 per cento da proteine e il 15 per cento da grassi. Quella promossa dall'American Diabetes Association (ADA) il 20 per cento da proteine e il 20 per cento da grassi. Infine, la dieta pro Zona prevede il 30 per cento di calorie da proteine e il 30 per cento da grassi.

In ognuna di queste diete, che sembrano così differenti, esiste in realtà un denominatore comune: questo dimostra che nessuno ha completamente torto. Molti sbagliano solo in parte, ed è quindi necessario evidenziare i punti in comune, non concentrarsi solo su quelli controversi. Anche se le percentuali di apporto calorico dei vari macronutrienti divergono totalmente, è facile osservare come il rapporto tra grassi e proteine sia identico. Questo è il fattore cruciale che renderà possibile modificare la vostra attuale dieta e farla diventare pro Zona.

Cambiamo angolo di visuale. Le proteine contengono 4 calorie per grammo, i grassi 9, cioè più del doppio. Questo significa che per rispettare la proporzione 1:1 tra proteine e grassi, bisognereb-

Dieta	Distribuzione calorie	Rapporto proteine/grassi (calorie)	Rapporto proteine/grassi (grammi)
Vegetariana	80% carboidrati, 10% proteine, 10% grassi	1 : 1	1 : 0,4
«Salutista» raccomandata	70% carboidrati, 15% proteine, 15% grassi	1 : 1	1 : 0,4
Associazione Americana Diabete	60% carboidrati, 20% proteine, 20% grassi	1 : 1	1 : 0,4
Dieta pro Zona	40% carboidrati, 30% proteine, 30% grassi	1 : 1	1 : 0,4

Tabella 7.1 - Diete comparate.

be assumere poco più di 0,4 grammi di grassi per ogni grammo di proteine, indipendentemente dalla dieta che si sta seguendo.

Quale fattore pilota il tutto? Non certo le percentuali di calorie di ogni dieta. Lo ripeto: per comprendere a fondo gli effetti ormonali del cibo, e perciò della Zona, non bisogna preoccuparsi delle calorie. Importanti sono le quantità assolute di macronutrienti, ricavate innanzi tutto dal dato veramente importante, il fabbisogno proteico individuale di ognuno.

Prenderò ad esempio me stesso per verificare l'influenza del mio fabbisogno proteico su ognuna delle diete.

Sono alto 1,96 m, faccio moderato esercizio fisico e non sono troppo in sovrappeso (93 kg). Ho bisogno, da un calcolo preciso, di 100 grammi di proteine al giorno: se ne assumessi di meno, cadrei in malnutrizione proteica; se ne assumessi di più, sarebbero troppe.

Inseriamo questo mio fabbisogno in ognuna delle diete (*Figura 7.4*) e ricalcoliamo gli altri macronutrienti in proporzione.

Qualunque dieta io decida di seguire (pro Zona, ADA, «salutista», o vegetariana), dovrei in ogni caso consumare 100 g di proteine durante la giornata. E, poiché i grassi in tutte queste diete sono in rapporto fisso con le proteine, dovrei assumere anche 44 g di grassi.

Così facendo, in tutti questi regimi, in apparenza così differenti, la quantità assoluta di proteine e di grassi, espressa in grammi, è identica.

Ma allora, in che cosa differiscono tutte queste diete? Riprendiamo la *Figura 7.4*: prendendo come base la dieta pro Zona, in tutte le altre dovrei solo consumare maggiori quantità di carboidrati, producendo più insulina e quindi troppi eicosanoidi cattivi, con il bel risultato che uscirei con ignominia dalla Zona. Ciò significa che ingrasserei, mi ammalerei più facilmente e la qualità della mia vita peggiorerebbe.

Il concetto si chiarisce se tracciamo un grafico del rapporto protidi/glucidi (*Figura 7.5*). In tutte le altre diete il rapporto proteine/carboidrati è molto basso, tanto basso da non consentire l'accesso alla Zona.

In modo provocatorio (e perché l'esempio rafforza il concetto) ho inserito nel grafico due barrette al cioccolato diffuse in com-

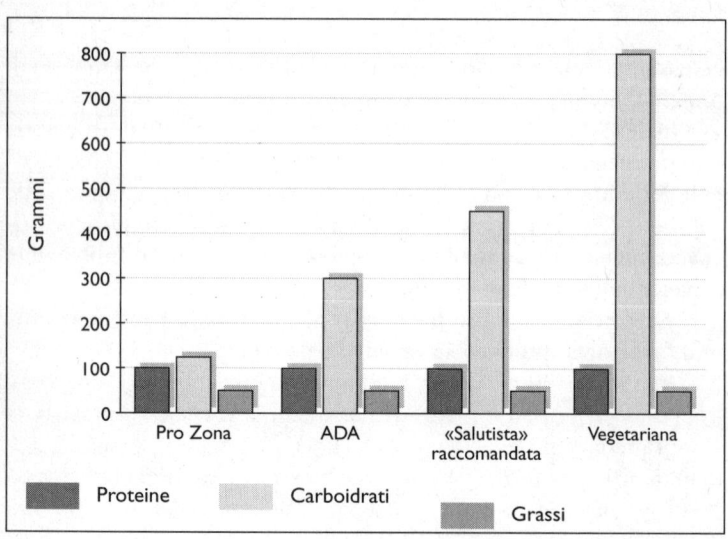

Figura 7.4 - Comparazione della quantità totale (in g) consumata nelle varie diete.

mercio. E, sorpresa: hanno lo stesso rapporto proteine/carboidrati di alcune delle diete esaminate. Ciò significa che lo stomaco non sarebbe in condizione di distinguere tra una di queste diete e una barretta al cioccolato... In altre parole, tanto varrebbe che chi vuole seguire una dieta iperglucidica si nutrisse tranquillamente di Mars, Bounty, Snickers e Ciocorì! Ha senso, tutto ciò?

Con questi dati sotto mano e grazie all'evidenza delle figure, dovrebbe ora essere chiara l'importanza del rapporto protidi/glucidi (basato sul vostro personale fabbisogno proteico) come pilastro portante della dieta pro Zona.

Come si è già detto e ripetuto, nella Zona le calorie contano poco, conta la loro provenienza. Riuscendo a soddisfare gran parte del fabbisogno energetico attingendo all'adipe, non è più necessario ingurgitare troppe calorie dall'esterno. In realtà, avendo attivato l'utilizzo dei grassi di riserva, nella Zona l'apporto calorico esterno può diminuire fino al 50 per cento, e ciò riducendo solo l'eccesso di carboidrati, non le calorie totali bruciate, senza rinunciare, quindi, a una corretta nutrizione.

Al contrario, bloccando l'utilizzo dei grassi starete fuori Zona, e avrete bisogno di più calorie, ossia di più cibo, anche per le sole

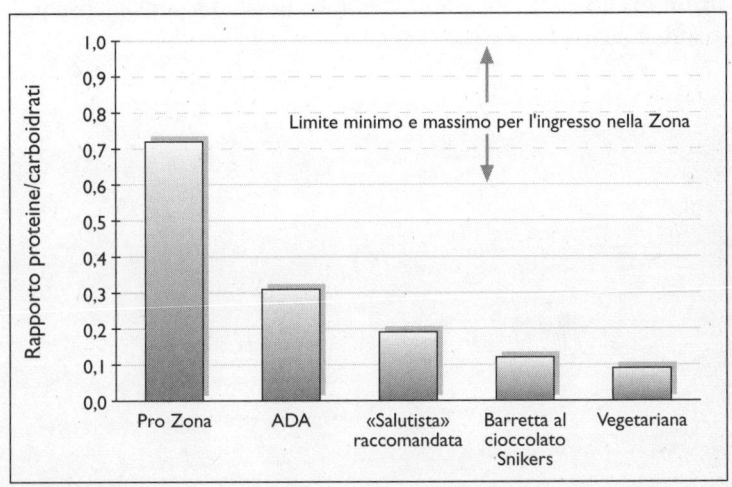

Figura 7.5 - Comparazione del rapporto proteine/carboidrati nelle varie diete.

71

necessità energetiche di base. Fuori della Zona, più cibo significa più adipe e maggior rischio di ammalarsi.

Tiriamo le somme. È importante ricordare innanzi tutto che una dieta pro Zona non si basa sulle solite raccomandazioni, ma sull'assunto che il cibo dev'essere trattato come una medicina. La dieta pro Zona si fonda, quindi, sul principio della somministrazione dei farmaci, il cui punto focale è il controllo della velocità di assorbimento degli stessi da parte dell'organismo. L'obiettivo della dieta pro Zona è perciò il controllo della velocità di assimilazione di proteine e carboidrati e, di conseguenza, la modulazione delle risposte ormonali. È possibile ottenere tale risultato mantenendo il rapporto proteine/carboidrati sempre tra 0,6 e 1,0 (o, meglio ancora a 0,75, ovvero al livello ideale).

Nel prossimo capitolo vedremo quanto sia facile preparare pasti e spuntini rispettando questo rapporto. Se vi nutrirete sempre correttamente, la ricompensa sarà un invidiabile equilibrio degli eicosanoidi e la supersalute.

In poche parole, una dieta può definirsi pro Zona quando la quantità di proteine è adeguata, quella di grassi è bassa e quella di carboidrati moderata. Non è certo una dieta troppo radicale: anzi, in fin dei conti, è molto simile alla dieta che raccomandavano le nostre nonne, che non sapevano nulla di Zona né di eicosanoidi.

8

La mappa dietetica
per arrivare alla Zona

Giova ripeterlo: per godere stabilmente dei vantaggi della Zona bisogna considerare il cibo in modo radicalmente diverso da quanto si è fatto finora e da quanto comunemente si dica. Il cibo è molto più di qualcosa che si mangia per piacere o per calmare l'appetito. È un potente farmaco che bisogna assumere almeno tre volte al giorno per tutta la vita. Scomposto nei suoi elementi basilari (glucosio, amminoacidi e acidi grassi) e immesso nel circolo sanguigno, esso produce sull'organismo un effetto più potente di qualsiasi medicina, mantenendolo in buona salute.

Ogni volta che mangiamo, è come se assumessimo un farmaco, che produce sull'organismo un effetto, buono, cattivo o indifferente, per le successive 4-6 ore. Nessun medico prescriverebbe mai di assumere tutte le pillole, tutte insieme, il primo giorno: potrebbe essere fatale! Cercherà invece di mantenere livelli moderati, ma relativamente costanti, della medicina nel vostro organismo, durante tutto il periodo della terapia.

Ogni farmaco è caratterizzato da una zona terapeutica. Una dose eccessiva può essere tossica, una troppo blanda inefficace. Per ottenere l'effetto voluto, ne va mantenuto il corretto livello in circolo. Non basta quindi il farmaco, da solo, a rimettere in buona salute. Occorrono da parte del paziente continuità e moderazione nell'assunzione della dose; occorre, in altre parole, il rispetto della zona terapeutica.

Per il cibo vale lo stesso discorso. Il segreto consiste nel mantenere il più a lungo possibile un continuo, salutare equilibrio tra gli eicosanoidi, nonché nel rispettare il corretto rapporto tra i macronutrienti in ogni pasto e spuntino. Ciò stimola una favorevole e specifica secrezione ormonale, soprattutto di glucagone, insulina ed eicosanoidi.

Per questo, è bene ripeterlo, non c'è alcun bisogno di partire dal fabbisogno calorico. Si tratta di un concetto senza senso: meglio, piuttosto, accertarsi di quante proteine servano all'organismo per funzionare in piena efficienza, e mantenere il rapporto tra queste e i carboidrati il più vicino possibile alla soglia ideale dello 0,75, in ogni pasto, in ogni spuntino, ogni giorno. Il corretto apporto calorico sarà una conseguenza automatica.

Per fare un esempio, rispettare il corretto rapporto proteine/carboidrati equivale a mantenere la miscela ideale aria/benzina nel carburatore di un'auto. Le vostre abitudini alimentari subiranno modifiche relativamente modeste, con enormi benefici per la salute e il benessere.

Con una posta in gioco così alta, è importante che queste correzioni siano apportate con accuratezza e precisione. Importante, ma non difficile. Per raggiungere la Zona basta seguire poche, semplici regole.

Le proteine

Il primo passo consiste nel calcolare il fabbisogno proteico giornaliero individuale. La parola «proteine» non significa necessariamente «carne». Dal punto di vista metabolico, non importa se si tratta invece di sostanze proteiche in polvere, di una fetta di tacchino o di un pezzo di tofu. Quale che ne sia la provenienza, la quantità di proteine necessarie al fabbisogno di ognuno dipende da tre fattori:

- il peso;
- la percentuale di massa grassa;
- il livello di attività fisica svolta.

La maggior parte delle persone co
solito, non la propria percentuale di r
minare facilmente, seguendo le istru;
B, utilizzando semplicemente una bi
matita.

Misurando punti particolari del c
ne), si calcolano le percentuali di m
un'operazione che si può eseguire
re, quando si cerca di calare di peso, ...
camente i progressi.

Determinata la percentuale di massa grassa, con le formule ri-
portate nell'Appendice E si ricavano facilmente i dati riguardanti
la massa grassa e quella magra (mentre nell'Appendice F si pongono a confronto differenti categorie di soggetti).

Il secondo operando della formula è l'indice di attività fisica.
Quanto siete attivi? Passate la giornata guardando *Beautiful* e
Baywatch? Oppure trascorrete quattro ore al giorno in piscina, come
i nuotatori della Stanford University? Più quest'indice è elevato, più
si demoliscono proteine e cresce il fabbisogno per reintegrare e rico-
struire il tessuto muscolare danneggiato dall'attività fisica.

A una persona sedentaria basterà 1,1 g di proteine per ogni chilogrammo di massa magra. A chi solleva quotidianamente i pesi o
si allena intensamente due volte al giorno, ne serve il doppio (2,2 g
per ogni chilogrammo di massa magra).

Tra questi due estremi esistono infinite possibilità. Le persone
obese (oltre il 30 per cento e il 40 per cento di massa grassa, rispettivamente, per uomini e donne) è come se in realtà, senza volerlo,
praticassero un leggero allenamento di sollevamento pesi per ventiquattr'ore al giorno. In casi come questo il fattore di attività è di
1,3. A causa di questo continuo quasi-allenamento gli obesi hanno
normalmente più massa magra del normale. Hanno infatti bisogno
di più muscoli per portare a spasso il peso extra. Sfortunatamente
hanno anche maggiori quantità di tessuti adiposi.

Ora siete pronti a calcolare il vostro fabbisogno proteico, in base
alla *Tabella 8.1*, servendovi del modello illustrato nella *Tabella 8.2*.

Per mostrare quanto questi calcoli siano semplici, prendiamo a
modello un uomo ideale del peso di 68,5 kg, quello così spesso utilizzato dai nutrizionisti come standard per un apporto proteico ade-

oteico (sa magra)	Attività
	Sedentario puro (televisione e pantofole)
,3	Lavoro tranquillo, senza allenamento né attività sportiva regolare
1,5	Lavoro più attività di fitness (qualche camminata); soggetti obesi: oltre il 30% (uomini) e il 40% (donne) di massa grassa
1,7	Lavori stressanti; manager e donne in carriera; soggetti che si allenano almeno tre volte la settimana o praticano sistematicamente uno sport
1,9	Lavoro e allenamento quotidiano aerobico o di pesi (bilancieri o macchine)
2,1	Pesante allenamento quotidiano (bilancieri o macchine)
2,3	Intenso allenamento a scopo agonistico, integrato da pesante allenamento di pesi quotidiano, oppure doppio allenamento sportivo quotidiano intenso

Tabella 8.1 - Indici di attività fisica.

Valori	Variabili
_____	la vostra massa magra (vedi Appendice B)
× _____	il vostro indice di attività fisica
= _____	il vostro fabbisogno proteico

Tabella 8.2 - Calcolo del fabbisogno proteico giornaliero.

guato. Poniamo che abbia una percentuale di massa grassa del 23 per cento, faccia un lavoro tranquillo e non faccia sistematicamente del moto.

Utilizzando queste formule, egli avrebbe 17,2 kg di grasso totale, ossia 52,75 di massa magra. Moltiplicandola per 1,3 (l'indice di attività per una vita normale non sportiva) si ottiene, per il nostro uomo ideale da 68,5 kg, il fabbisogno proteico di 68,5 g (52,75 × 1,3 = 68,5 circa).

Considerando invece l'indice per i sedentari (1,1) otterremmo 58 g, sostanzialmente identici ai 56 g di proteine raccomandati dalla National Academy of Sciences. Non tutte le persone però sono così: applicando la formula, il mio fabbisogno proteico, per esempio, è di 100 g di proteine al giorno, né più, né meno.

Calcolato il vostro fabbisogno proteico, dividetelo in blocchetti (o miniblocchi) di 7 g, e verificate che il risultato sia di almeno 11 blocchetti, per garantirvi un apporto sufficiente di micronutrienti e di oligoelementi (minerali e vitamine). Quindi, donna o uomo che siate, qualunque sia il risultato del calcolo del vostro fabbisogno proteico, *non scendete sotto i 77 g* (ossia 11 blocchetti). Distribuiteli poi in modo equilibrato lungo l'arco della giornata, proprio come fareste con un farmaco.

Poniamo ora che il vostro fabbisogno giornaliero sia appunto 68,5 g e che l'abbiate rettificato a 77. Non cercate di soddisfarlo interamente a colazione, mangiando bistecche e uova. Così facendo, oltre a rifornirvi con due cibi ricchi di acido arachidonico (precursore dei cattivi eicosanoidi), sovraccarichereste la vostra capacità di assorbimento proteico per singolo pasto.

Non bisogna mai dimenticare che le proteine stimolano principalmente il glucagone, ma troppe in un solo pasto faranno salire anche i livelli di insulina, che spingeranno fuori dalla Zona. Non solo: esagerando con le proteine in un pasto, si tende a ridurle negli altri (che ne conterranno perciò poche per contrastare i carboidrati), facendo pendere nuovamente la bilancia verso l'insulina, disturbando l'equilibrio degli eicosanoidi e, di conseguenza, uscendo dalla Zona.

È bene invece distribuire le proteine in modo equilibrato, ripartendole su tre pasti e due spuntini. A tal fine è utile seguire il mio facile metodo basato sui «blocchetti» di macronutrienti. Suddivide-

Colazione	Pranzo	Merenda	Cena	Spuntino serale
3 blocchetti di proteine	3 blocchetti di proteine	1 blocchetto di proteine	3 blocchetti di proteine	1 blocchetto di proteine

Tabella 8.3 - Distribuzione degli 11 blocchetti di proteine tra i pasti di una giornata tipo.

te in tanti blocchetti di 7 g il vostro fabbisogno proteico totale. Se è di 77 g, equivale a circa undici blocchetti: dovrete mangiarne tre a ogni pasto e uno in ognuno dei due spuntini (uno nel pomeriggio e uno prima di coricarvi).

Nella *Tabella 8.3* è illustrata una giornata tipo, così come si presenta suddividendo i blocchetti di proteine.

Distribuire il fabbisogno proteico nella giornata serve a rispettare un'altra regola importante, quella di non lasciare mai passare più di cinque ore tra un pasto (o uno spuntino) e l'altro. Gli effetti ormonali di un pasto durano solo da 4 a 6 ore, mentre è necessario stare nella Zona tutto il giorno. Perciò, dopo avere raggiunto la Zona, il processo va ripetuto ogni 4-6 ore, con il pasto o lo spuntino seguente. In sostanza, sotto il profilo ormonale, valiamo quanto l'ultimo e il prossimo pasto.

La quantità minima di proteine richiesta per far ripartire il processo è un blocchetto. Bisogna dunque partire con tre blocchetti di proteine a colazione. Se fate colazione alle sette, organizzatevi per pranzare a mezzogiorno (secondo la regola delle cinque ore). A pranzo, altri tre blocchetti di proteine. Se cenate verso le venti, per evitare un intervallo eccessivo, fate uno spuntino equivalente a un blocchetto di proteine verso le cinque.

A cena vi spettano altri tre blocchetti. Prima di coricarvi fate un ultimo spuntino, necessario per affrontare le successive otto ore senza mangiare (ricordiamo che bisogna stare nella Zona anche mentre si dorme). Il mattino seguente riprendete lo stesso ciclo daccapo.

Seguendo questa tabella di marcia avrete consumato i vostri undici blocchetti di proteine, distribuiti lungo tutta la giornata a

Proteine animali	
Petto di pollo senza pelle: 30 g Maiale magro: 30 g	Petto di tacchino: 30 g Agnello magro: 30 g

Proteine da pesce	
Merluzzo: 45 g Gamberetti: 45 g	Tonno: 30 g Salmone: 30 g

Proteine da uova	
Chiara d'uovo: 2	Uovo sbattuto: 100 cc

Proteine vegetali	
Tofu a pasta molle: 90 g	Proteine in polvere: verificare sull'etichetta di ciascun prodotto

Latticini	
Formaggio molle, magro: 30 g	

Tabella 8.4 - Blocchetti-tipo di proteine. Quantità di alcuni cibi ricchi di proteine e bassi in grassi necessarie per ottenere un blocchetto di proteine (circa 7 g di proteine pure).

orari fissi, proprio come se si trattasse di una medicina. Evidentemente, con un fabbisogno proteico più alto di 77 g, il numero di blocchetti di proteine dovrebbe essere maggiore in proporzione.

La *Tabella 8.4* elenca, per diverse fonti tipiche di proteine, la quantità corrispondente a un blocchetto: sulla base di queste indicazioni ognuno può comporsi a suo gusto qualsiasi pasto o spuntino (un elenco più completo è riportato nell'Appendice C). Se in un pasto si consuma un blocchetto di proteine in più o in meno, bisogna togliere o aggiungere nella stessa quantità i blocchetti di carboidrati, compensando poi nel resto della giornata.

I carboidrati

Suddiviso il fabbisogno proteico in blocchetti, diventa facile determinare quanti carboidrati inserire nella dieta. A ogni pasto o spuntino, a ogni blocchetto di proteine corrisponde un blocchetto di carboidrati.

Ricordate che un blocchetto contiene 7 g di proteine. Dato che a ogni pasto o spuntino dovete consumare un po' più (ma pochi più...) carboidrati che proteine, un blocchetto di carboidrati equivale a 9 g. Mantenendo il rapporto 1:1 tra blocchetti di carboidrati e di proteine, è rispettato l'obiettivo di 0,75 (in peso), e questo giusto equilibrio ci permette di entrare trionfalmente nella Zona.

Torniamo all'esempio precedente (77 g di proteine in 11 blocchetti). A questi aggiungiamo gli 11 blocchetti di carboidrati che, come le proteine, vanno distribuiti in modo equilibrato tra i pasti e gli spuntini della giornata.

Aggiorniamo il piano dei pasti sulla base della *Tabella 8.5*.

È indispensabile prestare estrema attenzione al tipo di carboidrati che ingeriamo. È una regola importante, perché non tutti i carboidrati sono uguali.

Quelli «favorevoli», infatti, hanno un basso indice glicemico, entrano in circolo lentamente, fanno salire la glicemia in modo progressivo e producono una moderata reazione insulinica. Per queste ragioni mantengono gli eicosanoidi in equilibrio (e voi nella Zona).

Colazione	Pranzo	Merenda	Cena	Spuntino serale
3 blocchetti di proteine	3 blocchetti di proteine	1 blocchetto di proteine	3 blocchetti di proteine	1 blocchetto di proteine
3 blocchetti di carboidrati	3 blocchetti di carboidrati	1 blocchetto di carboidrati	3 blocchetti di carboidrati	1 blocchetto di carboidrati

Tabella 8.5 - Distribuzione degli 11 blocchetti di proteine e carboidrati tra i pasti di una giornata tipo.

CARBOIDRATI FAVOREVOLI

Verdure cotte (fresche o surgelate)

120 g di asparagi (12 asparagi)

120 g di broccoli

30 g di lenticchie o fagioli

120 g di cavolfiori

1 pomodoro grande

85 g di fagiolini verdi

120 g di zucchini

Verdure crude

240 g di broccoli o cavolfiori

240 g di cavoli in insalata

240 g di cavoli tagliuzzati

1 cespo di lattuga

2 peperoni verdi

240 g di spinaci

360 g di cetrioli a fette

240 g di sedano

Frutta

1/2 mela (grandezza media)

1/2 arancia (grandezza media)

60 g di ciliegie (7 ciliegie)

3 albicocche

1/2 pescanoce (grande)

1/3 di pera (grandezza media)

120 g di fragole

60 g di ananas a cubetti

1 pesca

1/2 pompelmo (grandezza media)

60 g di uva (9 chicchi)

1 kiwi

1/2 melone (piccolo)

1 prugna (grandezza media)

1 mandarino

60 g di mirtilli

CARBOIDRATI SFAVOREVOLI

25 g di riso integrale cotto

30 g di pasta cotta

60 g di papaya

40 g di mango

1/3 di banana

Spremute di frutta

65 cc di succo di mela

120 cc di succo di arancia

1/2 fetta di pane

1/2 croissant o brioche senza ripieno

1/2 piadina di diametro 15 cm

60 g di carote (2 carote)

15 g di cereali da breakfast

120 cc di succo di pompelmo

Tabella 8.6 - Blocchetti-tipo di carboidrati.

Quelli «sfavorevoli» hanno un indice glicemico elevato, entrano in circolo rapidamente, alzano bruscamente la glicemia e producono un'eccessiva risposta insulinica (che è poi la causa biochimica della incontrollabile bramosia che spesso si prova per gli alimenti ricchi di carboidrati). Per queste ragioni fanno pendere la bilancia verso gli eicosanoidi cattivi (cacciandovi dalla Zona). Dovrebbero quindi essere usati con moderazione e in quantità assai minori.

Un altro buon motivo per limitarne il consumo è il fatto che sono ad alta densità ed esauriscono rapidamente la quota giornaliera di blocchetti. In ogni caso, mangiando alimenti ricchi di carboidrati sfavorevoli, e specialmente pane, è sempre meglio preferire il tipo integrale.

Garantitevi che la maggior parte dei carboidrati sia di tipo favorevole: prevalentemente frutta e verdura ricche di fibra, tenendo ben presente che i carboidrati sfavorevoli comprendono alimenti quali pane, pasta, cereali, granoturco, patate, ma anche frutta e verdura come papaya, banane, carote e tutti i succhi di frutta confezionati.

La *Tabella 8.6* indica la quantità di alcuni carboidrati favorevoli e sfavorevoli corrispondente a un blocchetto. Un elenco più completo è riportato nell'Appendice C.

I grassi

Per completare un pasto pro Zona bisogna sempre aggiungere dei grassi. Essi, oltre a fornire la materia prima per gli eicosanoidi, funzionano esattamente come la fibra, ovvero rallentano l'immissione in circolo dei carboidrati.

I grassi sono importanti per altre due ragioni. Primo, rendono il cibo più saporito (una dieta senza grassi è una dieta insapore, domandatelo a qualsiasi chef francese). Secondo, provocano la secrezione nello stomaco di colecistochinina (CCK), l'ormone che segnala al cervello la sensazione di sazietà.

Non lasciatevi spaventare dai grassi: sono vitali per la produzione degli eicosanoidi ed essenziali per ridurre l'eccesso di grasso corporeo, oltre che per garantire la buona salute.

Potrà sembrare strano aggiungere blocchetti di grassi a cibi proteici che già contengono lipidi, ma non lo è, poiché le fonti proteiche «giuste» hanno un basso tenore di grassi, insufficienti, quanto a quantità e qualità, a portarvi nella Zona. Perciò vanno aggiunti alcuni blocchetti extra di grassi. Non fatevi venire delle idee sbagliate: non si tratta di un invito alla ghiottoneria. Non passerete certo la giornata a ingozzarvi di lardo.

Nell'aggiungerli, occorre porre grande attenzione alla loro qualità: infatti, proprio come per i carboidrati, ci sono grassi «favorevoli» e grassi «sfavorevoli».

Quali sono i grassi sfavorevoli? Cominciamo dal peggiore, che è l'acido arachidonico, da cui derivano tutti gli eicosanoidi cattivi. È fortemente consigliato ridurne la quantità, se non addirittura eliminarlo dalla propria dieta (spiegherò in seguito il perché). I cibi ricchi di acido arachidonico sono il tuorlo d'uovo, le frattaglie e la carne rossa grassa: cercate quindi di limitarne al massimo (o di sopprimerne del tutto) il consumo.

Nella dieta pro Zona vanno limitati anche i *grassi saturi* (che si trovano nella carne e nei latticini preparati con latte intero), poiché tendono a far salire i livelli di insulina favorendo una condizione chiamata *insulinoresistenza* (di cui parleremo nella sezione dedicata alle cardiopatie). I grassi saturi sono meno nocivi dell'acido arachidonico, ma vanno comunque consumati in quantità minima. Raccomando invece, tra le proteine animali, carne bianca, pollame e pesce, alimenti poveri di grassi saturi.

Ma esistono grassi «favorevoli»? Certo, quelli cosiddetti *monoinsaturi*, contenuti nell'olio d'oliva, nelle noci di macadamia (noci brasiliane) e negli avocado (e, ovviamente, nel guacamole) eccetera. Una dieta ricca di grassi monoinsaturi è talvolta riduttivamente chiamata da alcuni «dieta mediterranea».

Nei confronti degli eicosanoidi, gli acidi grassi monoinsaturi sono neutrali. Non sono convertiti in eicosanoidi (buoni o cattivi) e non agiscono sull'insulina. Dovrebbero rappresentare la fonte principale di lipidi nella nostra dieta, poiché non turbano il delicato equilibrio che così faticosamente stiamo cercando di costruire.

Ecco, in sintesi, la regola per i grassi: limitate quelli sfavorevoli (acido arachidonico e grassi saturi), e attingete la maggior parte del vostro fabbisogno giornaliero da buon grasso monoinsaturo.

3 olive*	1 cucchiaino da tè di maionese leggera
1/3 di cucchiaino da tè di olio d'oliva	1/2 cucchiaino da tè di maionese normale
1/3 di cucchiaino da tè di olio di semi	3 mandorle*
1/2 cucchiaino da tè di burro di arachidi*	
* ricchi di grassi monoinsaturi	

Tabella 8.7 - Blocchetti-tipo di grassi.

La *Tabella 8.7* fornisce alcuni esempi di blocchetti di grassi «favorevoli» (una lista più completa è riportata nell'Appendice C). Ognuno contiene circa 1,5 g di grassi. Non è molto, ma la dieta pro Zona prevede comunque un basso tenore di grassi.

Colazione (3 blocchi)	Pranzo (3 blocchi)	Pomeriggio (1 blocco)	Cena (3 blocchi)	Spuntino serale (1 blocco)
3 blocchetti di proteine	3 blocchetti di proteine	1 blocchetto di proteine	3 blocchetti di proteine	1 blocchetto di proteine
3 blocchetti di carboidrati	3 blocchetti di carboidrati	1 blocchetto di carboidrati	3 blocchetti di carboidrati	1 blocchetto di carboidrati
3 blocchetti di grassi	3 blocchetti di grassi	1blocchetto di grassi	3 blocchetti di grassi	1 blocchetto di grassi

Tabella 8.8 - Distribuzione degli 11 blocchetti di proteine, carboidrati e grassi tra i pasti di una giornata-tipo.

30 g di formaggio fresco molle più mezzo frutto

oppure:

180 g di yogurt magro (nessuna aggiunta)

oppure:

240 cc di latte scremato

Tabella 8.9 - Spuntini pro Zona da un blocco (3 miniblocchi).

Sappiamo ora quali grassi mangiare, ma non quanti. Regolarsi è semplice: a ogni blocchetto di proteine, basta aggiungerne uno di grassi, in modo da ottenere la proporzione ideale, basata sul fabbisogno proteico di ciascuno.

Come con le proteine e i carboidrati, si distribuiscono i grassi lungo il corso della giornata, rispettando in ogni pasto o spuntino il rapporto 1:1:1 tra i blocchetti di tutti e tre i macronutrienti. Gli atleti sottoposti a pesanti allenamenti dovrebbero consumare due blocchetti di grassi per ogni blocchetto di proteine, perciò il loro rapporto proteine/carboidrati/grassi dovrebbe essere 1:1:2. Il grasso extra, indispensabile per l'intenso allenamento, dovrebbe essere tutto monoinsaturo.

Riprendendo l'esempio degli undici blocchi al giorno, ecco completato il programma. Questo schema combina le quantità corrette per mantenere insulina e glucagone a livello ottimale, e quindi un favorevole equilibrio degli eicosanoidi (*Tabella 8.8*): tutto ciò rende possibile trascorrere un'intera giornata nella Zona.

Combinati tutti questi elementi, è molto semplice comporre un pasto.

Per cominciare, arrotondate il vostro fabbisogno proteico al più vicino multiplo di 7, in modo da ottenere un numero intero di blocchetti di proteine. Ciò fatto, aggiungete altrettanti blocchetti di carboidrati e di grassi e il gioco è fatto. Idem con gli spuntini. Nella *Tabella 8.9* ne trovate tre di esempio, di un blocco ciascuno (lista completa all'Appendice D).

Approfondiamo questi concetti, proseguendo con l'esempio del nostro soggetto-tipo da 77 g di proteine al giorno, distribuite in tre pasti di tre blocchetti e due spuntini di un blocchetto, cui aggiungono ogni volta altrettanti blocchetti di carboidrati e di grassi.

E se in un certo pasto volesse aggiungere un po' di proteine? Gli sarà sufficiente aggiungere gli stessi blocchetti di carboidrati e di grassi, per mantenere il sistema in equilibrio.

C'è un aspetto che richiede però una certa attenzione. Pur con pasti perfettamente bilanciati pro Zona, mangiando in un giorno più blocchetti di proteine del necessario, l'organismo finirà per assorbirne troppe. E le proteine in eccesso che non vengono prontamente utilizzate si trasformano in adipe. Ciò rallenta sicuramente la marcia verso il peso ideale, e potrebbe persino portare fuori della Zona.

«Proteine in eccesso» significa anche troppe calorie, quindi alti livelli di insulina e sovrapproduzione di eicosanoidi cattivi. È quindi opportuno mantenere un preciso rapporto tra proteine e carboidrati, limitando però le calorie totali di ogni pasto entro le 500 e quelle di uno spuntino entro le 100. Non bisognerebbe mai superare i sei blocchetti di proteine per pasto, in modo da non oltrepassare questo limite (un pasto di quattro blocchetti per macronutriente non supera le 400 calorie).

Combinare pasti di poche calorie con il corretto rapporto proteine/carboidrati/grassi aiuterà a rimanere nella Zona per le successive 4-6 ore. Basta fare delle facili somme per «costruire» pasti per tutto il resto della vita, utilizzando solo i cibi graditi, con minime modifiche alle abitudini alimentari.

Non sconvolgete la vostra dieta normale, limitatevi ad applicare le regole della Zona a quello che mangiate di solito.

Il metodo è straordinariamente flessibile.

Può essere utile pensare a costruire pasti e spuntini come se si stesse costruendo una casa: le proteine sono le fondamenta, e determinano quanto alta potrà essere la sovrastruttura di carboidrati senza che l'edificio crolli nel vicino stagno dell'insulina. Con i blocchetti di carboidrati si costruiscono i muri della casa, con quelli dei grassi il tetto. Se avete costruito la vostra casa per bene, entrerete nella Zona. Per riassumere, quindi:

- se un pasto contiene 2 blocchetti di proteine, aggiungete 2 blocchetti di carboidrati e 2 di grassi;
- se un pasto contiene 3 blocchetti di proteine, aggiungete 3 blocchetti di carboidrati e 3 di grassi;
- se un pasto contiene 4 blocchetti di proteine, aggiungete 4 blocchetti di carboidrati e 4 di grassi;
- se un pasto contiene 5 blocchetti di proteine, aggiungete 5 blocchetti di carboidrati e 5 di grassi;
- se un pasto contiene 6 blocchetti di proteine, aggiungete 6 blocchetti di carboidrati e 6 di grassi.

Basta saper contare. Oppure utilizzare il semplice metodo «a occhio» che spiegherò in seguito.

In Appendice D troverete una serie di ricette pro Zona preparate apposta per il gusto degli italiani.

Fare la spesa pro Zona

È facile: basta percorrere le corsie del supermarket senza degnare di uno sguardo gli scaffali pieni di carboidrati camuffati sotto confezioni diverse, tutte progettate apposta per convincervi a portarle a casa e rimpinzarvene.

Verificate i macronutrienti contenuti nei cibi confezionati che acquistate, specialmente se si tratta di surgelati, controllando le indicazioni obbligatorie sull'etichetta (che è il vostro più grande alleato). Calcolate quanti blocchetti di proteine e carboidrati contiene ogni porzione (un blocchetto è pari a 7 g di proteine e 9 g di carboidrati, non bisogna mai dimenticarsene). Se i blocchetti non stanno in proporzione 1:1, allora questa confezione di cibo non porterà nella Zona.

Qualsiasi cibo preconfezionato può essere portato al rapporto giusto, aggiungendo una certa quantità di sostanze proteiche a basso tenore di grassi (a tal fine è utile consultare l'elenco all'Appendice D).

Acquistando cibi freschi, si rammentino queste semplici regolette:

- 120 g di carne a basso tenore di grassi contengono circa 4 blocchetti di proteine;
- 180 g di pesce contengono circa 4 blocchetti di proteine;
- 240 g di verdura cruda contengono circa 1 blocchetto di carboidrati;
- 1 frutto contiene circa 2 blocchetti di carboidrati;
- 120 g di pasta cotta, di fagioli o di riso contengono circa 4 blocchetti di carboidrati.

Il metodo «a occhio»

Se v'indispone l'idea di pesare e misurare tutti i cibi, o anche il solo fatto di leggere le etichette dei prodotti, o avete troppo da fare per badare con attenzione a pesi e misure, non preoccupatevi. I pasti pro Zona possono facilmente essere confezionati «a occhio»: il risultato non sarà preciso come il metodo dei blocchetti, ma con il tempo e l'esperienza gli occhi diventeranno un ottimo mezzo di valutazione.

Si può iniziare dalle proteine, utilizzando il palmo della mano come misurino. La quantità di cibo contenuta nella mano equivale più o meno a 4 blocchetti di proteine, e corrisponde di solito a 1 petto di pollo o 120 g di fettine di petto di tacchino.

La quantità di cibo proteico contenuta nel piatto aiuta a determinare la porzione di carboidrati. Se si tratta di carboidrati sfavorevoli, la quantità dovrà essere equivalente a quella delle proteine; se si tratta invece di carboidrati favorevoli, la quantità potrà essere circa il doppio.

Se si desidera un dessert (la maggior parte dei dessert sono puri carboidrati), è sufficiente ridurre o eliminare i carboidrati della pietanza.

Se il cibo proteico è a basso tenore di grassi (e così dovrebbe essere), si può raggiungere il fabbisogno di grassi aggiungendo un po' di condimento a un'insalata, o una piccola quantità di maionese, o mangiando qualche oliva.

La Zona e il ristorante

Oggi molte persone mangiano fuori casa e, per chi vuole seguire un regime dietetico, il ristorante costituisce una sfida, se non addirittura un ostacolo insuperabile.

Come comportarsi? Innanzi tutto, un trucco consiste nel fare uno spuntino prima di uscire. Una volta al ristorante, vietato abboffarsi di pane o grissini (il che, grazie allo spuntino, sarà più facile). Ordinate un antipasto a basso tenore di grassi. Quando viene servito, valutate a occhio quante proteine contiene, utilizzando il palmo della mano come misurino e mangiando solo la quantità di carboidrati pari a quella delle proteine, lasciando il resto nel piatto. Non importa quanto cibo ci sia nel piatto, ma quanto ne mangiate… Infine, se pensate di ordinare il dessert, avanzate un po' di pietanza, eliminando in tal modo parte dei carboidrati che contiene. Un bicchiere di vino? Perché no, ma riducete ulteriormente i carboidrati.

«Un dessert?» chiederà il cameriere a fine pasto, e potrete sorprendere i vostri amici con un «sì» deciso. È giunto il momento di spendere i carboidrati risparmiati al momento della pietanza. Con il dessert nel piatto, domandate: «Qualcuno ne vuole la metà?» Quale che sia la risposta, mangiandone in ogni caso solo la metà sarà possibile rimanere nella Zona.

Insomma: siete andati al vostro ristorante preferito, avete mangiato una cena squisita (nonché ingerito una buona porzione di proteine e un po' di carboidrati), bevuto un bel bicchiere di vino e assaporato metà di uno straordinario dessert. E siete ancora nella Zona. La vita è bella!

La Zona e il fast food

Il fast food è la sfida più impegnativa ma, incredibile a dirsi, si può rimanere nella Zona anche sotto le insegne gialle di un McDonald's. Scegliendoli in modo saggio, molti di questi piatti forniscono un rapporto quasi ideale tra proteine e carboidrati per un occasionale pranzo al volo.

Le regole per entrare nella Zona

È il momento di tirare le somme. Le regole da seguire sono semplici:

1. Calcolate quante proteine servono al vostro organismo. Non consumatene mai di più (e mai di meno).
2. Ogni volta che mangiate assicuratevi che i blocchetti di proteine e carboidrati siano in rapporto 1:1.
3. Distribuite il vostro fabbisogno proteico lungo l'arco della giornata, in tre pasti e due spuntini.
4. Non lasciate mai passare più di cinque ore senza nutrirvi (pasto o spuntino). Dal punto di vista ormonale, non valete più del vostro ultimo pasto (né del prossimo). Il momento migliore per mangiare è quando non avete fame.
5. Scegliete proteine a basso tenore di grassi.
6. Scegliete i carboidrati tra quelli favorevoli (verdure e frutti ricchi di fibra).
7. Scegliete grassi monoinsaturi.
8. Non consumate mai più di 500 calorie per pasto, né più di 100 per spuntino. Se il vostro fabbisogno calorico è particolarmente elevato, aumentate il numero dei pasti e degli spuntini.

Suggerimenti utili

Come in ogni altro processo dall'elevato contenuto di rigore e scientificità, ecco alcuni suggerimenti utili per centrare l'obiettivo:

1. Se qualche pasto non presenta il rapporto preciso protidi/glucidi, niente paura. Non sarà quello ideale, dove l'equilibrio degli eicosanoidi è perfetto, ma potrete compensare in seguito.
2. Questo non è un programma ipocalorico. Potreste addirittura avere difficoltà a mangiare tutto.
3. L'obiettivo è rimanere nella Zona il più a lungo possibile. Pianificate la strategia quotidiana partendo dal risveglio, e di qui determinate i momenti del giorno in cui avrete bisogno di carburante. In altre parole, trattate il cibo come una ricetta farmaceutica.

4. Bevete a ogni pasto almeno 250 cc (1/4 di litro) di acqua o di bevanda senza zucchero e senza caffeina. Se siete un forte bevitore di caffè, cercate di ridurne *gradualmente* il consumo a zero (i cataboliti della caffeina tendono a far crescere i livelli di insulina e a portare fuori dalla Zona).
5. Se vi sentite affamati o bramosi di pane o dolci dopo due o tre ore dall'ultimo pasto, ciò significa che esso conteneva troppi carboidrati.
6. Pur seguendo seriamente la strategia pro Zona, commetterete inevitabilmente degli errori, specie nelle occasioni mondane o in viaggio. Ricordate: se uscite dalla Zona per un breve periodo, vi basta un solo pasto per rientrarci. È come cadere in bicicletta. Rialzatevi e continuate.

Con queste regole è definita la mappa dietetica per il resto della vostra vita. Non bisogna mai, in nessun caso, dimenticare che ogni pasto pro Zona ha il potere di mantenere nella Zona per sei ore, che una giornata di dieta pro Zona mantiene nella Zona per ventiquattro ore e che una vita di pasti pro Zona garantisce la Zona per tutta la vita. A voi la decisione.

Buon appetito, e benvenuti nella Zona!

9

La Zona e l'evoluzione

SEGUENDO seriamente la dieta pro Zona, proverete presto delle nuove sensazioni fisiche, emotive e mentali.

Questa dieta opera un cambiamento così radicale, e al tempo stesso così semplice ed essenziale perché, dal punto di vista evoluzionistico, e quindi genetico, gli esseri umani sono stati progettati per mangiare in questo modo.

Per capirlo, dobbiamo risalire a 500 milioni di anni fa. L'*homo sapiens* non esisteva ancora come specie: mancavano 495 milioni di anni (milione più, milione meno) all'apparizione dei primi ominidi.

Gli esseri umani non esistevano ancora, gli eicosanoidi sì. Gli eicosanoidi rappresentarono uno dei primi sistemi di controllo ormonale degli organismi viventi per interagire con l'ambiente. Per questo motivo alcuni degli eicosanoidi prodotti, per esempio, dalle spugne sono identici a quelli umani, e ogni cellula del corpo è capace di secernerne. Ogni singola cellula, di ogni organismo vivente, ha conservato questa capacità durante i 500 milioni di anni di evoluzione della vita sul pianeta.

Quindi «in principio furono gli eicosanoidi». Solo 450 milioni di anni più tardi entrarono in scena gli assi di coppie ormonali antagoniste, come insulina e glucagone, che richiedono ghiandole per la secrezione e un circolo sanguigno per raggiungere i tessuti bersaglio. Serviva un sistema di controllo biologico per regolarli a monte, e gli eicosanoidi se ne fecero carico. Divennero la centralina di modulazione delle risposte ormonali, proprio come un microprocessore controlla ogni personal computer.

All'evoluzione, questo sistema di controllo della risposta degli organismi al cibo (eicosanoidi, insulina e glucagone) è talmente piaciuto da conservarlo per centinaia di milioni di anni, facendone il sistema operativo standard per un'incredibile varietà di specie, compreso l'*homo sapiens*. Questa è tra l'altro la ragione per cui agli esseri umani può essere iniettata, senza reazioni di rigetto, insulina (una proteina) estratta da maiali o da mucche. Qualsiasi altra proteina di maiale o di mucca, iniettata in un organismo umano, provoca un grave choc anafilattico.

Senza cibo non c'è vita. E neppure senza un sistema biologico di controllo sulla sua assimilazione. Qui entrano in ballo gli ormoni. La reazione insulinica si sviluppò per far fronte all'incertezza del reperimento di cibo, a situazioni estreme di carestia. Per superare lunghi periodi di digiuno o malnutrizione (come sovente accade a chi caccia o raccoglie ciò che trova in natura), la capacità di immagazzinare riserve di grasso può costituire per animali ed esseri umani la differenza tra la vita e la morte.

Nell'intervallo tra i pasti, o durante un digiuno, il calo di insulina si accoppia a un incremento di glucagone, che segnala al fegato di liberare le scorte di glicogeno in modo controllato, per mantenere nutrito il cervello, e quindi un'adeguata funzionalità mentale.

Gli eicosanoidi, oltre a regolare insulina e glucagone, controllano anche l'utilizzo del grasso corporeo di riserva, la scorta di carburante per il cervello se il glicogeno epatico si esaurisce. Le scorte di massa grassa sono inoltre il nostro paracadute durante le carestie. Così come un atleta potrebbe in teoria correre 20 maratone, qualsiasi uomo potrebbe vivere 40 giorni senza mangiare, utilizzando solo le riserve di grassi.

Per fortuna circa 40 milioni di anni fa, all'apparizione dei mammiferi, questi sistemi di controllo erano ormai collaudati e affidabili. Quando apparve l'uomo, con un cervello grande e bisognoso di carboidrati, era già pronto un meccanismo sofisticato per rifornirlo costantemente di «carburante».

L'uomo entrò in scena, insomma, quando questi meccanismi erano già solidamente impiantati nel suo DNA, e notoriamente gli adattamenti genetici sono lentissimi. I geni dell'uomo e dello scimpanzé differiscono per esempio per meno dell'1 per cento, e le due specie si sono ormai differenziate da cinque milioni di anni! Non esistono differenze genetiche apprezzabili tra noi e i nostri antenati di centomila anni fa. In pratica il DNA della specie umana, nell'ultimo milione di anni, non si è sostanzialmente modificato.

Essendo l'evoluzione un processo lentissimo, molto lentamente si modificano i comportamenti alimentari. Ogni specie sviluppa preferenze per cibi che le forniscono energia e tende a non reagire bene alle variazioni.

Centomila anni fa grandi mandrie di animali si spostavano nelle praterie, inseguite dall'*homo sapiens*. L'uomo paleo-neolitico era un cacciatore abilissimo e ridusse molte specie quasi all'estinzione. Si fermava dove la caccia era abbondante, raccoglieva bacche, frutti e vegetali, tutti ricchi di fibra. Il suo menu preferito si componeva perciò di carne magra, frutta e verdura, in armonia con le sue caratteristiche genetiche.

I reperti dimostrano che gli uomini e le donne avevano la stessa struttura scheletrica degli attuali decatleti, che combinano velocità e forza.

Gli studi più recenti sulla loro dieta spiegano perché fossero così sviluppati fisicamente. I carboidrati, solo verdura e frutta ricche di fibra, erano letteralmente farciti di vitamine e sali minerali. Si stima che la dieta tipica dell'uomo paleo-neolitico apportasse da due a cinque volte la RDA* di vitamine e sali minerali.

Di gran lunga più importante, tuttavia, come riporta il *New England Journal of Medicine* in un articolo nel 1985, è che quelle diete, con un'approssimazione dell'1 per cento, presentavano lo stesso rapporto proteine/carboidrati di una dieta pro Zona, mantenendo stabili le risposte di insulina, glucagone ed eicosanoidi.

Ci si potrebbe domandare a questo punto perché, se l'uomo paleo-neolitico seguiva una dieta così perfetta, la durata della vita media, paragonata a quella di oggi, fosse così breve, dal momento che è accertato che fosse all'incirca di 18 anni. La vita era molto

---

* Recommended Daily Allowance, la quantità minima quotidiana che il ministero della Sanità americano consiglia di assumere nella dieta per evitare carenze. Corrisponde al nostro LARN (Livello di Assunzione giornaliera Raccomandata di Nutrienti).

dura, e gli uomini erano impegnati in un quotidiano duello mortale contro il loro pasto. Sovente, anzi, erano loro a diventare il pasto. Si aggiunga a questo l'alta incidenza di malattie infettive mortali, e la risposta verrà da sé.

La durata media della vita aumentò significativamente solo dopo la rivoluzione industriale, e gran parte dell'incremento è avvenuto negli ultimi cent'anni, per l'effetto combinato della lotta alla malnutrizione e i progressi della medicina. Nell'antica Roma, per esempio, l'aspettativa media di vita (22 anni) non era molto diversa da quella dell'uomo paleo-neolitico.

Quest'armonia tra dieta e DNA fu turbata circa diecimila anni fa dall'avvento dell'agricoltura, che aggiunse due nuovi fattori: i cereali e i latticini.

Diecimila anni, da un punto di vista evoluzionistico, sono un battito di ciglia. In diecimila anni, il genoma, il patrimonio genetico di una data specie, non può cambiare molto, e il DNA si è adattato con grande riluttanza e pigrizia all'introduzione di questi due nuovi tipi di cibi. La verità è che il patrimonio genetico della specie umana è stato incapace di far fronte a questi alimenti.

Cominciamo dai latticini. Gli esseri umani nascono dotati di un enzima chiamato *lattasi*, che permette di scindere il lattosio del latte materno in zuccheri digeribili. Spesso, dopo la prima infanzia, l'attività di quest'enzima si riduce, e molti adulti diventano intolleranti al lattosio, ossia hanno problemi nel digerire latte e latticini.

Con l'avvento dell'allevamento del bestiame, il latte bovino (ricco di lattosio, come quello umano) divenne largamente disponibile solo ottomila anni fa. Le uniche popolazioni che si sono evolute e mantengono attiva la lattasi dopo l'infanzia sono quelle che consumano abitualmente e con grande frequenza latticini (si tratta principalmente degli europei di origine scandinava). Il risultato è che possono, anche in età adulta, digerire il lattosio come i bambini.

Sfortunatamente, per l'80 per cento della popolazione mondiale, che non si è ancora messa alla pari con gli scandinavi, i latticini sono alimenti di difficile e laboriosa digestione (salvo lo yogurt, fermentato proprio allo scopo di rimuovere il lattosio). Forse, dopo altri ventimila anni di evoluzione, tutti potranno digerire facilmente i latticini, ma oggi non è così.

Identico è il discorso per i carboidrati ad alto indice glicemico come i cereali. Circa il 25 per cento della popolazione ha una reazione insulinica pigra, e pochi problemi, mentre un altro 25 per cento reagisce violentemente, con rischi gravissimi. Alla rimanente metà della popolazione l'eccesso di carboidrati provoca i problemi ben noti.

Pare dunque che, come il costante consumo di latticini ha fatto evolvere geneticamente la maggioranza dei nordeuropei verso la tolleranza al lattosio, quello di cereali abbia avviato un lento processo evoluzionistico verso una minore reattività insulinica ai carboidrati ad alto indice glicemico. Tra ventimila anni forse tutti gli esseri umani potranno mangiarne tranquillamente, ma sicuramente non oggi.

Diecimila anni fa, in conseguenza dell'introduzione dei cereali, fu ridotto il consumo di proteine animali magre, e i nostri antenati si «accorciarono». La statura media dell'uomo paleo-neolitico era circa 178 cm per i maschi e 168 per le femmine. Rapidamente, introdotti i cereali nella catena alimentare, la statura media di maschi e femmine diminuì di circa 15 cm. Ci sono voluti diecimila anni per recuperare i centimetri perduti, e solo per alcuni popoli, e solo nel XX secolo, grazie al tipo di alimentazione, in generale più ricca e variata, e particolarmente abbondante di proteine.

Sfortunatamente, nel recuperare l'altezza perduta, l'uomo di oggi, rispetto a quello del paleo-neolitico, ha acquisito una linea diversa: anziché decatleti, molti, per lo meno negli Stati Uniti e in gran parte del mondo occidentale, sembrano delle botti.

Con l'aumento del consumo di proteine è enormemente cresciuto anche quello di carboidrati, con il deprecabile risultato di cronici eccessivi livelli di insulina e di adipe.

I supermercati offrono, scaffale dopo scaffale, un'infinita teoria di confezioni di carboidrati. Lo stomaco non distingue tra una merendina e un piatto di pasta. Sono entrambi carboidrati. Basta mangiarne troppi e si innesca il giro vizioso.

L'organismo dell'uomo moderno non è geneticamente adattato a questi cibi «civilizzati». Il suo DNA ha bisogno di una versione «moderna» della dieta paleo-neolitica: un regime alimentare sinergico con il nostro codice genetico, che negli ultimi centomila anni è cambiato pochissimo.

Ecco quindi una nuova definizione: la dieta pro Zona è una dieta evoluzionistica. Il nostro organismo si è evoluto milioni di anni fa per nutrirsi in un certo modo. Abbiamo smarrito la retta via, ma è semplice tornarvi seguendo una dieta geneticamente corretta.

10

Le vitamine, i sali minerali e la Zona

FINORA abbiamo parlato solo di macronutrienti: proteine, carboidrati e grassi. E i micronutrienti, le vitamine e i sali minerali? Sono importanti? Qual è il loro ruolo in una dieta pro Zona?

La ricerca scientifica ha profuso grandi sforzi nello studio dei micronutrienti. La convinzione che vitamine e sali minerali siano una specie di elisir di lunga vita è universalmente diffusa. Negli Stati Uniti, per esempio, metà della popolazione li usa come integratori dietetici, nonostante l'assicurazione del governo che la cosiddetta «dieta salutista equilibrata» ne soddisfi completamente il fabbisogno. A onta di questa rassicurazione, nella popolazione serpeggia il dubbio che non sia proprio così, e con qualche ragione: seguendo la dieta «governativa» tutti si sentono stanchi, sovrappeso, se non addirittura ammalati. Ciò ha favorito lo sviluppo di un settore industriale da tre miliardi di dollari che produce e incapsula vitamine e sali minerali: non sarà una sorpresa apprendere, a questo punto, che a produrre vitamine di base (veri e propri prodotti chimici) sono i gruppi Hoffmann-La Roche, Pfizer e Eastman Kodak, tre tra le più grandi industrie chimiche e farmaceutiche del mondo.

I grandi investimenti nella ricerca e produzione di micronutrienti induce a credere che essi siano un aiuto fondamentale nella prevenzione delle malattie. È esattamente ciò che queste industrie vogliono far credere, specialmente a proposito degli antiossidanti: il betacarotene (la provitamina A), la vitamina C e la vitamina E.

Molti studi clinici hanno sperimentato, con risultati contraddittori, alti dosaggi di queste vitamine. Secondo una recente ricerca finlandese, su 29.000 fumatori maschi la somministrazione di alte dosi di betacarotene per sei anni avrebbe incrementato del 18 per cento il rischio di cancro ai polmoni. Durante la stessa ricerca, coloro ai quali erano somministrate alte dosi di vitamina E hanno patito un maggior numero di infarti. Un altro studio avrebbe dimostrato che il betacarotene, la vitamina E e la vitamina C non diminuiscono la probabilità che lesioni precancerose del colon si trasformino in cancro.

Al tempo stesso, alcune ricerche – con il sospetto, però, che siano state falsate dai produttori – paiono dare buoni risultati, ma per le ragioni sbagliate. I primi studi suggerirono che diete ricche di frutta e verdura a foglia larga proteggessero dal cancro. Il fatto che questi componenti della dieta fossero ricchi di antiossidanti fece saltare i ricercatori alla conclusione che fossero proprio questi ultimi a esercitare tale azione protettiva.

Ora, frutta e verdura a foglia larga sono la fonte principale di carboidrati della dieta pro Zona. I benefici anticancro potrebbero allora non derivare necessariamente dagli antiossidanti, ma dal fatto che i soggetti consumavano una maggior quantità di carboidrati favorevoli. Seguivano senza saperlo una dieta che si avvicinava a quella pro Zona…

Gli antiossidanti possono anche far bene, ma non sono pillole magiche. Come prevenzione anticancro, dovendo scegliere tra capsule, pillole e dieta, personalmente opterei per una dieta che limiti la sovrapproduzione di eicosanoidi cattivi, i quali facilitano la crescita e diffusione del tumore (vedi Capitolo 14). Spero che siate d'accordo. Con ciò, non si vuole negare l'importanza dei micronutrienti, che sono e restano importanti. Anzi, alcuni di essi giocano un ruolo fondamentale nella dieta pro Zona, poiché agiscono indirettamente sugli eicosanoidi, il cui controllo, è bene ribadirlo, è la chiave di volta della salute. Due tipi di microelementi agiscono sugli eicosanoidi: gli antiossidanti e i cofattori enzimatici (*Figura 10.1*). Per capire come aiutino a raggiungere la Zona, vediamo come agiscono.

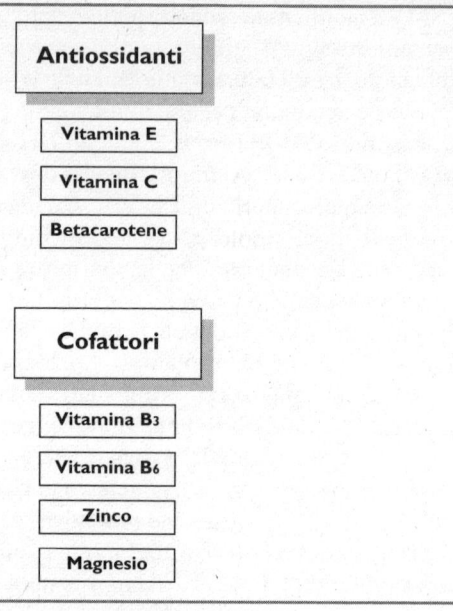

Figura 10.1 - Micronutrienti importanti per una efficace modulazione degli eicosanoidi.

Gli antiossidanti

Tutti, in pratica, hanno sentito parlare delle vitamine antiossidanti: vitamina E, vitamina C e betacarotene. Queste sostanze sono esaltate dai media come corazza difensiva contro l'attacco dei temutissimi radicali liberi.

Ma che cos'è un radicale libero? Tecnicamente parlando, è una banale molecola di ossigeno cui manca un elettrone. I radicali liberi (i media si guardano bene dal dirlo) servono per vivere: l'ossigeno può svolgere la sua funzione vitale solo se è convertito in radicale libero. I radicali liberi sono inoltre una delle armi principali del sistema immunitario perché lo aiutano a combattere i batteri. Senza radicali liberi l'organismo non potrebbe produrre eicosanoidi.

Solo quando l'organismo non riesce a controllarli, o se ne producono troppi, essi diventano dannosi (esattamente come il pesce, che dopo tre giorni puzza, o come l'ospite, che è il benvenuto soprattutto se se ne va in fretta): si ritiene che un eccesso di radicali liberi contribuisca a provocare cardiopatie, cancro e un gran numero di altre malattie.

Com'è possibile? I mattoncini che servono a costruire gli eicosanoidi, ossia gli EFA, gli acidi grassi essenziali, essendo prevalentemente polinsaturi (possedendo cioè elettroni spaiati), costituiscono il bersaglio biologico preferito dagli elettroni in più dei radicali liberi in eccesso. Sfortunatamente in questo processo gli EFA sono una facile preda, e vengono automaticamente ossidati. Una volta ossidato, un acido grasso non può più trasformarsi in eicosanoide.

È perciò importante sopprimere ogni eccesso di radicali liberi. Gli antiossidanti sono soldati valorosi: uccidono i radicali liberi nocivi sacrificando la loro stessa vita, e vanno quindi prontamente sostituiti. Garantendo all'organismo un livello adeguato di vitamine E e C e di betacarotene, facciamo sì che gli EFA, così protetti, possano trasformarsi in eicosanoidi.

Gli antiossidanti presenti nell'organismo, però, non devono essere troppi perché rallenterebbero la formazione di eicosanoidi (che, per formarsi, hanno bisogno di radicali liberi). Quindi, ancora una volta, è una questione di equilibrio: troppi o troppo pochi disturbano la cruciale produzione di eicosanoidi. Il segreto sta quindi nell'assumerne una quantità adeguata.

La RDA è 30 UI per la vitamina E, 60 mg per la vitamina C e 5000 UI (3 mg) per il betacarotene. Tenendo presente che le ricerche in questo campo raccomandano quantità ben superiori, ritengo che il fabbisogno quotidiano, *seguendo una dieta pro Zona*, sia di 200 UI di vitamina E, 500 mg di vitamina C e 10.000 UI (6 mg) di betacarotene.

Non si tratta certo di dosi eccessive, e in molti casi non ci sarà alcun bisogno di pillole o di altre integrazioni: basterà scegliere carboidrati «giusti» (frutta e verdura con fibra).

La *Tabella 10.1* mostra come questi livelli di vitamina C e di betacarotene si raggiungano facilmente con la sola dieta.

Senza integrazione, solo l'apporto di vitamina E può essere insufficiente, poiché le fonti dietetiche più ricche di questa sostanza sono gli oli vegetali, che la contengono per proteggere gli EFA polinsaturi dall'ossidazione. La dieta pro Zona prevede una modesta quantità totale di grassi, ragion per cui la vitamina E può essere insufficiente. È uno dei pochi casi in cui un'integrazione è raccomandata, nella misura di 200 UI di vitamina E al giorno.

I cofattori enzimatici

Gli altri micronutrienti importanti sono i *coenzimi*, o cofattori enzimatici, le vitamine B6 e B3, magnesio e zinco compresi. Essi sono necessari sia per il metabolismo degli EFA sia per la formazione degli eicosanoidi.

Vitamina C (dose raccomandata pro Zona 500 mg al giorno, RDA 60 mg)	
Peperoni rossi (120 g)	190 mg
Broccoli (120 g)	120 mg
Peperoni verdi (120 g)	90 mg
Fragole (120 g)	82 mg
Arancia (1)	80 mg
Melone (60 g)	75 mg
Kiwi (1)	75 mg
Cavolfiore (120 g)	56 mg
Pomodoro (1)	24 mg
Mirtilli (120 g)	20 mg
Betacarotene (dose raccomandata pro Zona 6 mg al giorno, RDA 3 mg)	
Spinaci cotti (120 g)	9,8 mg
Melone (1/2)	4,8 mg
Albicocche (2)	2,5 mg
Lattuga romana (120 g)	1,1 mg

Tabella 10.1 - Fonti pro Zona di vitamina C e betacarotene.

Pur protetti da un adeguato livello di antiossidanti, gli EFA devono ancora essere trasformati in eicosanoidi, e qui entrano in ballo i cofattori enzimatici. Come per gli altri micronutrienti, non ne servono dosi massicce, ma devono in ogni caso far parte della dieta di ogni giorno.

Le fonti più ricche di cofattori enzimatici sono gli elementi primari di una dieta pro Zona (*Tabella 10.2*).

La maggior parte dei cibi ricchi di cofattori chiave sono fonti proteiche contenenti pochi grassi. I carboidrati sfavorevoli, che dovrebbero in ogni caso essere utilizzati con moderazione, ne sono una fonte relativamente povera (un altro buon motivo per seguire una dieta pro Zona!)

Sappiamo ormai che tutti questi micronutrienti (antiossidanti e cofattori enzimatici) svolgono un ruolo importante nella formazione degli eicosanoidi. Nessuna meraviglia perciò che siano le stesse vitamine e sali minerali idolatrati dall'industria degli integratori nutrizionali.

Abbiamo sentito dire mille volte che zia Carlotta cura l'artrite con la vitamina B6, o che zio Giovanni prende la vitamina C per curare il cancro, o che il cugino Mario prende la vitamina E perché il suo cuore è malato. Tutte queste malattie hanno un fattore comune: ognuna di esse può essere considerata l'effetto di una prolungata sovrapproduzione di cattivi eicosanoidi. Forse queste integrazioni non sono sufficienti a ristabilire da sole un buon equilibrio degli eicosanoidi di zia Carlotta, di zio Giovanni o del cugino Mario. I veri benefici potrebbero essere dovuti al fatto che già le loro diete li mantengono nei paraggi della Zona e che l'integrazione di micronutrienti è sufficiente a portarli in Zona, dove è più facile curare e persino guarire ogni malattia.

Ma quello che sembra essere stato utile a zia Carlotta, allo zio Giovanni e al cugino Mario, potrebbe non funzionare (e probabilmente non funziona) per la maggioranza delle persone. Certo, i micronutrienti sono importanti, ma per entrare nella Zona giocano un ruolo secondario. Il controllo dell'equilibrio dei macronutrienti nella dieta è da dieci a cento volte più importante della quantità di micronutrienti consumati. Inoltre, limitandoci a seguire una dieta pro Zona, dovremmo ottenere lo stesso tutti i micronutrienti necessari all'organismo (eccezion fatta per la vitamina E).

Ma allora, integrare la dieta con supplementi di vitamine e sali minerali è una cattiva idea? Certamente no. In realtà, farlo con moderazione può essere una polizza sulla salute relativamente poco costosa. Ma, anche assumendone in alte dosi, se non si segue la dieta giusta non si fa nulla per raggiungere la Zona, si fa semplicemente un'operazione inutile e del tutto fine a se stessa. Integrare la

Cofattori enzimatici	Percentuale della RDA
Vitamina B3	
Tonno (120 g)	65%
Tacchino (120 g)	55%
Pollo (120 g)	55%
Salmone (120 g)	37%
Vitamina B6	
Tonno (120 g)	45%
Salmone (120 g)	35%
Trota (120 g)	35%
Tacchino (120g)	27%
Pollo (120 g)	27%
Zinco	
Merluzzo (120 g)	97%
Fagioli (120 g)	29%
Tacchino (120 g)	23%
Magnesio	
Tonno (120 g)	42%
Tofu (120 g)	33%
Sogliola (180 g)	18%

Tabella 10.2 - Fonti di cofattori enzimatici pro Zona.

dieta senza tenere sotto controllo l'equilibrio dei macronutrienti equivale a costruire un castello di sabbia sulla spiaggia della salute: non saranno certo queste le mura capaci di proteggervi da un'ondata di alta marea ormonale!

Se ci tenete a prevenire l'eventualità di ammalarvi, cercate di raggiungere la Zona con una dieta corretta, anziché con qualche pillola miracolosa.

11

L'aspirina:
il farmaco miracoloso

L'ASPIRINA è forse il più importante dei farmaci-miracolo prodotti in questo secolo. Nessun'altra medicina produce effetti a così vasto raggio. Combatte il dolore, controlla la febbre, riduce l'infiammazione e aiuta a prevenire infarti e ictus. Non mancano indizi secondo i quali contribuirebbe a prevenire il cancro. Per essere un farmaco così comune e diffuso, l'aspirina è sorprendentemente versatile.

Eppure, ancora settant'anni dopo essere stata messa sul mercato dalla tedesca Farbenfabriken Bayer, nessuno sapeva come funzionasse effettivamente. Nel 1966 il *New York Time Magazine* la definiva «il farmaco prodigioso che nessuno comprende». La svolta avvenne alla fine degli anni Sessanta, quando John Vane, un farmacologo inglese del Royal College of Surgeons, scoprì che l'aspirina inibisce la produzione di una sottoclasse di eicosanoidi chiamati *prostaglandine*, compiendo una «missione suicida» contro la *cicloossigenasi*, l'enzima che controlla la produzione di tutte le prostaglandine. Vane scoprì che ogni molecola di aspirina ne distrugge completamente una di cicloossigenasi, e che all'organismo servono poi da quattro a sei ore per produrne nuovamente. Quindi, quanta più aspirina si assume, tante meno prostaglandine (buone o cattive che siano…) l'organismo produce.

Il segreto degli svariati effetti prodotti dall'aspirina è proprio l'azione sulle prostaglandine, molte delle quali sono jolly biologici: aiutano a regolare la dilatazione e il restringimento dei vasi sanguigni, a scatenare e calmare le infiammazioni, soprattutto nelle articolazioni, eccetera. La scoperta che l'aspirina frenava la produzione di alcuni cattivi eicosanoidi spiegò il suo ruolo fondamentale nel combattere dolori, febbre e infiammazioni, e pose le basi per comprendere la sua importanza nella prevenzione di attacchi cardiaci, ictus e cancro.

Nel 1982, le ricerche che aveva condotto in gioventù valsero a Vane il più agognato degli onori scientifici: il premio Nobel per la medicina. Egli però non era ancora riuscito a spiegare in quale modo l'aspirina ostacolasse la coagulazione del sangue. A metà degli

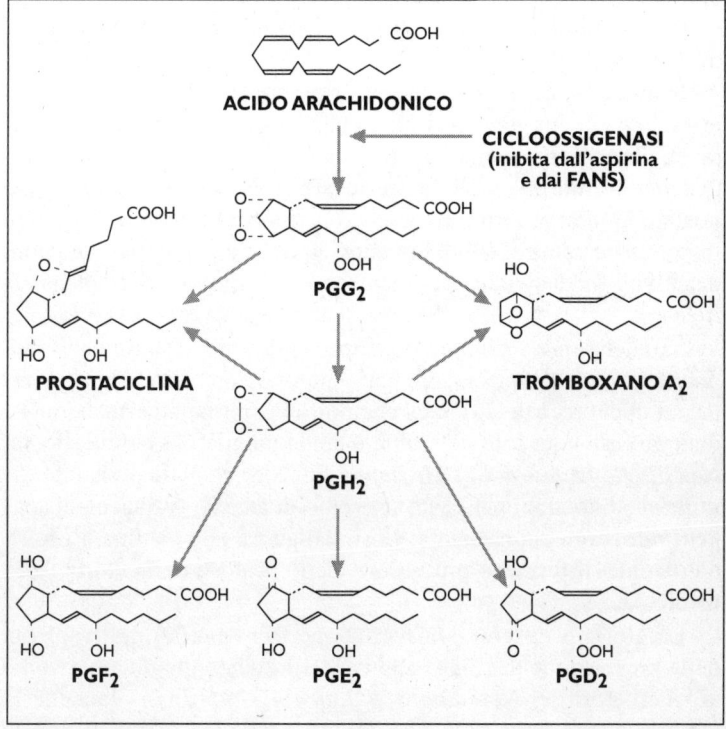

Figura 11.1 - Metabolismo dell'acido arachidonico tramite l'enzima cicloossigenasi.

anni Settanta lo svedese Bengt Samuelsson, dell'Istituto Karolinska di Stoccolma, scoprì che una delle prostaglandine, la prostaglandina G_2 (PG G_2), poteva trasformarsi in un altro eicosanoide, il tromboxano A_2 (*Figura 11.1*). Grazie a questa scoperta condivise il premio Nobel con Vane e con Sune Bergstrom, anch'egli dell'Istituto Karolinska, che aveva svelato la struttura molecolare degli eicosanoidi.

Samuelsson scoprì che il tromboxano A_2 spinge le piastrine del sangue a legarsi e di conseguenza a formare trombi che, se diventano sufficientemente grandi, possono occludere i vasi sanguigni, provocando infarti o ictus. La scoperta di Vane poteva spiegare in che modo l'aspirina combatta anche il tromboxano A_2: eliminando la prostaglandina che costituisce il «genitore» biologico, il precursore del tromboxano, ed evitando in tal modo la formazione dei trombi.

Il suo ruolo nel favorire le occlusioni vascolari fa del tromboxano A_2 uno dei più pericolosi tra gli eicosanoidi cattivi. Va detto, tuttavia, che all'organismo è sempre necessaria una certa quantità – per quanto minima – anche di questa sostanza, in assenza della quale potremmo morire dissanguati a causa di piccole ferite senza importanza: come al solito, un buon equilibrio di eicosanoidi buoni e cattivi è fondamentale per mantenere il corpo sano e in piena efficienza.

Samuelsson era dunque riuscito a spiegare il meccanismo mediante il quale l'aspirina avrebbe potuto aiutare a prevenire gli attacchi di cuore. Ma la ricerca che portò l'aspirina alla ribalta mondiale fu resa nota solo nel 1988, quando un articolo pubblicato sul *New England Journal of Medicine* dimostrò che tale preparato diminuisce fino al 40 per cento il rischio di attacco cardiaco nei soggetti maschi in buona salute. Così, dalla sera alla mattina, l'aspirina divenne il farmaco più utile e meno costoso della storia della medicina.

La gloria e i premi per aver scoperto i benefici dell'aspirina nella prevenzione degli attacchi cardiaci andarono a Samuelsson e ai ricercatori del *New England Journal of Medicine*, benché la stessa scoperta fosse stata già pubblicata più di trent'anni prima da un solitario pioniere delle terapie cardiovascolari, il dottor Lawrence Craven. Sfortunatamente era apparsa sull'oscuro *Mississippi*

Valley Medical Journal. Quanti milioni di attacchi cardiaci si sarebbe potuto prevenire (forse anche le morti premature di mio padre e dei miei zii), se Craven avesse diffuso i risultati delle sue ricerche su di una rivista un po' più prestigiosa, e perciò più diffusa e degna di fede?

Il valore di queste scoperte, che rivelarono il potenziale salvavita dell'aspirina, è incalcolabile. Vediamo qualche numero. L'aspirina può aiutare a ridurre del 40 per cento l'incidenza degli attacchi cardiaci, e probabilmente il 20 per cento degli ictus. Non si tratta certo di cifre insignificanti: 1.500.000 attacchi di cuore l'anno uccidono oltre 500.000 persone. Le vittime di ictus sono 400.000, oltre 100.000 i decessi.

È facile calcolare che il corretto utilizzo dell'aspirina potrebbe permettere di prevenire più di 680.000 attacchi in totale, salvando 220.000 vite umane, quante, per esempio, ne stronca ogni anno il cancro ai polmoni. Senza parlare del risparmio di miliardi di spese sanitarie.

Un altro esempio è dato dall'ipertensione da gravidanza. Circa il 10 per cento delle donne incinte sviluppa una tipica forma di ipertensione, provocata da un'eccessiva produzione di tromboxano A_2. La somministrazione di aspirina a basso dosaggio si è rivelata utile nel combattere efficacemente questa forma di ipertensione, che è la causa del 20 per cento dei decessi in gravidanza. Questo risultato stupefacente è possibile perché, oltre a essere un forte induttore dell'aggregazione piastrinica, il tromboxano A_2 è anche un potentissimo vasocostrittore: non sorprende perciò che, inibendolo, si riduca anche l'ipertensione da gravidanza.

Altrettanto interessante è l'utilizzo potenziale dell'aspirina nella prevenzione del cancro al colon, che è la principale causa di morte per tumore tra i non fumatori. Oltre 150.000 persone sviluppano ogni anno un cancro al colon, più di un terzo con esiti fatali. I decessi dovuti a questa patologia (58.000) sono molto più numerosi di quelli per tumore al seno (46.000). Secondo uno studio del 1991, riportato dal *New England Journal of Medicine*, l'uso regolare di aspirina potrebbe ridurre i decessi per cancro al colon di oltre il 40 per cento.

Il cancro, come le cardiopatie, può considerarsi il risultato di uno squilibrio degli eicosanoidi. Le cellule del sistema immunitario NK (*natural killer*) costituiscono una delle principali difese specifiche, una specie di polizia anticancro dell'organismo, alla costante ricerca di cellule anomale da distruggere. Gli eicosanoidi cattivi, come la prostaglandina PGE_2, ostacolano l'attività delle NK. Se l'attività delle NK diminuisce, le cellule cancerose avranno ovviamente una probabilità molto maggiore di sopravvivere ed eventualmente moltiplicarsi.

L'aspirina è un inibitore della produzione di prostaglandine: mentre mette fuori combattimento la PGE_2, riducendo infiammazione e dolore, inibisce contemporaneamente la prostaglandina che contrasta le cellule NK, con il risultato che il sistema difensivo dell'organismo può scoprire e distruggere più facilmente le cellule cancerose prima che queste formino dei tumori.

Anche se gli effetti dell'aspirina sugli attacchi di cuore e sull'ipertensione da gravidanza e il suo potenziale anticancro sono spettacolari, essa è comunemente usata per affezioni più semplici, in casi di mal di testa e febbre, laddove si evidenzia un altro aspetto affascinante del ruolo degli eicosanoidi nel nostro organismo.

Nel mal di testa il dolore è causato da una vasocostrizione cerebrale, dall'eccessivo rilascio di «mediatori del dolore» (eicosanoidi cattivi) o da entrambe le cause.

L'aspirina vi pone rimedio perché abbassa il livello di tromboxano A_2, riducendo la vasocostrizione, e inibisce la produzione di tutte le prostaglandine (e quindi anche della PGE_2, il principale mediatore di febbre e dolore). Questo farmaco miracoloso agisce semplicemente ostacolando la sovrapproduzione di eicosanoidi cattivi.

Cardiopatie, cancro, ipertensione, dolore, febbre: lunga e impressionante è la lista delle malattie trattabili, se non addirittura prevenibili, con l'aspirina. Essa possiede però anche un lato oscuro: è ben lungi dall'essere un farmaco del tutto sicuro. I suoi effetti collaterali possono essere molto gravi.

Torniamo alla gravidanza. L'aspirina riduce l'ipertensione, ma può anche provocare emorragie interne e aborto. In questi casi va quindi prescritta con grande attenzione al dosaggio da parte del medico (il rischio di emorragie dovrebbe indurre la stessa cautela nei milioni di persone che nell'aspirina cercano sollievo dall'artrite cronica).

Si segnalano oltre 10.000 casi all'anno di overdose da aspirina, per le ragioni più varie. È un fatto poco noto, ma se assunto in dosi troppo elevate questo farmaco può anche essere letale: l'aspirina non è quindi del tutto innocua, anche se viene venduta senza ricetta medica.

La verità è che l'aspirina agisce sull'organismo in modo indifferenziato, colpendo, assieme a quelle cattive, anche le prostaglandine buone

Se si soffre di mal di testa o di artrite, pur di avere un temporaneo sollievo non si fa certo caso alla perdita di un po' di prostaglandine buone. Ma se questa situazione dura troppo a lungo, si abbassa costantemente il livello di tutte le prostaglandine. Le piastrine non si aggregano più quando dovrebbero (con il rischio di emorragie interne), lo stomaco non produce bicarbonato (con il rischio di ulcere) e possono prodursi emorragie del tratto gastrointestinale. Sarà forse sorprendente a questo punto sapere che il *misoprostol*, nuovo e rivoluzionario farmaco che previene le emorragie gastrointestinali da aspirina, è la versione sintetica di un eicosanoide buono, la PGE_1.

Ma, ciò che è peggio, l'assunzione prolungata di aspirina può deprimere il sistema immunitario.

E non mancano altre complicazioni: si può sviluppare ipersensibilità all'aspirina. Quando è inibita la formazione di prostaglandine, infatti, l'acido arachidonico non sparisce magicamente dall'organismo, ma si trasforma in *leucotrieni*, i mediatori delle allergie (che sono un'altra sottoclasse di eicosanoidi), cosicché, alla fine, potrebbe capitare che diventiamo allergici alla medicina che dovrebbe curarci.

L'aspirina è dunque un'arma a doppio taglio: può prevenire o curare le malattie, ma può anche far ammalare. Quel che serve, invece, è un farmaco che offra tutti i suoi vantaggi, ma nessuno degli effetti collaterali; un farmaco più raffinato, che potenzi i livelli di eicosanoidi buoni, facendo contemporaneamente calare il livello di quelli dei cattivi.

Ma esiste, un farmaco con queste caratteristiche? Esiste, ed è alla portata di tutti: il cibo.

L'aspirina agisce brutalmente su un solo gruppo di eicosanoidi (le prostaglandine), eliminando i buoni e i cattivi. Una dieta pro

Zona mantiene un salutare equilibrio tra essi, stimolando la corretta produzione di quelli buoni e limitando opportunamente quelli cattivi.

Se l'aspirina è un farmaco miracoloso, gli eicosanoidi sono degli ormoni miracolosi.

12

Gli eicosanoidi:
gli ormoni miracolosi

RAMMENTATE la vostra ultima influenza? Se fate come me, avete probabilmente preso un paio di aspirine. Non vi hanno guarito, ma dopo pochi minuti stavate già meglio: sintomi attenuati, febbre calata, sparito il mal di testa, cervello più lucido.

L'aspirina ha quell'effetto benefico perché agisce su quegli eicosanoidi così importanti, le prostaglandine.

Se la relazione tra aspirina e prostaglandine non fosse stata ancora studiata e spiegata a fondo, io non starei scrivendo questo libro: furono infatti le profonde implicazioni di quella scoperta per la cura e la prevenzione delle cardiopatie che mi avviarono sul cammino giusto per svelare i segreti della Zona.

Verificati i potenti e benefici effetti dell'aspirina, ci si potrebbe domandare se essa possa servire a portarci nella Zona. La risposta è no.

Alterando temporaneamente l'equilibrio degli eicosanoidi mediante l'inibizione di tutte le prostaglandine, l'aspirina produce sulla Zona effetti brutali. Se il vostro problema è l'eccesso di prostaglandine «cattive», essa altererà l'equilibrio in vostro favore solo temporaneamente, mentre a voi serve mantenerlo costante. Questo è possibile solo con il cibo.

Per comprendere a fondo il rapporto critico tra dieta e Zona, bisogna decifrare il codice nutrizionale che comunica all'organismo quale tipo di eicosanoidi produrre. Questo codice, per vari aspetti,

113

influisce quanto il DNA. Quanto meglio si è in grado di decifrarlo, tanto più a lungo ci si può mantenere nella Zona.

Questa teoria sfida molte opinioni correnti riguardo al ruolo dei grassi nella dieta. Le materie prime per produrre tutti gli eicosanoidi sono gli EFA, la cui presenza nella dieta è indispensabile, in quanto l'organismo non è in grado di sintetizzarli.

Gli EFA sono in totale otto, divisi in due classi, omega 6 e omega 3. Anche se tutti possono convertirsi in eicosanoidi, gli omega 6 sono i più importanti per raggiungere la Zona. Gli eicosanoidi prodotti a partire dagli omega 3 sono neutrali, mentre gli EFA omega 6 sono i precursori sia dei buoni, sia dei cattivi eicosanoidi. Per semplificare, l'effetto della dieta (in particolare il rapporto tra proteine e carboidrati ad ogni pasto) sul destino metabolico degli EFA omega 6 determina se entrerete o no nella Zona.

La produzione di eicosanoidi comincia con l'*acido linoleico*, un EFA presente in ogni cibo (in quelli proteici, nelle verdure e nei cereali). Di solito, più un alimento è grasso, più ne contiene. Le lipoproteine a bassa densità (LDL, il famigerato colesterolo cattivo) sono i vagoncini molecolari che portano l'acido linoleico fino all'interno delle cellule. Senza LDL non è possibile produrre eicosanoidi (un altro esempio di una sostanza «cattiva» che fa un lavoro «buono»).

Dato che l'acido linoleico è essenzialmente un neonato gracile, una volta penetrate le cellule deve «crescere» per diventare un eicosanoide. Questo processo avviene con una sequenza di trasformazioni molecolari che si possono considerare come tappe intermedie della sua trasformazione in eicosanoide «adulto».

Il primo passo è l'attivazione, ossia la conversione dell'acido linoleico in *acido gamma linolenico* (GLA), grazie a un enzima chiave, il δ-*6-desaturasi*: si potrebbe paragonare il GLA a un «bambino» divenuto «adolescente» con l'aiuto di un valido «maestro», rappresentato proprio da questo enzima. A differenza dell'acido linoleico, presente in tutti i cibi, il GLA è rarissimo. La fonte più ricca è il latte materno, anche se se ne possono riscontrare minime tracce in un cibo comune come la farina di avena.

Il GLA è un EFA «attivato», che permette all'organismo di produrre altri EFA attivati, seppur in quantità molto piccole (*Figura 12.1*). Se, per un motivo qualsiasi, l'organismo non producesse GLA, non sarebbe più in grado di sintetizzare eicosanoidi (buoni o

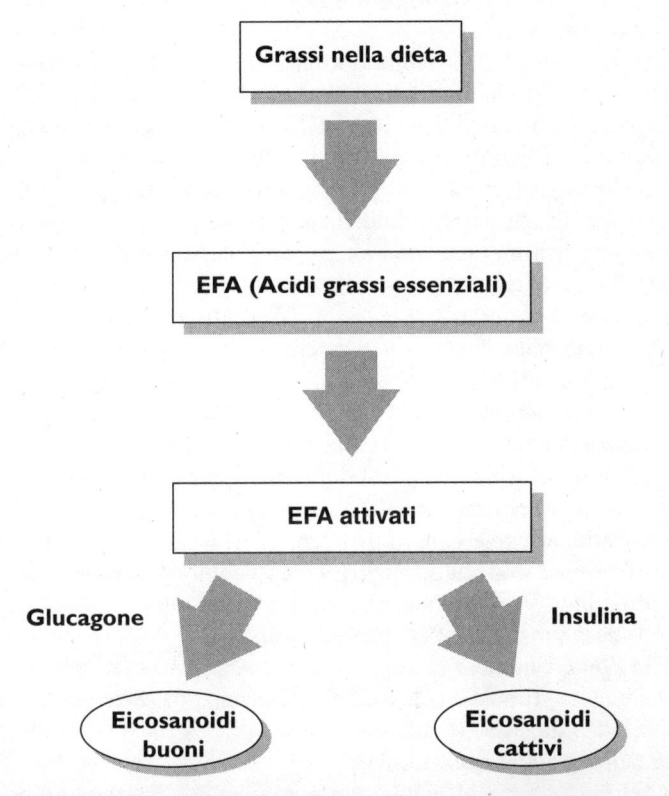

Figura 12.1 - Controllo degli eicosanoidi da parte dei grassi contenuti nella dieta.

cattivi), né di ottimizzare la propria funzionalità. In altre parole, se si vuole raggiungere la Zona, gli acidi grassi omega 6 devono contenere una quota adeguata di GLA.

Due sono i periodi in cui, nella nostra vita, manchiamo della capacità di produrre sufficiente GLA, con grave disturbo della produzione di eicosanoidi. Il primo è quando veniamo al mondo: soltanto sei mesi dopo la nascita, infatti, il δ-6-desaturasi raggiunge la piena attività. Fino ad allora l'indispensabile GLA (che nei

115

primissimi mesi di vita non si produce ancora) proviene solo dal latte materno.

Ciò spiega perché i bambini allattati al seno sono invariabilmente più sani e più magri dei «figli del biberon»: con il latte materno ingeriscono quotidianamente GLA e possono perciò produrre più eicosanoidi buoni. Al contrario, il latte di vacca o di soia utilizzato nelle formulazioni per l'infanzia non contiene GLA. La Nestlé, società leader nel settore della nutrizione per bambini, ha impostato negli ultimi dieci anni un grande programma di ricerca per isolare il GLA e incorporarlo nei prodotti per neonati.

L'enzima δ-6-desaturasi entra in piena attività verso i sei mesi di vita del neonato, che può così essere svezzato e produrre da solo il GLA che gli serve.

Il secondo periodo è dopo i trent'anni. Man mano che si invecchia, l'enzima impigrisce: le ricerche dimostrano che dai 25 ai 65 anni la produzione di eicosanoidi si riduce progressivamente a un terzo.

Molte delle malattie croniche associate con l'invecchiamento (cardiopatie, artrite e cancro, per fare degli esempi) sono strettamente connesse allo squilibrio degli eicosanoidi (se non addirittura alla loro carenza). Potrebbero essere il risultato del rallentamento del δ-6-desaturasi. Con l'età, diventa sempre più difficile raggiungere la Zona. Uno dei più importanti vantaggi della dieta pro Zona consiste nello stimolare l'attività di questo enzima. Seguendo quest'approccio dietetico, a qualsiasi età si può continuare a produrre GLA nella quantità necessaria.

Altri fattori, oltre all'invecchiamento, possono deprimere la capacità dell'organismo di produrre GLA (*Figura 12.2*). Tra tutti, il fattore più importante (certamente il più gestibile) è la dieta, che può influenzare negativamente l'attività del δ-6-desaturasi in tre modi. Il metodo più infallibile per farsi del male è di seguire una dieta troppo ricca di carboidrati, che rallentano l'attività dell'enzima secondo la seguente formula:

δ-6-desaturasi pigro = meno GLA = meno eicosanoidi buoni = più adipe (e meno salute).

Proprio come capita ai figli del biberon.

Le diete iperglucidiche incidono quindi negativamente. Ci sono però modi più subdoli per «impigrire» la produzione di GLA. Per esempio consumare elevate quantità di *acido alfa linolenico* (ALA), un omega 3 presente in grande concentrazione nei semi di lino, nell'olio di semi di lino e nelle noci.

L'ALA è un guastafeste per gli enzimi che controllano l'ultima fase di trasformazione degli EFA omega 6 in eicosanoidi. Per molti versi è l'equivalente biologico dell'aspirina: ostacolando il δ-6-desaturasi, boicotta la produzione degli eicosanoidi sia buoni sia cattivi.

C'è poi una popolare invenzione che ha avuto conseguenze devastanti: gli oli vegetali parzialmente idrogenati, che contengono acidi grassi di tipo «trans-».* Questi oli lavorati industrialmente irrancidiscono con maggior difficoltà e sono largamente utilizzati nell'industria alimentare. I cibi che contengono acidi grassi trans-si guastano molto meno, ma chi li consuma paga un pesante prezzo biochimico, poiché anch'essi ostacolano l'attività del δ-6-desaturasi, rallentando la produzione di GLA e di eicosanoidi buoni.

Dato che questi ultimi deprimono la produzione di colesterolo nel fegato, non sorprende che alti livelli di grassi trans- la facciano invece aumentare. La margarina ne è particolarmente ricca. Non contiene colesterolo, ma ne fa salire il livello ugualmente... E, dato che contiene molti grassi trans-, è un potente nemico, che caccerà fuori dalla Zona.

Non dimentichiamo le malattie, specialmente quelle virali. Studi svolti presso l'Università dell'Ohio hanno dimostrato che in pazienti affetti da affaticamento cronico da infezione virale Epstein-Barr, il δ-6-desaturasi risulta depresso. Ciò interrompe il circolo virtuoso degli eicosanoidi buoni.

Non escluderei che l'affaticamento cronico derivi da un'insufficienza di GLA (di cui parlerò più avanti). Tutte le infezioni virali, dal semplice raffreddore fino all'AIDS, deprimono più o meno il GLA, in funzione della potenza del virus. Quando si viene attacca-

* In natura le molecole degli acidi grassi insaturi possiedono una struttura molecolare chiamata cis- (per esempio, acido cis-linoleico eccetera). I processi industriali modificano la struttura, che diventa trans- (per esempio, trans-linoleico). Gli acidi grassi trans- sono ritenuti nocivi per la salute, per cui si dovrebbe consumare olio «spremuto a freddo», ossia senza nessuna lavorazione industriale, peraltro molto più costoso.

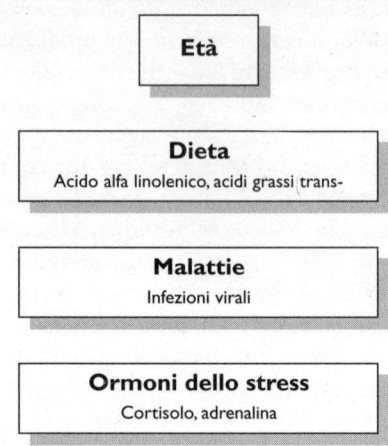

Età

Dieta
Acido alfa linolenico, acidi grassi trans-

Malattie
Infezioni virali

Ormoni dello stress
Cortisolo, adrenalina

Figura 12.2 - Fattori che possono deprimere l'attività dell'enzima δ-6-desaturasi.

ti da un virus, il fatto di avere nelle cellule una adeguata quantità di GLA sarà di grande aiuto nello sconfiggerlo.

L'ultimo nemico del GLA è lo stress. In una società a complessità crescente, lo stress è il nostro più fedele accompagnatore. Causa un notevole impatto fisico ed emotivo, cui l'organismo reagisce producendo elevate quantità di due ormoni: l'adrenalina e il cortisolo. L'adrenalina deprime la sintesi di GLA, il che, a sua volta, riduce la produzione di eicosanoidi buoni. Il suo compare cortisolo, invece, aumenta il livello dell'insulina, stimolando l'eccessiva produzione di eicosanoidi cattivi. In men che non si dica, ci ritroviamo fuori dalla Zona…

Tra infezioni virali, stress e dieta, come si è già detto, è la dieta il fattore meglio controllabile, dal momento che spetta a noi intervenire, semplicemente:

- riducendo la quantità di carboidrati;
- evitando l'eccesso di ALA;
- evitando i grassi trans-.

Il mantenimento di livelli adeguati di GLA è un fattore critico per godere di uno stato di salute ottimale. Per riuscirvi, il miglior metodo consiste nello scegliere accuratamente il tipo di grassi che si consumano, e seguire la dieta pro Zona, naturalmente.

Saturare il circuito degli EFA con il GLA è però solo il primo passo del viaggio verso la Zona. Per adempiere alla sua funzione fino in fondo, il GLA va a sua volta convertito in *acido dihomo gamma linolenico* (DGLA). Si tratta di un processo relativamente rapido e, purché i livelli di GLA siano adeguati, praticamente garantito. Al contrario, se il GLA è scarso la sua conversione è compromessa, e insieme sfuma ogni probabilità di raggiungere la Zona.

Solo con il DGLA comincia finalmente la produzione di eicosanoidi buoni e cattivi. A questo punto, infatti, il flusso si divide in due rivoli:

- nel primo rivolo, il DGLA si trasforma direttamente in eicosanoidi buoni (per esempio in PGE_1);
- nel secondo rivolo, il DGLA si converte in *acido arachidonico* (un altro EFA) grazie a un altro enzima, il *δ-5-desaturasi*, che agisce in pratica come una valvola idraulica, ripartendo il flusso degli EFA attivati.

Il δ-5-desaturasi lascia convertire in eicosanoidi buoni una parte del GLA, e ne destina un'altra parte a formare acido arachidonico, che a sua volta fa scattare la produzione di eicosanoidi cattivi (*Figura 12.3*). L'eccesso di acido arachidonico è un incubo metabolico. Materia prima per gli eicosanoidi cattivi, dal tromboxano A_2 (che provoca i trombi) alla PGE_2 (che provoca dolori e infiammazioni e deprime il sistema immunitario), fino ai leucotrieni (che scatenano allergie e malattie della pelle), l'acido arachidonico è così potente e pericoloso che, iniettato ai conigli da laboratorio, li uccide in tre minuti. Il rapporto DGLA/acido arachidonico in ogni singola cellula dell'organismo determina la produzione di buoni o cattivi eicosanoidi. Quest'equilibrio è il fondamento biochimico della Zona, interamente controllato dal δ-5-desaturasi.

Più quest'enzima è attivo, più è elevato il potenziale di produzione di acido arachidonico. Meno è attivo, maggiore è la produzione di DGLA. Inutile ricordare che l'obiettivo è produrre più

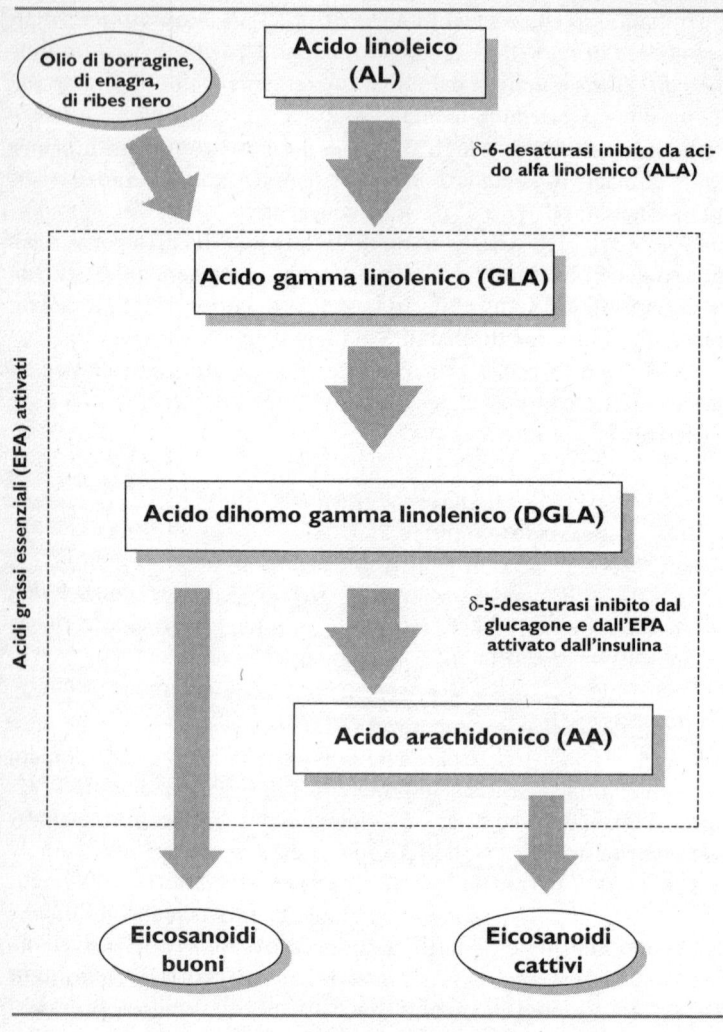

Figura 12.3 - Metabolismo degli EFA omega 6.

DGLA e meno acido arachidonico, per ottenere più eicosanoidi buoni e meno cattivi.

Sono gli ormoni a modulare l'azione del δ-5-desaturasi: in particolare l'insulina (che lo stimola) e il glucagone (che lo inibisce). A livello molecolare, l'equilibrio dinamico tra insulina e glucagone (controllato dalla dieta pro Zona) regola questa valvola enzimatica con una precisione cui nessuna medicina può arrivare, ma regola anche il flusso delle materie prime per produrre buoni e cattivi eicosanoidi.

Acido linoleico, GLA, acido alfa linolenico, DGLA, acido arachidonico, δ-5-desaturasi e δ-6-desaturasi, ecco la lunga lista dei protagonisti della complessa ricetta metabolica che regola gli eicosanoidi. Ma non è tutto. Bisogna aggiungere a questo minestrone l'ultimo ingrediente, un altro EFA, l'*acido eicosapentaenoico* (EPA). Membro della famiglia degli omega 3, esso funge da regolatore degli enzimi chiave (δ-5-desaturasi e δ-6-desaturasi) che dirigono il flusso degli EFA omega 6 verso la loro destinazione finale (eicosanoide, buono o cattivo). Quest'EPA, alla fine, si trasforma a sua volta in particolari eicosanoidi «neutri» (né buoni, né cattivi).

L'EPA è importante perché inibisce l'attività dell'enzima δ-5-desaturasi, che produce l'acido arachidonico: un adeguato apporto di EPA costituisce l'ultimo tassello di una strategia dietetica generale che aiuta a bloccare definitivamente la sovrapproduzione di eicosanoidi cattivi.

L'EPA è contenuto in alcuni pesci. La fonte più ricca (e, secondo me, la più saporita) è il salmone; seguono sardine e sgombri, mentre i pesci poco grassi, come il merluzzo o la platessa, ne contengono solo tracce.

Quanto pesce è dunque bene mangiare? Una ricerca pubblicata nel 1985 sul New *England Journal of Medicine* indicava in 200 mg di EPA alla settimana la dose sufficiente per ridurre significativamente il rischio di attacco cardiaco, e questo corrisponde a una porzione di salmone o a tre porzioni di tonno alla settimana.

Se entro nel dettaglio del metabolismo degli EFA omega 6 è per un valido motivo. Ritenni inizialmente che fosse possibile raggiungere la Zona utilizzando direttamente e soltanto EFA attivati: se GLA ed EPA sono così importanti per produrre eicosanoidi buoni – mi dicevo nel 1982 –, non sarebbe sufficiente aggiungerli alla dieta, senza prendersi il fastidio di controllare i macronutrien-

121

ti? Se fossi riuscito a dosare il corretto rapporto di GLA ed EPA in una capsula, avrei trovato il modo di controllare l'equilibrio degli eicosanoidi.

Se avessi saputo sviluppare, grazie al mio background farmacologico, una «pillola magica» a base di GLA (per alimentare il circuito degli EFA attivati) ed EPA (per ridurre l'attività del δ-5-desaturasi), la gente avrebbe potuto mangiare quello che voleva, inghiottire qualche pillola e stare nella Zona. Sfortunatamente, la vita non è mai così semplice, e la Zona neppure.

Pensavo all'inizio che bastasse isolare una quantità sufficiente di GLA ed EPA e determinarne il giusto rapporto di somministrazione.

Il mare è pieno di pesci da cui estrarre EPA, ma l'olio grezzo è contaminato da metalli pesanti e da altre sostanze inquinanti. Ma, se i metalli pesanti si eliminano con un semplice processo di raffinazione, per eliminare ogni sostanza tossica è necessario un sofisticato processo di ingegneria chimica chiamato «distillazione molecolare». L'estrazione di EPA adatto al consumo umano era quindi costosa ma fattibile. Metà del problema, pensai, era risolto.

Con il GLA, però, era un altro paio di maniche: ne esistono pochissime fonti sul pianeta, e la migliore (il latte umano) presenta problemi di approvvigionamento... L'unico altro alimento diffuso che ne contiene, ma solo in tracce, è la farina di avena.

Dovevo scovare qualche sostanza vegetale da cui si potesse ricavare un olio; tale sostanza si sarebbe dovuta poter coltivare su base intensiva e avrebbe dovuto contenere GLA in quantità tale da poter essere messa in commercio. Con mio fratello Doug ci seppellimmo nei recessi della biblioteca del Massachusetts Institute of Technology (MIT), compulsammo ogni testo di botanica per identificare i semi ricchi di GLA. Dei 250.000 semi grassi conosciuti, il GLA era presente solo in 250 e, di questi, solo 5 ne contenevano quantità non trascurabili. Tra questi ultimi, solo uno era adatto alla produzione di olio: il seme della borragine. Non sapevo neppure che cosa fosse, ma la citano i testi di botanica fin dal XII secolo, ed è usata oggi come erba ornamentale nei giardini inglesi e come erba commestibile altrove.

Bene, dunque: la borragine non abbondava, ma era potenzialmente adatta. Gli altri candidati «papabili», come l'olio di ribes nero e l'olio di enagra, presentavano significativi problemi che ne limitavano la commerciabilità. Il primo conteneva troppo ALA, mentre i semi di enagra erano troppo difficili da lavorare e il loro olio era comunque troppo povero di GLA. Così, nel 1983, Doug e io decidemmo di accaparrarci e controllare il mercato mondiale della borragine. A onor del vero non fu troppo difficile, dato che tutti i semi esistenti al mondo potevano stare sul sedile posteriore di un'auto (e noi li avevamo acquistati tutti).

Il passo successivo fu imparare a coltivarla. Sembra che la borragine cresca bene solo in due località: nelle valli della Nuova Zelanda meridionale e nelle pianure settentrionali del Canada (precisamente nel Saskatchewan). Il GLA viene infatti prodotto dalle piante come risposta alle basse temperature: è una specie di antigelo botanico. Il Saskatchewan era più vicino, e ci trasferimmo lì per un anno e mezzo per imparare a coltivare la borragine, per estrarne dai semi l'olio e per rendere quest'ultimo commestibile per l'uomo.

Nel 1985 eravamo pronti a lanciarlo sul mercato statunitense. Sapevo però che integrare la dieta con il solo GLA era inutile senza l'appropriato complemento di EPA.

Qual è – ci domandammo allora– il corretto rapporto EPA/GLA? Facendo da cavie, Doug e io trovammo una proporzione che pareva ideale per condurci alla Zona. Partivamo, ovviamente, dal presupposto che qualsiasi organismo umano funzionasse biochimicamente come il nostro.

Mi sentivo ormai prossimo alla fama e al successo economico per aver sviluppato la prima applicazione dietetica basata sul premio Nobel per la medicina del 1982. Il mio entusiasmo fu però rapidamente smorzato dai nostri primi esperimenti su atleti e cardiopatici. I risultati della somministrazione di GLA ed EPA mostrarono che il metodo era grezzo, modulava gli eicosanoidi in modo troppo brutale e non dava in modo sistematico i risultati attesi: se in alcuni casi gli effetti erano a dir poco spettacolari, in altri ottenevamo grandi risultati iniziali, ma in seguito interveniva un crollo; in altri casi ancora, per finire, non accadeva nulla.

Aggirai queste difficoltà personalizzando il rapporto GLA/EPA, e sembrò che le cose funzionassero meglio. Si evidenziò, tuttavia, che per rimanere nella Zona con la sola integrazione di EFA attivati era necessario un continuo riaggiustamento della proporzione tra GLA ed EPA per ogni soggetto. Così, raggiungere la Zona con i soli EFA diventava più arte che scienza... e non era quello che volevo. Mi mancava il tassello fondamentale per completare il puzzle, ma dov'era? Mi accorsi che con le donne il rapporto GLA/EPA andava variato di più, e più spesso che con gli uomini. Tornai alla biblioteca del MIT per provare a capirne il perché. Trovai la risposta su alcune riviste scientifiche poco note: l'enzima δ-5-desaturasi agisce sotto stretto controllo ormonale. L'EPA esercita certamente un certo effetto sulla sua attività, ma una modulazione veramente efficace richiede il controllo di un asse ormonale.

A questo punto era facile indovinare: l'asse ormonale da controllare era quello di insulina e glucagone. Capivo finalmente perché sembrava che le donne richiedessero un più frequente riaggiustamento del rapporto GLA/EPA per stare nella Zona: le donne ingeriscono mediamente meno proteine degli uomini semplicemente perché molte seguono diete iperglucidiche. Come risultato il GLA che somministravamo tendeva a trasformarsi in acido arachidonico, poiché l'effetto stimolante dell'insulina annullava quello inibitorio dell'EPA.

In questo modo il rapporto DGLA/acido arachidonico inizialmente cresceva e poi, in chi seguiva queste diete iperglucidiche, calava man mano che l'acido arachidonico si accumulava. Ecco perché, per stare nella Zona, il loro fabbisogno di GLA progressivamente calava, mentre quello di EPA cresceva.

Compresi inoltre come, per raggiungere la Zona e restarci, fosse più importante controllare il rapporto tra insulina e glucagone che non integrare la dieta con EFA attivati. Cambiai quindi marcia e mi concentrai sul rapporto proteine/carboidrati come corsia preferenziale per accedere alla Zona. Questo nuovo approccio mi consentì di fare una scoperta sorprendente, valida per gli uomini come per le donne: quanto più ci si mantiene vicini al rapporto ideale proteine/carboidrati (0,75), tanto più si è in grado di attivare l'enzima δ-6-desaturasi.

In sostanza, la dieta pro Zona previene il normale impigrimento di quest'enzima dovuto all'età e riduce al minimo il bisogno di una sistematica integrazione di GLA. Sarà l'organismo a produrne più che a sufficienza per alimentare il circuito degli EFA attivati.

Quindi, dopo tutti gli sforzi che avevo fatto per accaparrarmi il mercato mondiale della borragine, ero giunto alla conclusione che, purché segua una dieta pro Zona, un individuo normale può procurarsi tutto il GLA che gli serve mangiando semplicemente da tre a cinque scodelle di fiocchi d'avena alla settimana. Tramontò così il sogno di una sterminata piantagione per rifornire di GLA tutto il pianeta (per lo meno, l'anno e mezzo trascorso in Canada era stato interessante... improduttivo ma interessante).

Tutta questa digressione serve a dimostrare che, come nel caso di vitamine e sali minerali, non è tutto oro quello che luccica: il controllo del δ-5-desaturasi, il vero ingresso della Zona, si ottiene seguendo una dieta adeguata, non (o, almeno, non solo) integrando il cibo con EFA attivati.

In ogni modo, se una copertura di vitamine e sali minerali può costituire una polizza assicurativa in più, lo stesso discorso si può fare con l'EPA. Dove trovarlo? Se il salmone non vi piace, provate il pesce spada o il tonno, anche se ne contengono in quantità minore. Se proprio non riuscite a mangiare nessun tipo di pesce, integrate la vostra dieta con capsule di olio di pesce, accertandovi di acquistare un prodotto che abbia subìto un processo di distillazione molecolare per eliminare le sostanze nocive (l'unico modo di verificarlo è che l'etichetta dichiari la totale assenza di colesterolo, altra sostanza che viene eliminata attraverso la distillazione molecolare).

Per essere certi di assumere abbastanza GLA (ne servono normalmente 1-2 mg al giorno) è sufficiente mangiare i fiocchi d'avena da tre a cinque volte alla settimana; se si integra la dieta con capsule di GLA, si aggiunga come minimo una quantità superiore (da 50 a 100 volte) di EPA: queste sono le misure auree, da rispettare rigorosamente per stare nella Zona. Ma attenzione: la migliore dose di integratore è sempre quella minima, e la migliore fonte di EFA attivati resta sempre il cibo.

Un buon equilibrio tra DGLA e acido arachidonico

Che cosa si guadagna a mantenere un equilibrato rapporto DGLA/acido arachidonico? Dato che molti dei farmaci utilizzati per curare i sintomi di malattie croniche* fanno piazza pulita di tutti gli eicosanoidi, si ritiene comunemente che questi siano tutti cattivi. Eppure gli eicosanoidi buoni, derivati dal DGLA, sono altrettanto potenti di quelli cattivi.**

Per comprendere quanto gli eicosanoidi buoni siano importanti a livello molecolare, esaminiamone uno, che deriva dal DGLA: la prostaglandina E_1 (PGE_1). Vediamo quali sono i suoi effetti sull'organismo.

Prima di tutto, la PGE_1 svolge alcune funzioni cruciali per il sistema cardiovascolare:

- inibisce l'aggregazione delle piastrine, limitando il rischio di trombosi;
- fa dilatare i vasi sanguigni, garantendo un adeguato flusso di sangue da e verso il cuore;
- contrasta così gli effetti ostruttivi dell'aterosclerosi (e, per inciso, quest'aumento del flusso sanguigno è il motivo per cui le iniezioni di PGE_1 sono uno dei principali trattamenti contro l'impotenza maschile);
- aiuta a ridurre la produzione epatica di colesterolo organico;
- controlla il rilascio delle *linfochine*, che «scatenano» l'azione del sistema immunitario;
- limita la proliferazione di quelle cellule del sistema immunitario che talvolta «impazziscono» attaccando altre cellule sane (ciò che avviene nelle malattie *autoimmuni*, come l'artrite reumatoide);
- limita il rilascio di istamina, frenando tutta una serie di reazioni allergiche:
- riduce il dolore, oltre a combattere le infiammazioni.

* L'aspirina, i corticosteroidi e tutti gli antinfiammatori non steroidei (FANS): ibuprofene, paracetamolo, nimesulide, naproxene eccetera.
** Esiste un eicosanoide buono derivato dall'acido arachidonico: la PGI_2, chiamata anche *prostaciclina*. Questo eicosanoide è presente principalmente nelle cellule endoteliali che ricoprono le pareti interne dei vasi sanguigni. Sfortunatamente non esiste modo, con la dieta, di aumentare il livello di prostaciclina senza elevare anche i livelli degli eicosanoidi cattivi.

Nel sistema endocrino, la PGE_1:

- stimola la secrezione di ormoni vitali della tiroide, del surrene e della ghiandola pituitaria, compreso l'ormone della crescita;
- controlla i neurotrasmettitori, che agiscono da messaggeri chimici del sistema nervoso;
- potenziando la ricezione e la trasmissione di questi messaggeri può ridurre la necessità di sonno e combattere la depressione;
- agisce anche come un potente soppressore del rilascio di insulina da parte del pancreas, innescando perciò un circolo virtuoso per aiutarvi a stare nella Zona.

Nello stomaco la PGE_1 inibisce la secrezione degli acidi che, se lasciati fuori controllo, sono causa scatenante di ulcere; nel sistema respiratorio rilassa i tessuti bronchiali e riduce l'intensità delle crisi di asma.

Non vi pare che, per una sola sostanza, si tratti di una lista impressionante? Se si considera che la PGE_1 è solo uno degli eicosanoidi buoni, si capisce immediatamente quanto essi siano onnipresenti e assolutamente cruciali nel lubrificare bene tutti gli ingranaggi dell'organismo.

Preparate un mazzo truccato

È il momento della resa dei conti. Per raggiungere la Zona, e goderne le ricompense in termini di salute e di efficienza fisica, truccate il mazzo a vostro favore.

Come si può essere sicuri di produrre più eicosanoidi buoni che cattivi? La risposta è semplice: mantenendo equilibrato il rapporto DGLA/acido arachidonico.

Il modo più sicuro per riuscirci è, in primo luogo, mantenere il giusto equilibrio tra insulina e glucagone: troppa insulina stimola l'enzima δ-5-desaturasi, facendo scattare l'eccesso di produzione di acido arachidonico e di eicosanoidi cattivi; il glucagone ne deprime invece l'attività, immagazzinando DGLA nelle membrane cellulari e facendo calare al tempo stesso la produzione di acido arachidonico.

È come una lotteria biologica. DGLA e acido arachidonico sono le palline nell'urna, e a ogni pasto avviene un'estrazione. Più biglietti marcati DGLA ognuna delle cellule ha acquistato, più facilmente voi vincerete il primo premio: l'equilibrio favorevole degli eicosanoidi, supersalute e massima performance.

Ma attenzione: anche quando vincete, spenderete tutto entro 4-6 ore, quando ci sarà la prossima estrazione. Vale la pena di ripeterlo: dal punto di vista ormonale valete quanto il vostro ultimo pasto (e quanto il prossimo).

Controllarne il contenuto dipende da voi, se ci tenete a vivere nella Zona.

13

La Zona e il cuore

NEGLI ultimi quarant'anni il mondo occidentale ha ingaggiato una lotta senza quartiere contro le cardiopatie. La scienza e la tecnologia hanno fornito un arsenale di nuove potenti armi: farmaci per abbassare la pressione e il colesterolo, chirurgia dei by-pass coronarici, trapianti del cuore, pace-maker e angioplastica, sia con i palloncini, sia con il laser chirurgico.

Pare che si faccia esercizio fisico quanto mai in passato: jogging, golf, tennis, sollevamento pesi, mille tipi di ginnastica aerobica e chi più ne ha più ne metta. Molte persone, bombardate dai media e dai «guru» della nutrizione, seguono diete ritenute «salva-cuore».

Giornali e televisione ripetono fino alla nausea che sono tutte cose che funzionano. Strombazzano ogni giorno nuove statistiche: secondo loro le cardiopatie sono in declino e finalmente stiamo vincendo la guerra.

Eppure, nonostante tutti questi progressi, la tragica verità è che le cardiopatie restano l'assassino numero uno: negli Stati Uniti, per esempio, nel 1989 hanno ucciso oltre 750.000 persone, il 50 per cento in più della seconda causa di mortalità, rappresentata dal cancro. Nel mio piccolo, le statistiche famigliari sono ancora peggiori. Forse un problema di cuore ha ucciso anche qualche membro della vostra famiglia, o qualche caro amico.

Quindi, non è che si siano fatti questi grandi progressi.

Perché, dunque, parlarne? In primo luogo perché, mentre il numero dei decessi a causa di patologie cardiovascolari è diminuito, quello degli attacchi cardiaci non è variato sostanzialmente: in altre parole, a tutt'oggi pare che gli americani siano colpiti dallo stesso numero di attacchi, anche se meno frequenti sono i decessi, e la stessa casistica si può riscontrare in tutte le società occidentali in generale.

In secondo luogo perché è possibile che i decessi per malattie cardiovascolari siano costantemente sottovalutati. Uno studio della Yale University ha rivelato infatti una preoccupante differenza tra i referti di morte e i risultati delle autopsie. Riesaminando i dati alla luce di questa scoperta, il numero di decessi per patologia coronarica non mostrava più, nel campione esaminato, quella riduzione della quale tanto si parla.

C'è infine l'esplosione epidemica dell'obesità. Tutti i medici sostengono che l'adipe in eccesso accresce la probabilità di un attacco cardiaco, eppure la tendenza all'aumento di peso è in forte crescita. La verità è che più si è grassi, più facilmente si può rimanere vittima di un attacco di cuore.

Perché non si fanno progressi in questo campo? A questa domanda, la mia personale risposta è che il modo in cui ci viene consigliato di mangiare può essere veramente pericoloso per un cuore sano, e questo è vero per le tutte le diete raccomandate, a partire dal ministero della Sanità fino ai sedicenti nutrizionisti delle TV locali. Consigliano diete che insistono sulla necessità di consumare pochi grassi e proteine, e molti carboidrati, specialmente pasta. Quanti di voi hanno provato, o ancora stanno provando, a seguirle, rincuorati dalle dichiarazioni degli «esperti» secondo i quali questo manterrà le arterie pulite, farà regredire le arteriopatie e permetterà al cuore di pompare sangue ininterrottamente, a tutto vapore? Sono spiacente di disilludervi, ma ho in serbo delle cattive notizie.

Le diete a basso tenore di grassi e ricche di carboidrati tendono a favorire le cardiopatie, specialmente nei soggetti geneticamente caratterizzati da un'elevata reattività insulinica. Nutrendovi in questo modo, anziché limitare il rischio di avere un attacco cardiaco, lo aggravate.

I fattori di rischio cardiaco

Nel mondo occidentale tutti gli sforzi per combattere le malattie cardiache sono basati sulla diagnosi e il controllo dei fattori di rischio associati a un aumento delle probabilità di infarto. Obesità, ipertensione e colesterolo alto sono tra i fattori più noti, e ne riparleremo. Prima, però, vorrei sottoporre alla vostra attenzione l'analisi di un altro fattore che i mezzi di comunicazione non nominano quasi mai. E, dopo avermi seguito nella mia esposizione, penso che vi sarà più facile capire perché tutte queste diete basate sui carboidrati, pur così di moda, possano aumentare il rischio di cardiopatie.

L'iperinsulinemia

È l'iperinsulinemia questo fattore di rischio: negli ultimi vent'anni la scienza medica ha raccolto prove sufficienti per farci ritenere che sia ciò che meglio predice la possibilità di un attacco cardiaco.

Per restare negli Stati Uniti, una ricerca condotta da un'équipe medica della Stanford University ha dimostrato che circa 60 milioni di americani, ovvero il 25 per cento della popolazione, per altri versi «normale», reagisce su base genetica all'eccesso di carboidrati producendo troppa insulina. Non escluderei che la quasi totalità dei cardiopatici di cui abbiamo finora disquisito faccia parte di questo gruppo.

Parlano i numeri: 60 milioni di persone sono affette da condizioni correlate alle cardiopatie (ipertensione, colesterolo alto eccetera). Potrebbero benissimo essere le stesse geneticamente predeterminate a un'eccessiva risposta insulinica.

Il nesso tra i fattori di rischio standard, le cardiopatie e l'iperinsulinemia è la sovrapproduzione di eicosanoidi cattivi, stimolata dall'insulina. Ovvero: troppi carboidrati (e pochi grassi e proteine per controllarne l'immissione in circolo) provocano un eccesso di insulina. Questa spinge l'enzima δ-5-desaturasi a convertire il DGLA (pronto per trasformarsi in eicosanoidi buoni) in acido arachidonico (che si trasforma invece in eicosanoidi cattivi). Il disturbo dell'equilibrio degli eicosanoidi è la principale causa molecolare delle cardiopatie.

Questo concetto potrebbe essere sintetizzato nella seguente formula:

> troppi carboidrati = troppa insulina = troppo δ-5-desaturasi = troppo acido arachidonico = troppi eicosanoidi cattivi = troppe probabilità di infarto.

È bene ricordare a questo punto un esperimento condotto sui conigli da laboratorio. Iniettando qualsiasi AGE (anche colesterolo puro) non succede nulla, ma, se viene inoculata una quantità identica di acido arachidonico, si può assistere a una scena degna del film *Andromeda*: il sangue coagula quasi istantaneamente, e l'animale muore entro tre minuti.

Un'iniezione di acido arachidonico non è l'unico modo per farne salire il livello in circolo. Lo si può fare in modo più lento, implacabile e insidioso: basta nutrirsi costantemente di carboidrati. L'iperinsulinemia si occuperà del resto.

Come si fa a capire se si è iperinsulinemici? Provate a spogliarvi e a guardarvi allo specchio: siete grassi e avete la forma di una mela? Non serve un medico per dirvi che siete iperinsulinemico, che producete troppi eicosanoidi cattivi e che il vostro cuore è in pericolo. (Attenzione, però: è anche possibile essere magri e iperinsulinemici!)

Come rimediare? Potreste prendere un'aspirina al giorno per tutta la vita, e gli eicosanoidi cattivi diminuirebbero. Non si tratta però di un rimedio miracoloso: come s'è detto, l'aspirina blocca anche gli eicosanoidi buoni, che sono il rimedio ormonale per la salute cardiovascolare; c'è invece un rimedio molto più efficace e più raffinato: adottate la dieta pro Zona. La produzione endogena di cattivi eicosanoidi sarà frenata, mentre aumenteranno quelli buoni.

Ricordate: l'equilibrio degli eicosanoidi è il fattore principale che determina se il vostro cuore rimarrà sano o no.

L'ipertensione

L'iperinsulinemia sarà il principale e meno conosciuto fattore di rischio cardiaco, ma non è certamente il solo. Milioni di persone soffrono di ipertensione (alta pressione sanguigna), una patologia che favorisce le malattie cardiache, sia danneggiando i vasi sanguigni, sia ingrossando il cuore.

L'ipertensione, come molte altre condizioni patologiche, si scatena quando l'organismo produce troppi eicosanoidi cattivi, i quali fanno restringere i vasi sanguigni (e allora si parla di «vasocostrizione»). Gli eicosanoidi buoni li fanno invece dilatare («vasodilatazione»). Quando i vasi si restringono, specialmente quelli già parzialmente ostruiti da placche di aterosclerosi, il flusso di sangue è compromesso. Ciò provoca angina, fitte di dolore al petto e un elevato rischio di attacco cardiaco.

Spesso è un eicosanoide cattivo a far restringere le arterie, il tromboxano A_2, un efficacissimo vasocostrittore: l'ipertensione ne indica un implacabile accumulo.

Il tromboxano A_2 è difficile, se non impossibile, da misurare; facile, invece, è misurare l'ipertensione. La pressione sanguigna è rappresentata da due valori: il più elevato è la pressione sistolica (la «massima»), il più basso la pressione diastolica (la «minima»). La minima è il valore della pressione nel sistema circolatorio quando il cuore non sta pompando.

Il valore sistolico misura l'elasticità dei vasi sanguigni, quello diastolico il loro livello di ostruzione. In questo caso, come in un impianto idraulico ostruito da incrostazioni, il flusso del sangue è più difficoltoso e le probabilità di occlusione sono maggiori.

Il valore più importante è normalmente quello diastolico (quello della minima), che evidenzia l'ipertensione e la sua gravità. Un valore di 105 è già segnale di una leggera ipertensione, nonché l'avvisaglia di qualche potenziale danno cardiovascolare, che potrebbe peggiorare qualora non si intervenga con una terapia. A 115 l'ipertensione è considerata grave: qualcosa di molto serio, un infarto per esempio, potrebbe essere imminente. Un valore di 130 è molto pericoloso, e può mettere a repentaglio la vita: quando la pressione diastolica è compresa tra il 105 e il 130 diventa imperativa una terapia con farmaci antipertensivi.

I pazienti con valori molto elevati di pressione diastolica sono solo una piccola fetta della popolazione definita «ipertesa». È la grande massa dei «moderatamente ipertesi» (con la minima tra il 90 e il 105) che sostiene le vendite dei farmaci antipertensivi.

Se l'intervento farmacologico sui pazienti affetti da ipertensione diastolica grave è indispensabile per salvare loro la vita, quali effetti hanno gli antipertensivi sulla stragrande maggioranza, ovvero sui pazienti moderatamente ipertesi?

A questo riguardo, ho esaminato una delle più ampie ricerche mai finanziate dal governo degli Stati Uniti: il «Multiple Risk Factor Intervention Trial» (MR.FIT), uno screening durato dieci anni e costato 115 milioni di dollari, che iniziò nel 1973. Furono monitorati più di 12.000 soggetti ipertesi di sesso maschile, suddivisi in due gruppi. Al primo gruppo, lo «Special Intervention Group» (SIG), somministrarono antipertensivi (diuretici), per ridurre la pressione, e prescrissero una rigida dieta. Al gruppo di controllo, lo «Usual Care Group» (UCG), comunicarono semplicemente che correvano il rischio di un infarto cardiaco e raccomandarono che si riguardassero.

La ricerca ebbe un grande successo: la pressione diastolica dell'87 per cento dei pazienti del SIG ritornò nella norma (si attestò sul valore di 90). L'unico dato che conta, però, è quello relativo al numero dei decessi. Dieci anni più tardi, non si riscontrarono differenze di sopravvivenza tra i due gruppi...

Un altro studio su larga scala confermò nel 1985 in Gran Bretagna questo risultato sconvolgente. I numeri erano ancora più grandi (oltre 17.000 soggetti), e includevano uomini e donne con la pressione diastolica compresa tra 90 e 105. In cinque anni, in presenza di una diminuzione degli ictus, non si registrò nessuna differenza nel numero degli attacchi cardiaci o dei decessi tra i due gruppi. In altre parole, la pressione era scesa, ma la mortalità non era diminuita. Anzi, tra le donne (e questo è molto preoccupante), il numero dei decessi nel gruppo cui erano stati prescritti farmaci e diete fu maggiore che nel gruppo di controllo, che non aveva seguito alcuna terapia.

Solo recentemente si è compreso che i farmaci antipertensivi utilizzati in questi studi (tuttora ampiamente prescritti) riducono la pressione sanguigna, ma provocano un innalzamento dei livelli di insulina. Attribuisco il fallimento nella riduzione della mortalità, nei gruppi sottoposti a farmaci, a un aumento degli eicosanoidi cattivi, indotto da alti livelli di insulina.

Quand'anche l'ipertensione fosse sotto controllo, infatti, l'eccesso di cattivi eicosanoidi (e in particolare di tromboxano A_2) potrebbe avere favorito l'aggregazione piastrinica e la formazione di trombi, con la conseguenza che l'effetto dei cattivi eicosanoidi sul decorso della cardiopatia avrebbe sovrastato l'effetto positivo della riduzione della pressione diastolica.

Non dimenticate la mia personale definizione di malattia: la condizione in cui l'organismo produce troppi eicosanoidi cattivi.

Attenzione però: se i cattivi eicosanoidi possono favorire l'ipertensione, esistono prove certe che quelli buoni possono ridurla.

Uno degli eicosanoidi buoni più studiati è la PGE_1, che contribuisce a bloccare la secrezione di insulina, limitando così indirettamente la produzione di eicosanoidi cattivi. Gli eicosanoidi buoni promuovono inoltre la vasodilatazione. Come risultato di questa doppia azione la pressione sanguigna scende, così come il rischio di cardiopatie.

Servono farmaci, per accrescere la produzione di PGE_1? La risposta è no. È invece sufficiente contrastare la produzione degli eicosanoidi cattivi (come il tromboxano A_2), e la pressione diastolica calerà automaticamente. E per riuscire a farlo, è sufficiente seguire una dieta pro Zona.

Il colesterolo

«Abbassa il colesterolo e spariranno i problemi di cuore», ecco lo slogan nella guerra contro le cardiopatie. Le regole del gioco cambiano però continuamente. Una quindicina di anni fa, il nemico numero uno era il colesterolo. Gli esperti si concentrarono poi sul colesterolo «cattivo» (LDL e VLDL). Oggi l'attenzione si focalizza sul rapporto tra il colesterolo totale e colesterolo «buono» (HDL).

Ecco una domanda che nessuno si pone: «Se il colesterolo ci è così nemico, perché l'organismo ne produce tanto?» In verità esso è l'elemento strutturale primario di ogni cellula: rimuovendo solo il 30 per cento del colesterolo da una cellula di emoglobina, la sua membrana si disintegra.

Il colesterolo è anche la materia per produrre tutti gli ormoni steroidi. Cortisolo, adrenalina, testosterone, estrogeni, deidroepiandrosterone (DHEA) eccetera sono tutti basati sul colesterolo, senza il quale i meccanismi di controllo ormonale smetterebbero immediatamente di funzionare, come un motore grippato.

Insomma, il colesterolo è indispensabile per sopravvivere. Se il suo livello cala o sale troppo, le conseguenze sono devastanti, anche mortali.

Abbassarne il tasso, se è eccessivo, dovrebbe perciò ridurre la mortalità.

Eppure non è così. Non esiste rapporto tra il livello del colesterolo e la morte per cardiopatia in chi ha superato i 70 anni, proprio in coloro ai quali un'intera vita di colesterolo alto dovrebbe in teoria arrecare i danni maggiori.

Atteniamoci ai fatti, cominciando dalla sperimentazione dei farmaci anticolesterolo. All'inizio degli anni Settanta si sperimentò il clofibrato. Il tasso di colesterolo calava, ma i decessi, tra i soggetti trattati, furono il 29 per cento in più rispetto al gruppo cui erano stati prescritti e somministrati farmaci placebo.

Nel 1987 fu pubblicato il famoso *Helsinki Heart Study* sul gemfibrozil, somministrato a più di 4000 soggetti. Il farmaco ridusse il tasso di colesterolo di un bel 10 per cento e del 35 per cento il numero degli attacchi cardiaci (la comunità medica utilizzò questi dati per sostenere la necessità di abbassare il colesterolo in tutti). Sfortunatamente, anche qui il gruppo trattato contò più decessi di quello di controllo.

La ricerca di Helsinki stimolò nei medici la brama di farmaci che aggredissero più efficacemente il colesterolo, quanto meno nei pazienti ad alto rischio. È adesso in commercio la lovastatina, ancora più efficiente del gemfibrozil, che agisce sull'enzima epatico che regola la produzione di colesterolo. È stato commercializzato in modo così aggressivo da essere oggi tra i farmaci più venduti al mondo.

Un certo numero di ricercatori ha però dimostrato che la lovastatina dà un pessimo effetto collaterale: accresce i livelli di acido arachidonico, il precursore degli eicosanoidi cattivi, lo stesso acido grasso che, iniettato nei conigli da laboratorio, ne provoca l'immediata coagulazione del sangue e la morte...

Solo il tempo ci dirà se l'abbassamento del colesterolo provocato dalla lovastatina avrà garantito ai suoi utilizzatori una maggiore sopravvivenza (ma, considerando gli effetti di alti livelli di acido arachidonico sulla produzione di eicosanoidi cattivi, temo che l'esito non sarà favorevole).

Un anticolestrolemicoo ancora più recente, la simvastatina, ha dimostrato un buon potenziale sia nell'abbassare il colesterolo, sia nel ridurre il tasso di mortalità. Cinque anni di ricerche su 4000 pazienti fornirono nel 1994 prove dell'effettivo miglioramento di entrambi i parametri, risultato che faceva ben sperare sull'efficacia di questo farmaco. Va detto tuttavia che tale ricerca non fu condotta su pazienti con un alto livello di trigliceridi, un'indicazione dell'iperinsulinemia nonché il principale fattore di rischio per prevedere attacchi cardiaci.

Contemporaneamente, lo studio MAAS, una ricerca che aveva utilizzato la simvastatina su 300 soli pazienti, non evidenziò alcun miglioramento dei dati clinici, gettando un'ombra sull'euforia suscitata dalla ricerca precedente. È quanto meno discutibile che i farmaci per abbassare il colesterolo siano un mezzo efficace per ridurre il tasso di mortalità per cardiopatia.

E le diete per abbassare il colesterolo? In vent'anni, su sei ricerche una sola, il famoso «Studio di Oslo», evidenziò un calo nella mortalità per cause cardiovascolari su pazienti sottoposti a una dieta anticolesterolo. Questa ricerca studiava però contemporaneamente gli effetti del fumo, e non mostrò comunque alcun miglioramento del tasso di mortalità totale. Va poi detto che nello studio di Oslo i pazienti avevano mediamente 300 mg/dl di colesterolo (un livello talmente alto da richiedere in ogni caso un intervento medico e dietetico immediato).

I pazienti con il tasso di colesterolo oltre i 300 mg/dl costituiscono una piccola percentuale tra gli ipercolesterolemici, che normalmente hanno tra i 240 e i 300 mg/dl e sono considerati ad alto rischio: su di loro, però, non è ancora stata condotta alcuna ricerca per verificare l'effetto della dieta sul tasso di mortalità.

Ciononostante, molti «esperti» dicono che per far scendere il tasso di colesterolo basta semplicemente evitare alimenti che ne siano ricchi. Sfortunatamente, il colesterolo alimentare ha poco a che vedere con quello in circolo, oltre l'80 per cento del quale non proviene dal cibo, ma è secreto dal fegato.

L'enzima epatico che controlla la sintesi del colesterolo si chiama *HMG-CoA-reduttasi* (HgbA₁C). La scoperta della sua azione nel controllare la quantità di colesterolo prodotto dal fegato valse un premio Nobel per la medicina nel 1985. Non desterà certo stupore che il fatto che anche quest'enzima sia modulato da un asse ormonale e, nella fattispecie, dall'asse insulina-glucagone. L'insulina attiva la HgbA₁C, stimolando il fegato a produrre più colesterolo, mentre il glucagone lo inibisce, causando l'effetto contrario.

Che cos'altro deprime la HgbA₁C? Gli eicosanoidi buoni (ci avreste scommesso, non è vero?)

Magari in questo momento state seguendo una delle diete che va per la maggiore, bassa in colesterolo e alta in carboidrati. Se siete geneticamente predeterminati a una forte reazione insulinica, state facendo proprio tutto quello che è in vostro potere per aumentare la produzione epatica di colesterolo, anche se l'avete bandito dalla vostra dieta.

Ecco perché gli interventi dietetici per abbassare il colesterolo funzionano raramente. Nessun'altra dieta, se non quella pro Zona, agisce su ciò che realmente controlla il colesterolo: gli eicosanoidi.

Facciamo un esempio pratico. Un cardiopatico venne da me, dopo avere seguito il programma dietetico di Dean Ornish, una dieta ricca di carboidrati, che aveva sortito un effetto opposto alle sue attese. Trigliceridi e colesterolo erano saliti a livelli molto elevati (rispettivamente 650 mg e 229 mg/dl), mentre il colesterolo buono era sceso a 34 mg/dl. Tutto ciò indicava che questo paziente stava sicuramente sviluppando un'insulinoresistenza.

Discutemmo la situazione assieme e su mio consiglio egli passò a una dieta pro Zona. Contemporaneamente il suo medico gli prescrisse la simvastatina, il nuovo farmaco di cui tutti parlavano così bene. In sei mesi, il profilo dei suoi lipidi migliorò in modo significativo. I trigliceridi scesero da 650 a 108, il colesterolo totale da 229 a 152, e quello HDL salì da 34 a 49.

Fu merito della dieta o del farmaco? Il mio paziente smise di prendere la simvastatina, ma continuò la dieta. Il colesterolo totale salì leggermente (a 175), i trigliceridi scesero ancora (a 101) e il colesterolo HDL crebbe fino a 52. Questo caso clinico dimostra che i livelli di colesterolo sono determinati in ultima analisi dall'equilibrio degli eicosanoidi, che dipende da come vi nutrite.

L'obesità e il diabete di tipo II

La guerra farmaceutica all'ipertensione e al colesterolo non ha fatto diminuire i decessi, ma per lo meno ha abbassato pressione sanguigna e colesterolo. La battaglia contro il quarto maggior fattore di rischio, l'obesità, e la sua troppo frequente conseguenza, il diabete di tipo II, è stata finora un fallimento totale. Prova ne sia che anche i cardiopatici stanno diventando sempre più grassi.

In caso di sovrappeso, non basta preoccuparsi dell'adipe in eccesso, ma è bene fare caso a dove esso si sia concentrato. Se l'obesità è addominale (tale cioè, da farvi assomigliare a una mela), invece che distribuita (in questo caso, assomigliate invece a una pera), il rischio di attacco cardiaco è nettamente maggiore.

L'adipe concentrato sull'addome infatti è quasi certamente sintomo di elevati livelli di insulina, e l'iperinsulinemia è il fattore principale di rischio di un attacco cardiaco.

Iperinsulinemia è anche la definizione clinica del diabete di tipo II, una patologia che colpisce di solito dopo i quarant'anni e che rappresenta più del 90 per cento di tutti i casi di diabete. Sfortunatamente, i diabetici di questo tipo sono i più soggetti a un alto rischio di attacco cardiaco, proprio per l'elevato livello di insulina che provoca la loro obesità. E, per dirla tutta, stimola l'organismo a produrre acido arachidonico, il peggior nemico di un cardiopatico.

Paradossalmente, nonostante i loro livelli di insulina siano già molto alti, questi diabetici sono normalmente curati con farmaci che innalzano ulteriormente il livello di insulina (e se i farmaci non bastano, si inietta loro direttamente l'insulina, il che produce lo stesso risultato).

Vien fatto di chiedersi per quale motivo si aumenti a bella posta il loro livello di insulina. Si agisce così poiché in questi pazienti è sopravvenuta un'insulinoresistenza, ossia, in parole povere, perché le loro cellule sono diventate meno sensibili all'insulina e l'organismo ne richiede sempre di più per abbassare la glicemia:

ecco un caso lampante di come si vince una battaglia (la glicemia è sotto controllo), ma si perde la guerra (i livelli di insulina sono abnormi).

Chiaramente, l'insulinoresistenza aumenta di molto il rischio di diabete di tipo II.

Come accorgersene in tempo? Non ci sono dubbi: se siete obesi «a mela» (come s'è detto, sintomo di abbondante insulina), se avete i trigliceridi alti, se il vostro colesterolo HDL è basso e se siete ipertesi. Questo quartetto letale di sintomi, noto come *Sindrome X*, fu definito per la prima volta a metà degli anni Ottanta da George Raven alla Stanford University.

L'uomo occidentale diventa sempre più obeso, mentre si innalza la soglia dell'invecchiamento. L'incidenza di questo diabete aumenta con l'età, e si stima che nel 2000 i malati affetti da questa patologia saranno 25 milioni...

Il modo migliore di curare il diabete di tipo II (e l'iperinsulinemia che ne è la causa) è combattere il grasso in eccesso. Essendo l'adipe provocato dall'iperinsulinemia, il calo della massa grassa dovrebbe ridurre la resistenza all'insulina e i suoi livelli in circolo. Calati questi, dovrebbe calare anche l'acido arachidonico e, in conseguenza, cessare la sovrapproduzione di eicosanoidi cattivi, come il tromboxano A_2. Se gli eicosanoidi cattivi diminuiscono, un attacco cardiaco diventa meno probabile.

Questo concatenamento di reazioni molecolari spiega perché il dimagramento sia un fattore che incide in modo tanto significativo sull'abbassamento della pressione sanguigna, del tasso di colesterolo e sul diabete di tipo II. Ogni cardiologo sa che, quando i suoi pazienti dimagriscono, sembrano toccati dalla mano di Dio: i principali fattori di rischio cardiaco scompaiono da un giorno all'altro.

Questo perché, alla resa dei conti, tutti i fattori di rischio finora elencati non sono altro che la conseguenza dello stare fuori della Zona per troppo tempo. In altre parole: solo nella Zona è possibile ridurre i fattori di rischio cardiaco e contemporaneamente perdere peso. Non dimentichiamo mai che il grande fallimento della cardiologia del XX secolo è stata l'incapacità di sconfiggere l'obesità.

Quali sono le ragioni di un così misero fallimento? È semplice: generalmente le diete raccomandate ai cardiopatici e alle persone che devono perdere peso violano le regole della Zona.

L'unico modo per perdere peso e mantenersi magri consiste nel restare il più a lungo possibile nella Zona. Questa è la cosa più importante da fare per ridurre il rischio di morire di infarto.

Come ottenere questo passaporto permanente per la Zona? Dovreste già saperlo: mediante il cibo.

Il fumo e l'alcol

È noto che il fumo e l'alcol sono fattori comportamentali che inducono un alto rischio cardiaco. Se una persona fuma, il rischio di attacco cardiaco è molto più elevato; smettendo, in pochi anni si riduce notevolmente.

Fumare genera un grande aumento di radicali liberi, che svuota le riserve naturali di antiossidanti, esponendo alla distruzione gli EFA, materia prima degli eicosanoidi. Smettendo di fumare, l'eccesso di radicali liberi scompare e, dato che l'organismo si rigenera costantemente, dopo pochi anni un passato di fumatore influisce solo in percentuale minima sulla probabilità di avere un infarto. Alcuni recenti studi pongono l'accento anche sulla correlazione che si instaura tra il fumo e l'aumento della resistenza all'insulina, e quindi dell'iperinsulinemia, il principale fattore di rischio cardiaco. Può darsi che, smettendo di fumare, l'insulina scenda a livelli più salutari.

E l'alcol? In quantità moderate può fare bene, come dimostra il «paradosso» francese. I nutrizionisti odiano la Francia: tutti si godono la vita, mangiano cibi ricchi di grassi, non fanno attività fisica e bevono vino. Eppure i cardiopatici sono pochi. In uno di questi elementi deve celarsi la spiegazione del basso tasso di malattie cardiache. Pare si tratti del vino. Bevuto con moderazione, il vino in particolare (e l'alcol in generale) aumenta la produzione di eicosanoidi buoni, con un blando effetto anticoagulante. Attenti, però. Quantità maggiori aumentano la produzione di eicosanoidi cattivi.

Che cosa si intende, allora, per «moderazione»? Circa un bicchiere di vino (preferibilmente rosso) al giorno. Se siete astemi, non dovete cominciate a bere, ma se già bevete, fatelo con moderazione.

Per concludere: tenete sotto controllo entrambi questi fattori di rischio comportamentali: il primo, il fumo, è molto pericoloso, e va assolutamente evitato; il secondo, l'alcol, è potenzialmente buono, ma solo se consumato con moderazione.

Le occlusioni arteriose: trombi e aterosclerosi

Finora abbiamo esaminato fattori che aumentano il rischio di affezioni cardiache o di infarto. In molti casi però, l'elemento scatenante (o la «causa prossima», per usare la terminologia medica) di un attacco cardiaco è l'impossibilità del sangue di affluire al cuore a causa di un'arteria ostruita.

Se al cuore non arriva abbastanza ossigeno, le cellule del miocardio (la parte muscolare del cuore) muoiono. Queste cellule sono come tutte le altre: sono geneticamente determinate fin dalla nascita e se una parte del miocardio muore non saranno sostituite.

Molti fattori possono portare a un'ostruzione, che finisce per sopraffare il cuore precludendo il suo rifornimento di ossigeno, e spesso agiscono combinati gli uni agli altri. Ma esaminiamoli a uno a uno.

L'aggregazione piastrinica è il raggrumarsi di piastrine nel sangue fino a formare un trombo. In condizioni normali è una buona cosa: in caso di ferite, infatti, se il sangue non coagula si corre il rischio di morire dissanguati.

Se però il sangue coagula al momento sbagliato, può capitare che un trombo diventi tanto grande da ostruire completamente un'arteria, specialmente se la sua luce è già ridotta dall'aterosclerosi. Questo blocca l'afflusso del sangue (e quindi dell'ossigeno) e provoca un attacco cardiaco, che può avere esito fatale.

Ma che cosa spinge le piastrine ad aggregarsi al momento sbagliato? I cattivi eicosanoidi, e specialmente il tromboxano A_2, il più potente coagulatore che si conosca. Il tromboxano A_2 spinge inoltre i vasi sanguigni a contrarsi (vasocostrizione). Non è finita: i cattivi eicosanoidi stimolano la proliferazione di cellule del tessuto muscolare liscio che costituisce uno degli strati della parete arteriosa. Moltiplicandosi eccessivamente, queste cellule causano lesioni aterosclerotiche che restringono i vasi sanguigni.

Questi tre effetti combinati (trombizzazione, vasocostrizione e proliferazione anomala dei tessuti) costituiscono una tripla maledizione, che porta facilmente all'infarto.

Se gli eicosanoidi cattivi possono provocare l'ostruzione, quelli buoni possono prevenirla (o, per lo meno, aiutare a ridurla)? Rispondo con un «sì» a entrambe queste domande. Innanzi tutto perché gli eicosanoidi buoni, come la PGE_1, sono potenti vasodilatatori che inibiscono l'aggregazione piastrinica e rallentano la proliferazione di cellule.

Un'équipe di medici tedeschi di Kassel ne ha dimostrato l'efficacia in questi casi. Stavano trattando un paziente con una gamba in cancrena causata da un grave blocco a un'arteria: in questi casi, il protocollo usuale è l'amputazione.

Invece di amputare l'arto, fecero al paziente un'iniezione di PGE_1, pensando che ciò avrebbe dovuto aumentare il diametro dell'arteria ostruita abbastanza da far defluire il sangue oltre il blocco, portando così ossigeno ai muscoli della gamba.

Un'ora dopo il flusso sanguigno aumentò. Un angiogramma mostrò, a distanza di 12 giorni, un netto incremento del diametro dell'arteria (quasi il 500 per cento). Il rifornimento di ossigeno era ripreso, e non ci fu bisogno di procedere all'amputazione dell'arto.

Questi pericolosi trombi tendono a comparire all'improvviso, anche se derivano da una prolungata sovrapproduzione di eicosanoidi cattivi.

Più insidiosa – e, sotto certi aspetti, più difficile da curare – è l'aterosclerosi, cioè il restringersi e indurirsi delle arterie provocato dall'accumulo di depositi grassi chiamati «placche». Il loro pericolo non sta solo nella riduzione del lume dell'arteria, ma nel rischio che se ne stacchino dei pezzetti che possono arrivare fino al cuore, provocando una crisi.

Ora, un'arteria può essere ostruita fino al 75 per cento da lesioni aterosclerotiche e garantire ancora un flusso sanguigno normale, consentendo tutte le attività quotidiane. Aumenta però la probabilità che un trombo blocchi il flusso. Riuscendo perciò a far regredire l'accumulo aterosclerotico, diminuisce la probabilità che un piccolo trombo blocchi l'arteria e provochi un infarto. Evidentemente, se il trombo è grande, per quanto la lesione sia regredita, l'arteria sarà ostruita in ogni caso.

Riuscire a far regredire l'aterosclerosi è l'araba fenice della ricerca cardiologica. Esistono in linea di principio due metodi: i farmaci e la dieta.

Un buon esempio del metodo a base di farmaci fu il *Cholesterol Lowering Atherosclerotic Study* (CLAS), pubblicato nel 1987. Essendo il colesterolo uno dei principali componenti delle placche aterosclerotiche, si provò a farlo regredire mediante una combinazione di farmaci anticolesterolemici, il colestipolo, e alte dosi di niacina (a base di vitamina B3).

Furono trattati oltre 180 pazienti. A una metà si somministrarono i due farmaci, all'altra un placebo. Dopo due anni la maggioranza dei pazienti sotto farmaci (84 per cento) non registrò alcun effetto positivo sulle lesioni aterosclerotiche, mentre negli altri ci fu una certa regressione.

Ovviamente, suona molto meglio il 16 per cento di successo, che l'84 per cento di fallimento. Ciononostante, anche un successo limitato avrebbe rappresentato un passo avanti, se il tasso di decessi fosse calato.

Questa è dunque la domanda da porsi: la variazione osservata è abbastanza significativa da fornire dati risolutivi nella cura e nella prevenzione degli attacchi cardiaci, e nella conseguente riduzione della mortalità? Sfortunatamente quello studio non si poneva l'obiettivo di rispondere a questa domanda, e a tutt'oggi nessuno lo sa.

Nel 1994 furono pubblicati i risultati di una ricerca che aveva associato a un'apposita dieta il più recente farmaco contro il colesterolo, la simvastatina. Nei pazienti trattati si registrò una riduzione media delle placche del 2,5 per cento (un modesto miglioramento), ma nessuna variazione dell'esito clinico dopo quattro anni di trattamento. Questa mancanza di positivi effetti clinici, pur in presenza di una regressione delle lesioni, era stata riscontrata in due studi precedenti (i già citati MARS e CCAIT), sempre con farmaci simili alla simvastatina.

È peraltro risaputo che i pazienti cui furono somministrati i farmaci ebbero più problemi del gruppo di controllo, e che in entrambi i gruppi fu riscontrata la stessa percentuale di problemi cardiovascolari. Ciò non deve sorprendere. Molti farmaci provocano effetti collaterali capaci di annullare ogni beneficio risultante dalla regressione aterosclerotica. Conclusione: anche i farmaci hanno controindicazioni, specialmente quando li si debba assumere per tutta la vita.

E le diete? Fin dai tempi ormai lontani di Nathan Pritkin si è sostenuto che per far regredire l'aterosclerosi non servono farmaci. Basta una corretta alimentazione.

Questo era l'obiettivo del reclamizzatissimo Lifestyle Heart Trial (LHT) condotto da Dean Ornish. Il protocollo di ricerca prevedeva un anno di intervento intensivo, la combinazione di una dieta vegetariana ad alto tenore di carboidrati, esercizio fisico e riduzione dello stress. Ornish riferì che dopo un anno le lesioni aterosclerotiche erano regredite dal 40 al 38 per cento nel gruppo trattato, mentre erano aumentate dal 43 al 46 per cento nel gruppo di controllo. La maggioranza dei cardiologi non si lascia certo impressionare da cambiamenti così modesti, ma questo «successo» ebbe enorme risonanza e costituì materia per un bestseller.

Esaminiamo questa ricerca da vicino. Punto primo, non si trattava di uno studio rigidamente controllato: i 28 pazienti erano stati istruiti per una settimana in un albergo, e quindi avevano partecipato a incontri regolari (di quattro ore ciascuno, due volte a settimana). I pazienti del gruppo di controllo erano stati lasciati liberi di comportarsi come volevano.

In secondo luogo, per il suo studio Ornish utilizzò pazienti con modeste ostruzioni arteriose (40 per cento di media), mentre il flusso sanguigno è normale fino al 75 per cento... Nessuno quindi si avvicinava al livello di rischio che rende obbligatorio un intervento chirurgico: in altre parole, nessuno dei pazienti di Ornish era molto malato.

Con ostruzioni così limitate non era possibile analizzare il tasso di sopravvivenza. Ci fu, infatti, un solo decesso, e si trattò di un paziente del gruppo sottoposto alla dieta... Questo caso, da solo, dal punto di vista statistico, rappresenta un tasso di mortalità del 4 per cento (1 su 28), che i ricercatori spiegarono facilmente: il paziente aveva fatto troppo esercizio fisico...

A parte ciò, manca qualsiasi informazione sui possibili effetti del protocollo Ornish sull'attesa di sopravvivenza. Nella relazione, pubblicata su Lancet nel 1990, passò inosservato un fatto inquietante, che molto fa temere per il futuro dei sopravvissuti del gruppo sperimentale: pare che tutti stessero sviluppando insulinoresistenza.

Lo ripeto: il 25 per cento della popolazione «normale» è caratterizzato fin dalla nascita da un'eccessiva reattività insulinica, e probabilmente la maggior parte dei cardiopatici proviene da questo ceppo genetico. È lecito ipotizzare che i pazienti dell'esperimento di Ornish rientrassero in questa categoria, dato che già soffrivano di problemi cardiovascolari di una qualche entità. La dieta ricca di carboidrati (e quindi, per loro, iperinsulinemica) dovrebbe avere aumentato il loro rischio di sviluppare una cardiopatia.

I dati confermano questa mia osservazione, anche se, a prima vista, sembra un paradosso: nel gruppo sperimentale i pazienti persero una media di 10,5 kg, e nessuna diminuzione di peso fu registrata nel gruppo di controllo. Ora, il calo di peso era in teoria un vantaggio. Qualsiasi cardiologo sa che, ogni volta che il peso varia in questo modo, il livello dei trigliceridi dovrebbe calare significativamente in proporzione. Nei pazienti di Ornish, invece, i trigliceridi salirono del 22 per cento. Qualche cosa non quadrava.

Penso che questo fenomeno si spieghi in un solo modo: i pazienti del gruppo sperimentale stavano probabilmente sviluppando un'insulinoresistenza e la corrispondente iperinsulinemia, donde un aumento di produzione di acido arachidonico e di trigliceridi. L'acido arachidonico non fu rilevato, ma il livello dei trigliceridi era salito: un sintomo pericoloso per chiunque, a maggior ragione per un cardiopatico.

Sarebbe interessante monitorare i pazienti di Ornish per il resto della loro vita. Secondo me, chi di loro continuerà questa dieta avrà alla fine più attacchi cardiaci, più infarti e un più alto tasso di mortalità per cause cardiovascolari di quelli che l'abbandoneranno, e questo non per negligenza dei ricercatori, ma perché si tratta di persone probabilmente predisposte a un'elevata risposta insulinica ai carboidrati, nelle quali una dieta iperglucidica provoca una sovrapproduzione di eicosanoidi cattivi, aggravando così il rischio di cardiopatie.

L'aspirina

Dopo tutti questi interventi farmacologici e dietetici che non pare servano a prevenire gli attacchi cardiaci, diamo un'occhiata a ciò che, invece, funziona.

Per cominciare, riprendiamo il discorso già iniziato sull'aspirina, il farmaco più usato per combattere le cardiopatie: non abbassa il colesterolo, non abbassa la pressione, non abbassa la glicemia nei diabetici di tipo II. Non fa dimagrire gli obesi. Ma funziona.

Senza dubbio, la somministrazione di aspirina ai cardiopatici ha ridotto significativamente sia il numero di attacchi, sia il tasso di mortalità. Dati questi strabilianti risultati, quali benefici può apportare su persone in buona salute? A questa domanda rispose il famoso Physicians Heart Study (PHS) nel 1988, una ricerca condotta su oltre 22.000 medici che non presentavano alcun sintomo di cardiopatia. Una metà di loro prese 160 mg di aspirina al giorno (mezza compressa standard); l'altra un placebo. A studio concluso, il gruppo sotto placebo aveva subìto il 40 per cento di attacchi cardiaci in più. Malauguratamente, non si riscontrarono differenze nel tasso di decessi nei quattro anni successivi (tanto durò l'esperimento), ma potrebbe essere un periodo troppo breve per riscontrare differenze di questo genere.

Potrebbe però esserci un'altra spiegazione. L'unico effetto diretto dell'aspirina è la riduzione degli eicosanoidi cattivi che, come il tromboxano A_2, stimolano la coagulazione. Purtroppo, l'aspirina riduce anche la produzione di eicosanoidi buoni, come la PGE_1, che la inibiscono. Quest'arma a doppio taglio potrebbe essere la spiegazione del perché il tasso di mortalità, in soggetti senza precedenti sintomi di cardiopatie, non sia variato nei quattro anni dello studio PHS.

Il verdetto sull'efficacia dell'aspirina nel migliorare l'aspettativa di vita delle persone sane deve ancora essere pronunciato.

Gli studi su questo farmaco hanno chiarito quale dovrebbe essere l'azione di un farmaco ideale nel contrastare le cardiopatie: ridurre la produzione di eicosanoidi cattivi, stimolando al contempo la sintesi di quelli buoni.

Lo stesso effetto che si ottiene seguendo una dieta pro Zona.

Il diabete di tipo II e la dieta pro Zona

Le mie asserzioni sugli studi su farmaci e diete vi sembreranno un po'... forti, ma l'unico dato che veramente conta è il tasso di mortalità. I farmaci (o la dieta) possono aiutare a evitare una morte precoce o no? Da questo punto di vista molte ricerche sperimentali non hanno mantenuto le loro promesse.

In mancanza di dati sulla mortalità, si può dimostrare che la dieta pro Zona apporta benefici a un cardiopatico? Ne sono convinto. Non per niente il filo conduttore di questo libro è l'importanza del controllo dell'insulina per mantenere gli eicosanoidi in equilibrio. La dieta pro Zona è in grado di abbassare significativamente i livelli insulinici nei cardiopatici?

Nel 1994 condussi una sperimentazione clinica assieme a un'importante équipe di cardiologi di Boston, consulenti delle maggiori industrie farmaceutiche. Tutti gli studi clinici devono essere specifici. Se l'obiettivo è dimostrare quanto la dieta influenzi l'iperinsulinemia, bisogna lavorare su pazienti affetti da questa patologia: in questo caso quelli ideali sono i diabetici di tipo II, iperinsulinemici per definizione.

Ne selezionammo 15, suddivisi in due gruppi omogenei. Un gruppo seguì una dieta pro Zona, l'altro le raccomandazioni dietetiche dell'American Diabetes Association (ADA). Queste diete differiscono solo nel rapporto proteine/carboidrati: 0,75 (3 g proteine/4 g carboidrati) nella pro Zona e 0,33 (1 g proteine/3 g carboidrati) nella dieta ADA.

La precisa osservanza delle regole da parte dei pazienti è il fondamento di ogni sperimentazione dietetica, e un sostituto di pasto sotto forma di barretta confezionata facilita molto le cose. Misi a punto una nuova versione del prototipo utilizzato nella ricerca sulla diminuzione di peso (descritta nel Capitolo 2), corrispondente a un pasto pro Zona camuffato, contenente due blocchetti di proteine, due di carboidrati e due di grassi e completo di tutti i micronutrienti.

Dopo otto settimane i due gruppi furono sottoposti a una valutazione diabetologica. I fattori in gioco sono diversi, ma ciò che conta è il controllo della stabilità della glicemia nel tempo, che si esegue misurando l'*emoglobina glicosilata*, una sostanza presente nei globuli rossi, il cui livello è proporzionale al rischio di complicazioni cardiovascolari.

Se la glicemia è costantemente elevata, l'emoglobina glicosilata reagisce con le proteine e forma delle sostanze chiamate «Advanced Glycosilated Endproducts» (AGE). Queste sostanze «appiccicose» aderiscono alle pareti arteriose del cuore, nei capillari delle mani e dei piedi, e nei vasi sanguigni dell'occhio, contribuendo all'accumulo delle placche aterosclerotiche.

Un altro fattore importante nella valutazione dello stato diabetico è il tasso di insulina a digiuno (ovvero il livello di insulina che si riscontra nell'organismo dopo che ogni traccia di cibo è stata completamente digerita e assimilata). Più questo parametro è alto, maggiore è il grado di iperinsulinemia, poiché gli elevati livelli di insulina favoriscono la produzione di cattivi eicosanoidi, i quali stimolano a loro volta la secrezione di insulina, innescando uno spiacevole e pericoloso circolo vizioso.

La nostra ricerca mirava a verificare l'efficacia di una dieta pro Zona su questi elementi critici del diabete di tipo II. I risultati sono riportati nella *Tabella 13.1* e rappresentati graficamente nella *Figura 13.1*. Dopo otto settimane era già possibile individuare differenze statisticamente significative nei due gruppi. Nei pazienti sottoposti a dieta pro Zona era calata notevolmente l'emoglobina glicosilata e, ancora più importante, il livello di insulina a riposo.

Il calo di insulina dovrebbe apportare altri due vantaggi al cuore: un abbassamento del livello dei trigliceridi e dei valori della pressione sanguigna, soprattutto di quella diastolica: esattamente ciò che avvenne nel gruppo pro Zona.

Questi pazienti ebbero un ulteriore bonus cardiovascolare: dimagrirono. Persero mezzo chilogrammo a settimana, esattamente quanto raccomandato dall'ADA. Ciliegina sulla torta: tutto il calo di peso avvenne a carico della loro massa grassa.

Questi pazienti erano senz'altro nella Zona.

Nel gruppo che seguì la dieta ADA i risultati non furono altrettanto buoni. L'insulina addirittura aumentò, e così i trigliceridi, proprio come nello studio di Dean Ornish era accaduto ai pazienti sottoposti a dieta ipolipidica-iperglucidica. Va sottolineato che nei pazienti che seguivano la dieta ADA, la riduzione della glicemia a digiuno era avvenuta solo a fronte di un aumento compensativo dell'insulina a riposo. L'aumento dei trigliceridi, un sintomo di insulinoresistenza, confermò questo pericoloso effetto. Aumentò nettamente anche il rapporto colesterolo totale/HDL. Infine, dato che le disgrazie non vengono mai sole, nessun componente di questo gruppo perse peso.

Parametro	Inizio	8ª settimana	Variazione	Variazione %	Significatività statistica (paired t test)
Peso (kg)	101,7	98,4	–3,3	–3,25	$p < 0,025$
Massa grassa (kg)	36,3	32,7	–3,6	–10	$p < 0,01$
Glicemia a digiuno	201	176	–25	–12	non significativo
$HgbA_1C$	9,2	7,9	–1,3	–14	$p < 0,05$
Trigliceridi	253	184	–69	–27	$p < 0,05$
Insulina a digiuno	30	24	–6	–20	non significativo
Pressione sistolica	133	128	–5	–4	$p < 0,01$
Pressione diastolica	82	77	–5	–6	non significativo
Colesterolo totale (TC)	220	210	–2	–1	non significativo
TC/HDL	5,8	6,0	+0,2	+3	non significativo
Peso (kg)	98	97,6	–0,4	–0,2	non significativo
Massa grassa (kg)	35,8	35,4	–0,4	–1	non significativo
Glicemia a digiuno	206	181	–25	–12	non significativo
$HgbA_1C$	9,0	8,6	–0,4	–4	$p < 0,05$
Trigliceridi	217	260	+43	+20	non significativo
Insulina a digiuno	40	45	+5	+12	non significativo
Pressione sistolica	138	141	+3	+2	non significativo
Pressione diastolica	79	77	–2	–2	non significativo
Colesterolo totale (TC)	217	234	+17	+8	$p < 0,05$
TC/HDL	5,2	6,9	+1,7	+33	$p < 0,025$

Tabella 13.1 - Comparazione degli effetti della dieta su pazienti diabetici di tipo II: dieta pro Zona (8 soggetti, 5 uomini e 3 donne, di età compresa tra i sessanta e i sessantadue anni) e dieta ADA (7 soggetti, 2 uomini e 5 donne, di età compresa tra i sessanta e i sessantadue anni).

Nel gruppo pro Zona, invece, i miglioramenti furono così impressionanti e le risposte così favorevoli che prolungammo la dieta per altre otto settimane, portando l'esperimento a sedici. I dati, riportati nella *Tabella 13.2* e illustrati graficamente nella *Figura 13.2*, confermarono i risultati positivi già ottenuti: ulteriore diminuzione dell'emoglobina glicosilata, abbassamento del tasso d'insulina, del livello dei trigliceridi, dei valori della pressione diastolica e del tasso di colesterolo.

Il fatto che con la dieta pro Zona tutti i principali parametri migliorassero induceva a ritenerli di fondamentale rilevanza ai fini della riduzione del rischio di cardiopatie. Limitatamente a quello che più interessava ai pazienti, invece, era altrettanto importante che la dieta avesse migliorato la qualità della loro vita, e da subito, non dopo dieci o vent'anni. Ogni membro del gruppo pro Zona descrisse estasiato sensazioni di maggiore energia e totale mancanza di desiderio incontrollabile di carboidrati.

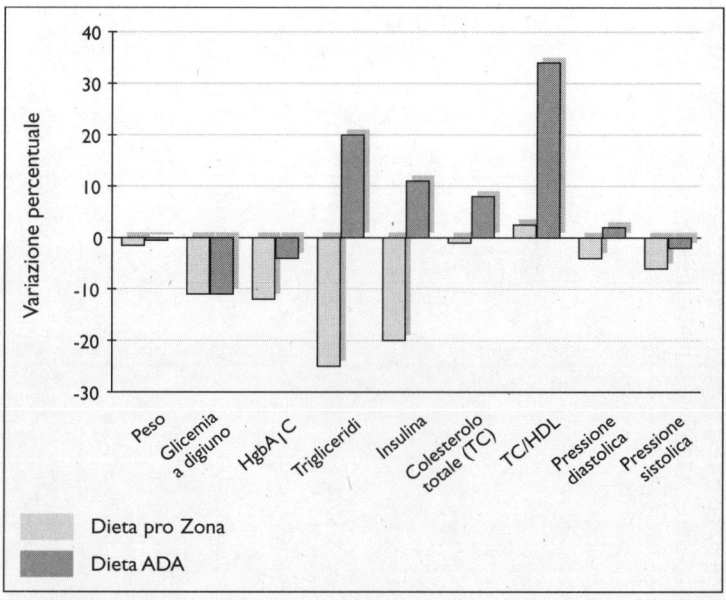

Figura 13.1 - Confronto di 8 settimane di dieta tra la dieta pro Zona e la dieta ADA per diabetici di tipo II.

Parametro	Inizio	8a settimana	Variazione	Variazione %	Significatività statistica (paired t test)
Peso (kg)	101,7	98,0	–3,7	–4	p < 0,25
Massa grassa (kg)	36,3	33,1	–3,2	–9	p < 0,01
Glicemia a digiuno	201	171	–30	–15	non significativo
HgbA₁C	9,2	7,4	–1,8	–20	p < 0,05
Trigliceridi	253	165	–88	–35	p < 0,05
Insulina a digiuno	30	21	–9	–30	non significativo
Pressione sistolica	133	121	–12	–9	p < 0,01
Pressione diastolica	82	73	–9	–11	p < 0,025
Colesterolo totale (TC)	220	200	–20	–9	non significativo
TC/HDL	5,8	5,7	–0,1	–2	non significativo

Tabella 13.2 - Effetti di 16 settimane di dieta pro Zona su pazienti diabetici di tipo II (8 soggetti, 5 uomini e 3 donne, di età compresa tra i sessanta e i sessantadue anni).

Naturalmente ci fu qualche lamentela. Non avendo mai fame, trovavano difficile consumare tutti i pasti necessari per un adeguato apporto proteico.

In conclusione, la mia ricerca non può considerarsi completa (si è conclusa da troppo poco tempo per verificarne il tasso di sopravvivenza) ma dimostra con ragionevole certezza i benefici di una dieta adeguata, specie se comparata alla dieta standard iperglucidica raccomandata dall'ADA.

Altri studi lo confermano. Uno di questi, condotto all'Università di Napoli nel 1992, dimostrò che nei pazienti a dieta pro Zona avvenivano entro quindici giorni riduzioni statisticamente rilevanti dei livelli di insulina, trigliceridi e insulinoresistenza. Il loro gruppo di controllo, come il nostro, seguì la dieta ADA. Questa ricerca fu condotta in un reparto ospedaliero, dove ogni piatto era rigorosamente controllato. Noi avevamo invece permesso ai pazienti di vivere una vita normale e di prepararsi i pasti da soli. Solo utilizzando i prototipi di barrette sostitutive del pasto e due spuntini al

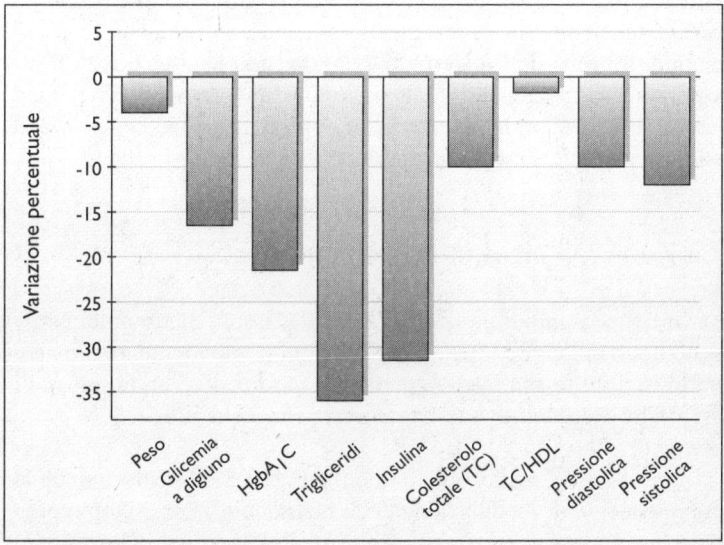

Figura 13.2 - Risultato di 16 settimane di dieta pro Zona su diabetici di tipo II.

giorno eravamo stati in grado di ottenere da parte dei pazienti un preciso rispetto della dieta.

Il nostro studio pilota e la ricerca dell'Università di Napoli dimostrano chiaramente che con la dieta pro Zona si può controllare l'insulina senza ricorrere a farmaci. L'eccesso di insulina è il principale fattore di rischio cardiaco, e mi auguro che la comunità medica voglia ora riconsiderare le conseguenze ormonali delle diete eccessivamente ricche di carboidrati che raccomandano ai loro pazienti.

La restenosi

Milioni di persone si sottopongono ogni anno a interventi di angioplastica in cui le arterie ostruite sono dilatate con palloncini, microfrese o raggi laser. Nella metà circa dei casi, le cellule delle pareti arteriose cominciano presto a riprodursi in modo incontrollato e in poche settimane le arterie si ostruiscono nuovamente.

In questo malaugurato processo, detto *restenosi*, gli eicosanoidi giocano un ruolo importante. La sovrapproduzione di eicosanoidi cattivi accelererebbe la restenosi, ostruendo nuovamente le arterie peggio di prima dell'intervento e aggravando la situazione cardiovascolare del paziente. Un altro punto a sfavore degli eicosanoidi cattivi. Prima di un intervento di angioplastica, vi raccomanderei di adottare una dieta pro Zona, e di continuarla anche in seguito…

La Zona, gli eicosanoidi e il cuore

Si delinea quindi un quadro generale: troppi eicosanoidi cattivi sono nocivi al cuore, mentre quelli buoni possono aiutare a mantenerlo in gran forma. Nella guerra alle cardiopatie, un buon equilibrio degli eicosanoidi e il mantenersi nella Zona dovrebbero perciò essere di aiuto.

Chi soffre di cardiopatia, o vuole prevenirla, potrebbe attuare alcune strategie di modulazione degli eicosanoidi. Per esempio prendere per il resto della vita un'aspirina al giorno che, in dosi appropriate, può eliminare gli eicosanoidi cattivi a un ritmo leggermente più rapido di quelli buoni. Si tratta però di un gioco rischioso, un po' come accendere una sigaretta con la miccia di un candelotto di dinamite. Si può fare, ma con attenzione. Nessuno tuttora conosce la dose «giusta» di aspirina, specialmente su tempi lunghi. Troppa può sopprimere la produzione di tutti gli eicosanoidi, buoni e cattivi.

Dato che l'uso continuato di aspirina può essere l'equivalente biologico dello sparare nel mucchio, perché non seguire la via più sicura, quella dell'equilibrio degli eicosanoidi, e ridurre così il rischio di attacco cardiaco?

Utilizzate il farmaco definitivo: il cibo.

Se siete già cardiopatici, per prima cosa eliminate tutti i cibi che contengono acido arachidonico e stimolano la produzione di eicosanoidi cattivi, come il tromboxano A_2. I tre imputati principali sono le frattaglie (compreso il fegato), i tagli grassi di carne rossa e i tuorli d'uovo. Per buona misura, anzi, potreste eliminare del tutto la carne rossa. Un altro buon consiglio: mangiate sovente salmone, ricco di EPA, un EFA omega 3 attivato che previene il potenziale accumulo di acido arachidonico.

Per trasformare il cibo in un vero farmaco-miracolo contro le cardiopatie, la vostra dieta deve contemporaneamente stimolare la produzione di eicosanoidi buoni.

Se non siete cardiopatici, e volete essere certi di non diventarlo, seguite le stesse regole. Un etto di prevenzione (dieta pro Zona) vale un chilo di terapie (farmaci e/o interventi chirurgici).

In sintesi: un equilibrio favorevole degli eicosanoidi ridurrà enormemente il vostro rischio di attacco cardiaco. Potrebbe salvarvi la vita.

14

La Zona e il cancro

NEGLI ultimi vent'anni, la comunità medica ha dichiarato guerra aperta al cancro. Eppure, molti scienziati impegnati in prima linea ammettono (a meno che non siano destinatari di fondi per la ricerca...) che non si fanno molti progressi. L'incidenza dei tumori è aumentata, così come i decessi per cancro, e i tassi di sopravvivenza non sono cambiati di molto. Il cancro resta tuttora la seconda causa di morte nel mondo occidentale: nei soli Stati Uniti, per esempio, nel 1989 i decessi sono stati 500.000. Poiché il cancro è essenzialmente una malattia legata all'età, è lecito prevedere che il numero dei decessi continuerà ad aumentare, man mano che i figli dell'esplosione demografica degli anni Cinquanta e Sessanta invecchiano.

La triste verità è che le armi anticancro (ivi comprese la chirurgia, la radioterapia e i farmaci) non hanno prodotto un grande impatto sul nemico, e neppure diagnosi più precoci.

Perché le nostre armi anticancro non funzionano? In parte, per strano che possa sembrare, perché le cellule tumorali non sono poi così diverse da quelle normali. Si tratta solo di cellule «asociali», che non sanno quando smettere di crescere e moltiplicarsi. Essendo biologicamente simili a quelle normali, le cellule cancerose sono difficili da prendere di mira. Proprio questo è il punto: la maggior parte delle nostre armi non sono abbastanza specifiche, o sofisticate, da essere in grado di distinguere tra le cellule normali e le loro cugine cancerose.

La maggior parte dei nostri strumenti anticancro sono a tutt'oggi rozzi e inefficaci. La chirurgia può asportare masse tumorali grandi e concentrate, ma nulla può contro le piccole colonie di cellule cancerose che proliferano per tutto l'organismo seminando nuovi tumori. La radioterapia uccide le cellule cancerose, ma anche quelle sane circostanti, oltre a deprimere il sistema immunitario e indurre nel paziente patologie di altro tipo. I farmaci sono potenti veleni ma, non essendo selettivi, intossicano l'intero organismo (qualcuno ha scritto che usare questi farmaci è come «inondare un intero campo da golf con velenosi diserbanti solo per eliminare una piantina di gramigna»). Wolfgang Wrasidlo, direttore della ricerca farmacologica presso la rinomata Clinica Scripps di La Jolla, a San Diego, in California, esprime l'opinione di molti scienziati: «Sappiamo tutti che gli attuali farmaci anticancro sono delle porcherie».

Tutti gli specialisti riconoscono che teoricamente sarebbe meglio attivare l'organismo del paziente stesso per vincere la malattia. Il corpo umano è progettato in modo da non avere concorrenti per sconfiggere i tumori, grazie al potente arsenale del suo sistema immunitario che il cancro, in qualche modo, mette in corto circuito. Ciò permette alle cellule tumorali non solo di crescere, ma anche di migrare in altre parti del corpo. Una volta che il cancro si è diffuso, o *metastatizzato*, il gioco è finito.

Per questo alcune delle più recenti e promettenti terapie cercano di stimolare il sistema immunitario del paziente ad attaccare il tumore, con maggior precisione di qualsiasi farmaco, radioterapia o intervento chirurgico. Dal punto di vista medico, quest'approccio è noto come sviluppo dei modificatori delle risposte biologiche. In parole povere significa utilizzare delle proteine bioingegnerizzate che agiscano da trombe molecolari per incitare il sistema immunitario all'attacco.

Queste proteine bioingegnerizzate (gli interferoni, la interleuchina II e il fattore di necrosi del cancro, per esempio) stimolano un plotone di cellule del sistema immunitario, chiamate *natural killer* (NK), di cui si è già parlato nei capitoli precedenti. Le NK sono come missili intelligenti che inseguono il calore dell'obiettivo, cercando instancabilmente le cellule cancerose, puntandole e distruggendole.

In teoria ciò suona bene: proteine ingegnerizzate per chiamare le truppe all'attacco e lanciare i missili. I risultati di questo tipo di terapie però, per quanto incoraggianti, sono lungi dall'essere sinora spettacolari.

Ciò accade, a mio avviso, perché queste terapie hanno ignorato il più importante modificatore della risposta biologica del sistema immunitario: gli eicosanoidi. Il cancro, come le cardiopatie, può essere considerato una condizione nella quale gli eicosanoidi sono fuori equilibrio. Ritengo che la strategia definitiva per combattere il cancro consisterà nel permettere all'organismo di prevenire una sovrapproduzione degli eicosanoidi cattivi, che deprimono il sistema immunitario.

Gli eicosanoidi e il cancro

La ricerca scientifica ha dimostrato fin dalla metà degli anni Ottanta che gli eicosanoidi giocano un ruolo importante nello sviluppo del cancro. Quelli cattivi, come si è visto, fanno la parte dei malvagi, e ce n'è un intero esercito. La PGE_2 deprime il sistema immunitario, inibendo l'attivazione delle cellule NK in modo che non possano aggredire il tumore. Le lipossine, altri eicosanoidi cattivi, inibiscono anch'esse l'attivazione delle cellule NK.

Ci sono poi i leucotrieni, che aiutano le cellule tumorali a far germogliare nuovi vasi sanguigni per nutrirle e farle crescere (con un processo chiamato «angiogenesi»). Nel frattempo, gli AGE idrossilati si occupano di favorire nuove metastasi, con le quali il tumore tende a invadere tutto il corpo.

A differenza delle cardiopatie, in cui buoni e cattivi eicosanoidi giocano ruoli contrapposti, il cancro pare il risultato di un'incontrollata produzione di eicosanoidi cattivi. L'obiettivo dunque, in questo caso, consiste nel bloccare la sintesi degli eicosanoidi cattivi, eliminando completamente qualsiasi apporto di acido arachidonico.

Per dimostrare la correlazione tra l'eccesso di acido arachidonico e il cancro feci una piccola ricerca utilizzando cellule tumorali prelevate da vari tipi di cancro umano. Ne estrassi gli acidi grassi e analizzai gli EFA attivati. Sappiamo già che gli eicosanoidi buoni derivano dal DGLA, mentre l'acido arachidonico è il precursore di quelli cattivi, e quindi il rapporto tra DGLA e acido arachidonico in una cellula tumorale può essere un indicatore importantissimo.

I risultati di questo esperimento sono nella *Tabella 14.1*.

Più il tumore è aggressivo, più è basso il rapporto tra DGLA e acido arachidonico (i tumori del pancreas sono tra i più aggressivi che si conoscano) e quindi maggiore è il potenziale di produzione di cattivi eicosanoidi.

Il cancro attua un'unica subdola strategia per rendersi invisibile al sistema immunitario.

Ciò avviene mediante un eccesso di eicosanoidi cattivi prodotti a partire dall'acido arachidonico, il che da un lato protegge la cellula cancerosa, dall'altro le permette di riprodursi in modo incontrollato.

Il riequilibrio a favore degli eicosanoidi buoni dovrebbe perciò essere molto aggressivo contro il processo canceroso.

Modifichiamo quest'equilibrio utilizzando il farmaco più potente che conosciamo: il cibo.

Il cancro e la dieta

Le attuali terapie contro il cancro sono probabilmente le più barbare della medicina moderna. Di fronte a questi rozzi strumenti, molte vittime del cancro cercano disperatamente terapie alternati-

Tipologia	Rapporto DGLA/acido arachidonico
Tumore benigno della mammella (n = 4)	0,69 ± 0,24
Tumore maligno della mammella (n = 5)	0,34 ± 0,09
Cancro del colon (n = 3)	0,19 ± 0,05
Cancro del pancreas (n = 1)	0,09

Tabella 14.1 - Rapporto tra DGLA e acido arachidonico in diversi tumori umani.

ve, ricorrendo spesso a diete nella speranza che modificare ciò che mangiano curerà magicamente la loro malattia. Circolano voci più o meno insistenti su come questa o quella dieta abbia curato il cancro, ma la maggioranza degli scienziati le liquida con sufficienza.

Invece di rifiutarle a priori, verifico sempre se contengano almeno un fondo di verità, qualche cosa di sensato, almeno dal punto di vista ormonale, e che possa essere d'aiuto a un più ampio numero di malati.

Prendiamo la macrobiotica, per esempio. Nel mondo delle terapie antitumorali alternative ha avuto un notevole seguito (nonché generato un impressionante numero di leggende metropolitane): dovrà pur esserci almeno un pizzico di verità scientifica! Nel 1993, per esempio, il *Journal of the American College of Nutrition* pubblicò una ricerca sull'utilizzo di una dieta macrobiotica nella cura del cancro.

I pazienti erano affetti da cancro al pancreas: il 52 per cento di coloro che seguirono una dieta macrobiotica sopravvissero per oltre un anno, contro il 10 per cento del gruppo di controllo. In altre parole, la dieta macrobiotica aveva fatto crescere del 500 per cento il tasso di sopravvivenza a un anno.

Lasciando da parte tutta la filosofia New Age che accompagna le diete macrobiotiche, analizziamo attentamente la loro efficienza nel modulare gli eicosanoidi. Punto primo, la dieta macrobiotica prevede pochi grassi, soprattutto EFA omega 6, soddisfacendo il primo requisito di una saggia dieta anticancro: bassa quantità totale di grassi (quindi meno acido arachidonico e meno eicosanoidi cattivi).

Secondo, la dieta macrobiotica è invece ricca di EPA, ossia EFA attivati omega 3. Privilegia infatti il pesce e le alghe. Poco diffuse nelle diete occidentali (e non certo appetitose per il nostro palato) insieme con il pesce soddisfano il secondo criterio di una saggia dieta anticancro: grandi quantità di EPA, che limitano ulteriormente la produzione di acido arachidonico.

La dieta macrobiotica pare quindi valida, in quanto diminuisce l'apporto di materie prime per produrre eicosanoidi cattivi. Sfortunatamente essa è anche ricca di carboidrati, e specialmente di cereali, che innalzano i livelli di insulina, stimolando gli eicosanoidi cattivi. Questo infrange il terzo criterio di una saggia dieta anticancro (ridurre i livelli di insulina) e vanifica gran parte dei vantaggi precedenti: è un po' come fare due passi avanti e uno indietro. Compiere qualche progresso non è sufficiente, soprattutto se si è malati di cancro.

Ma allora, se quella macrobiotica non è l'ideale, che dire delle diete strettamente vegetariane? Prevedono pochi grassi in totale (e questo può significare meno EFA omega 6 e quindi meno eicosanoidi cattivi), ma la quantità di carboidrati è eccessiva (e comporta più insulina, con tutte le conseguenze del caso). Contengono inoltre pochi o nessun EPA, e non sono perciò efficaci nell'inibire la formazione di acido arachidonico.

Anche la dieta vegetariana, insomma, fa fare un passo avanti e due indietro, e, per il paziente di cancro, è ancora meno utile che quella macrobiotica.

C'è infine la dieta proposta della American Cancer Society, ma anche questa fallisce invariabilmente, e per le stesse ragioni per cui è un disastro quella della American Heart Association. Entrambe presentano dosi esagerate di carboidrati, inducendo eccessivi livelli di insulina. I grassi (e perciò gli EFA omega 6) sono in assoluto troppo alti, e ciò significa troppo acido arachidonico ed eicosanoidi cattivi. Brutte notizie per i cardiopatici, quindi, ma specialmente per i malati di cancro.

La dieta negli animali

Le diete macrobiotiche, vegetariane e della American Cancer Society sono state utilizzate per anni nel tentativo di prevenire e curare il cancro negli essere umani, ma con risultati molto scarsi. Due sono invece i «metodi» dietetici grazie ai quali sono stati riscontrati notevoli effetti antitumorali negli animali.

Il primo consiste nell'operare una semplice limitazione delle calorie. Approfondiremo in seguito l'effetto della restrizione calorica sulla durata della vita. Limitiamoci, per ora, a considerare il fatto che, quantomeno negli animali, la restrizione calorica, associata alla corretta composizione dei macronutrienti, è molto più efficace di qualsiasi farmaco tanto nella prevenzione quanto nella cura del cancro.

I meccanismi attraverso i quali la restrizione calorica influisce positivamente sul cancro sono evidenti: deprime i livelli di insulina (e quindi la sovrapproduzione di eicosanoidi cattivi che promuovono la crescita del tumore); inoltre, riducendo le calorie totali, limita in assoluto i grassi (e perciò anche quelli saturi, che molto probabilmente inducono insulinoresistenza). Pochi grassi in assoluto significa pochi EFA omega 6, quelli che possono convertirsi in eicosanoidi cattivi.

Il secondo metodo utile consiste nella somministrazione di grandi quantità di olio di pesce ricco di EPA.

Questo metodo funziona perché l'EPA deprime l'attività dell'enzima δ-5-desaturasi, che converte il DGLA in acido arachidonico. Quindi (ma ormai conoscete la solfa):

> più EPA = meno attività del δ-5-desaturasi =
> meno acido arachidonico = meno eicosanoidi cattivi.

Ridurre al minimo la produzione degli eicosanoidi cattivi è il segreto per prevenire, se non addirittura far regredire, il cancro negli animali. Allo stesso modo, sono fermamente convinto che la dieta ideale per il paziente di cancro deve minimizzare la produzione di eicosanoidi cattivi mediante la riduzione dell'acido arachidonico. Una tale dieta dovrebbe:

- limitare la quantità totale di grassi (riducendo quindi sia quelli saturi, sia l'assunzione di acido linoleico);
- essere ricca di EPA;
- prevedere un'adeguata quantità di proteine per evitare il deperimento dei muscoli;
- controllare l'equilibrio degli eicosanoidi buoni e cattivi, rispettando il rapporto adeguato tra proteine e carboidrati in ogni pasto della giornata.

Sapete già quale dieta offre tutti questi benefici: la dieta pro Zona. Rispetto a quella consigliata alle persone sane, la versione messa a punto per i pazienti di cancro dovrebbe:

- eliminare completamente carne rossa, tuorli di uovo e frattaglie (raccomandato anche dalla dieta macrobiotica);
- ridurre a livelli veramente minimi l'assunzione di EFA omega 6 (raccomandato anche dalla dieta macrobiotica);
- assicurarsi che la maggior parte dei grassi provenga da grassi monoinsaturi e da olio di pesce, con il salmone come fonte principale di EPA (come nella dieta macrobiotica, ma senza l'utilizzo imperativo di esotiche alghe);
- aggiungere EPA sotto forma di integrazione di olio di pesce distillato. Una quantità ragionevole dovrebbe aggirarsi attorno a 1000 mg di EPA al giorno (in linea con la dieta macrobiotica);
- ridurre l'apporto calorico, ma assicurare una quantità di proteine adeguata a prevenire la perdita di massa magra;
- mantenere un rapporto preciso di tre grammi di proteine ogni quattro grammi di carboidrati in ogni pasto;
- assicurarsi che la maggior parte dei carboidrati provenga da frutti o verdure ricchi di fibra.

Per i malati di cancro, la dieta pro Zona e quella macrobiotica hanno in comune aspetti positivi, ma la prima dovrebbe essere molto più efficace nel limitare l'acido arachidonico, ed è molto più facile da seguire con precisione. Per qualsiasi malato di cancro, una dieta pro Zona dovrebbe essere la prima linea di difesa.

La storia che sto per raccontarvi non ha tutti i crismi della scienza, ma servirà a evidenziare l'efficacia dell'approccio pro Zona nel combattere una delle più pericolose forme di cancro: il tumore al cervello. Nel luglio del 1993, Judy Jones fu colpita da un attacco, inizialmente ritenuto un ictus. Sei mesi più tardi gli esami rivelarono che in realtà aveva due diversi tumori al cervello, uno dei quali cresceva sopra l'altro. In dicembre, risultò da una biopsia che entrambi i tumori erano maligni. Con un intervento chirurgico di urgenza gliene fu rimosso uno e parte dell'altro.

Inutile ricordare che per Judy non fu un gran Natale. Nelle sei settimane successive si sottopose a radioterapia, anche se i medici non si aspettavano un grande successo. Fece anche qualcos'altro: in gennaio adottò la dieta pro Zona.

Da aprile, terminati i trattamenti di radioterapia, Judy fu sottoposta periodicamente a risonanza magnetica nucleare (RMN), per seguire l'eventuale crescita del tumore rimasto. La RMN successiva, sei mesi più tardi, fece scuotere la testa ai dottori per la meraviglia. Non solo il tumore era rimpicciolito, ma pareva morto. Un risultato incredibile... Tutto ciò che i medici riuscirono a dire fu: «Torni l'anno prossimo per un controllo».

Per Judy, il Natale 1994 fu diverso da quello dell'anno prima: durante la settimana precedente lavorò 56 ore, per dare ai suoi colleghi il tempo di acquistare i regali. Mi assicurò che erano cinque anni che non si sentiva così bene.

Vivere nella Zona è la migliore vendetta contro il cancro.

Il cancro al seno

Le donne muoiono sempre più spesso per attacco cardiaco, ma ciò che le terrorizza di più rimane il cancro al seno, che offre agli scienziati una prospettiva unica sugli effetti della dieta sullo sviluppo dei tumori.

Moltissimi indizi suggeriscono che una dieta ad alto tenore di grassi aumenta il rischio di tumore al seno. Più grassi significa anche più acido linoleico. Se è convertito soprattutto in acido arachidonico, ci si può aspettare una depressione di tutto il sistema immunitario, il che può portare al cancro, compreso quello al seno.

Nel 1994 il *Journal of the American Medical Association* pubblicò una ricerca secondo cui non vi sarebbe correlazione tra i grassi della dieta che si segue e il tumore al seno. Intanto il *New England Journal of Medicine* ne pubblicava un'altra secondo cui non sarebbe la quantità di grassi nella dieta, ma il livello di sovrappeso a determinare la probabilità di sviluppare questo tumore. Nella valutazione del rischio, l'obesità è un fattore addirittura più importante di altri casi dello stesso tumore in famiglia. L'influenza dell'obesità sul tumore della mammella dovrebbe costituire una delle maggiori paure per la comunità medica. Le donne, proprio come gli uomini, stanno diventando sempre più grasse. L'accelerazione del loro rischio di tumore al seno pare scandita dal ticchettio di una bomba a orologeria.

Ho ripetuto fino alla nausea che obesità significa livelli di insulina elevati, quindi eccesso cronico di eicosanoidi cattivi, che de-

164

primo l'efficienza del sistema immunitario nel combattere il cancro.

Livelli elevati di insulina producono inoltre effetti ancora più insidiosi: comportano una riduzione della quantità circolante delle proteine vitali che legano gli ormoni sessuali, e specialmente gli estrogeni. Queste proteine funzionano come un sistema biologico di rilascio controllato di un farmaco, impedendo agli estrogeni liberi di legarsi ai recettori specifici nel tessuto del seno. Se i livelli di queste proteine cruciali calano, gli estrogeni possono interagire liberamente con i recettori nel tessuto della mammella e stimolarvi la crescita di un tumore.

Il metodo più moderno di prevenzione consiste nel somministrare un farmaco antitumorale molto potente, chiamato tamoxifene, che impedisce agli estrogeni liberi di legarsi ai recettori nel tessuto del seno. Esiste un modo migliore di ottenere lo stesso risultato: elevare i livelli naturali endogeni delle proteine che si legano agli estrogeni. Ciò si ottiene abbassando l'insulina con una dieta pro Zona, con il vantaggio aggiuntivo che diminuirà anche l'obesità, che di per sé è già un pericoloso fattore di rischio di tumore al seno.

La cachessia

I tumori sono insaziabili: prosperano rubando nutrimento al resto dell'organismo: come conseguenza, il resto del corpo muore lentamente di fame. «Cachessia» è il termine medico per questa condizione patologica.

Molte delle attuali terapie anticancro compromettono la capacità del sistema gastrointestinale di assorbire il cibo, e peggiorano la situazione. Si stima che quasi il 40 per cento dei pazienti di cancro non muoia direttamente di cancro, ma di denutrizione indotta dalle terapie che avrebbero dovuto curarli.

Dovrebbe esserci un modo di rovesciare la situazione. Il buon senso farebbe supporre che una strategia dietetica mirata dovrebbe privare il cancro di ogni nutrimento, senza con ciò far soffrire il resto dell'organismo.

Ma come è possibile ottenere questo risultato? I tumori si sviluppano meglio in ambiente anaerobico (cioè in assenza di ossigeno) e prosperano quando è elevato il livello di carboidrati. Bisogna dunque contrastare la loro aggressività con una dieta che aumenti l'apporto di ossigeno. Al tempo stesso bisogna cercare di privarli di qualunque alimento, e in particolare dei prediletti carboidrati. Lo si può fare con la dieta pro Zona.

Questa strategia semplice, sicura e benefica per la salute, non solo aiuterà i pazienti eliminando cachessia e malnutrizione, ma ristabilirà l'equilibrio degli eicosanoidi, la qual cosa rimane la miglior difesa contro tutti i tipi di cancro, compreso quello del seno.

Proprio così: le migliori armi nella guerra contro il cancro non sono le pillole, le pozioni, le erbe magiche o gli spaventosi trattamenti radio-chemioterapici. L'arma più efficace, difensiva e offensiva, è il cibo.

15

La Zona e le malattie croniche

LE malattie più frustranti, che possono portare alla disperazione, sono le patologie croniche. Per quante pillole tranguggiate, per quanti medici (o psichiatri) consultiate, per quanto denaro spendiate, se ne siete affetti non guarirete più. Una sorta di condanna a vita senza possibilità di appello.

Sono giunto alla conclusione che per molte di queste malattie croniche l'unico trattamento valido a lungo termine consista nella dieta pro Zona, in grado di curarle o quanto meno di alleviarne i sintomi.

Ogni malattia, comprese molte patologie croniche, può essere letta in chiave di Zona: l'organismo sta producendo troppi eicosanoidi cattivi. Se questo è vero, la dieta pro Zona potrebbe essere un utile rimedio.

Mi rendo conto che si tratta di un'affermazione audace, ma essa è avvalorata da argomentazioni scientifiche molto solide. Numerosi studi clinici dimostrano che molte patologie croniche rispondono favorevolmente all'integrazione dietetica di EFA attivati (EPA e GLA), gli stessi che io utilizzavo nei miei primi esperimenti per raggiungere la Zona e che sono fondamentali per regolare l'equilibrio degli eicosanoidi. Al tempo stesso in letteratura vi sono parecchi esempi dei benefici apportati da iniezioni di PGE_1 in alcune patologie croniche. Indubbia è poi l'efficacia dell'aspirina, dei farmaci antinfiammatori non steroidei (FANS) e dei corticosteroidi, farmaci che riducono la produzione di eicosanoidi cattivi. Tutto ciò conferma la mia convinzione che queste malattie croniche dovrebbero essere considerate situazioni di squilibrio degli eicosanoidi, e che perciò dovrebbero trarre sostanziali benefici da una dieta pro Zona.

Vediamo alcune di queste patologie croniche. La lista è lunga e forse vi sorprenderà.

L'AIDS

Se abbiamo perso la guerra contro il cancro, quella contro l'AIDS è stata una completa e vergognosa disfatta. Abbiamo oggi un solo vero farmaco anti-AIDS, l'AZT,* e la Conferenza internazionale di Tokyo nel 1994 ha tristemente confermato che esso non prolunga necessariamente la vita dei pazienti. E, ciò che è peggio, le previsioni di future sensazionali scoperte non sono certo ottimistiche.

Il vero problema è che si sono investiti miliardi di dollari nella ricerca sull'AIDS, come se si trattasse semplicemente di una malattia virale, ma i risultati sono stati deludenti. Possibile che l'AIDS sia solo una malattia virale?

Nelle fasi iniziali dell'epidemia di AIDS si scatenò una corsa sfrenata degli esperti (parecchi dei quali veterani della guerra al cancro) per scoprirne le cause e la cura «appropriata». Si trovò infine un accordo sul ritenere, come ipotesi più probabile, che si trattasse dell'infezione di un solo virus. Robert Root-Bernstein, professore presso l'Università del Michigan e principale critico della posizione ufficiale della comunità scientifica sull'AIDS, fa notare, nel suo libro *Rethinking AIDS*, che quest'approccio ha condotto la comunità dei ricercatori sull'AIDS in un vicolo cieco. Egli pone una domanda fondamentale: «Possibile che gli scienziati, nella fretta iniziale di raggiungere un accordo, abbiano scartato altri approcci, che avrebbero potuto portare a modi efficaci di curare l'AIDS?»

* Va tenuto presente che all'uscita di questo libro negli Stati Uniti non erano ancora utilizzati gli inibitori della proteasi e il «cocktail» ora somministrato ai pazienti di AIDS (con ben altri risultati).

Fin dal 1984 sono convinto che l'AIDS potrebbe essere affrontato partendo dallo squilibrio degli eicosanoidi.

L'AIDS si manifesta clinicamente con l'insorgere di infezioni opportunistiche (da parassiti o da funghi) o con infezioni virali, che sarebbero facili da fronteggiare se il sistema immunitario funzionasse normalmente. Molte di queste patologie opportunistiche apparvero per la prima volta negli anni Cinquanta, con l'avvento di nuovi miracolosi farmaci: i corticosteroidi (cortisone e prednisone). Quasi tutte le malattie miglioravano subito in modo incredibile. Se i pazienti continuavano però ad assumere questi farmaci per più di 30 giorni, il loro sistema immunitario cessava in pratica di funzionare.

Che succedeva? Si sviluppavano delle infezioni opportunistiche simili a quelle che riscontriamo oggi nei malati di AIDS, le stesse che un sistema immunitario normalmente attivo sconfiggerebbe senza problemi. Le stesse che colpiscono i pazienti di cancro sottoposti a chemioterapia (che deprime anch'essa il sistema immunitario).

Negli anni Settanta gli studi di Anthony Fauci (oggi responsabile della ricerca sull'AIDS del National Institute for Health - NIH) fornirono un nuovo indizio, dimostrando che una sola iniezione di corticosteroidi, in volontari sani, era sufficiente per ridurre nettamente il numero delle *T-cell* (o linfociti T), le cellule del sistema immunitario prodotte dal timo, e in particolare delle *T-helper*, le stesse cellule che sono disattivate dall'AIDS. I corticosteroidi insomma producevano (quanto meno temporaneamente) una situazione molto simile all'AIDS.

I corticosteroidi funzionano come superaspirine: mettono fuori uso per lungo tempo tutti gli eicosanoidi (l'aspirina inibisce solo un tipo di eicosanoidi, le prostaglandine, e solo per poche ore).

Possibile che il virus HIV si comporti come i corticosteroidi, inibendo massicciamente la sintesi degli eicosanoidi? È esattamente quello che penso.

Parecchi altri virus si sono dimostrati in grado di inibire l'enzima δ-6-desaturasi, interrompendo così l'attivazione degli EFA e la sintesi di eicosanoidi. Ritenevo probabile che l'HIV avesse un effetto simile, ma molto più potente, con le stesse conseguenze di un uso troppo prolungato di corticosteroidi: pensavo che bloccasse la sintesi di tutti gli eicosanoidi, neutralizzando il sistema immunitario.

Mi sembrava un'ipotesi valida, ma andava sperimentata. La sorte volle che nel 1988 incontrassi Paul Kahl e Sam Golden, due specialisti di Pittsburg che curavano un gran numero di pazienti colpiti dall'HIV.

Confrontandosi ogni giorno con la dura realtà dell'AIDS, Paul e Sam si rendevano conto che i farmaci sviluppati dai ricercatori non erano particolarmente attivi dove serviva, ossia sui pazienti.

Fortunatamente, Paul aveva completato il suo tirocinio medico presso la SUNY, un vivaio di pionieri della ricerca sugli eicosanoidi. Come molti dei medici che conoscono l'argomento, sapeva tutto degli eicosanoidi cattivi, ma non conosceva l'esistenza di quelli buoni. Fu incuriosito dalla possibilità che una semplice dieta potesse aiutare i malati di AIDS affetti da sindrome da affaticamento cronico (CFS), che può essere provocata sia dall'HIV, sia da dosi massicce di AZT. Organizzammo uno studio a doppio cieco con gruppo di controllo placebo, utilizzando pazienti di ARC (AIDS Related Complex).

Somministrammo delle combinazioni di EFA attivati (EPA e GLA) o un placebo (olio d'oliva) a due differenti tipi di pazienti: quelli infettati dall'HIV e affetti da CFS, che non prendevano l'AZT; e quelli, anch'essi infettati dall'HIV, cui venivano somministrate alte dosi di AZT (1500 mg al giorno). Suddividemmo i pazienti in due gruppi omogenei, in modo che uno assumesse gli EFA attivati e l'altro il placebo.

All'epoca non avevo ancora compreso l'importanza di controllare il rapporto insulina/glucagone, per cui in questo studio utilizzavamo un metodo meno raffinato: tentavamo di portare i pazienti nella Zona utilizzando solo gli EFA.

Dopo sei mesi, i pazienti cui erano stati somministrati EFA si sentivano nettamente meno stanchi di quelli del gruppo placebo (*Figura 15.1* e *Tabella 15.1*). Il grado di fatica fu valutato mediante una scala di sensazione soggettiva:

- fino a –2 (significativamente più stanco);
- 0 (nessuna percezione di cambiamento);
- fino a +2 (significativamente meno stanco).

Nel blocco di pazienti che non prendevano l'AZT, le differenze tra il gruppo che assumeva EFA e il gruppo placebo risultarono statisticamente rilevanti, con un «fattore p» inferiore a 0,005. Ciò ci autorizzava a ritenere che, su 1000 pazienti affetti da AIDS con sindrome da affaticamento cronico che integrassero la loro dieta con la stessa combinazione di EFA attivati, almeno 995 si sentirebbero meno sfiniti. Nel blocco di coloro che prendevano invece alte dosi di AZT (1500 mg al giorno) riscontrammo gli stessi risultati, ma con un fattore p più basso (0,025), ossia gli EFA allevierebbero la fatica di 975 pazienti su 1000.

Nonostante il miglioramento, durante i sei mesi di sperimentazione il numero di cellule T-helper (che sono distrutte dall'HIV) diminuì più rapidamente nel gruppo «attivo» che in quello di controllo. Pare incredibile, ma i pazienti migliorarono lo stesso, specialmente quelli che stavano prendendo l'AZT. Nel gruppo di controllo sotto placebo il conteggio delle T-cell non calava, ma i pazienti si sentivano più affaticati. Questo risultato non dovrebbe sor-

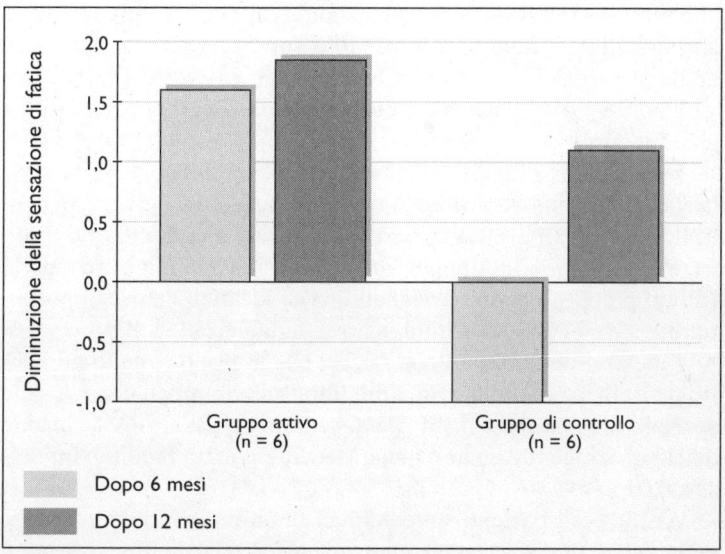

Figura 15.1 - Effetto della somministrazione di EFA attivati a pazienti di ARC affetti da affaticamento cronico.

Parametri	Gruppo attivo	Gruppo placebo	Significatività statistica
Pazienti non sotto AZT	(n = 6)	(n = 6)	
Fatica (dopo 6 mesi)	+1,5	−1,0	$p < 0{,}005$
Variazione cellule T4	−30%	−14%	$p < 0{,}01$
Pazienti sotto AZT	(n = 5)	(n = 4)	
Fatica (dopo 6 mesi)	+1,0	−0,5	$p < 0{,}025$
Variazione cellule T4	−58%	0%	$p < 0{,}025$

Tabella 15.1 - Effetto della somministrazione di EFA attivati a pazienti di AIDS affetti da affaticamento cronico.

prendere più di tanto: qualsiasi specialista di AIDS vi confermerà che molti pazienti muoiono nonostante un numero relativamente alto di cellule T-helper, mentre molti sopravvivono pur avendone un numero basso.

Uno dei nostri pazienti, il cui numero di T-cell era bassissimo, giocava tutti i giorni a tennis.

Incoraggiati da questi risultati, cominciammo a somministrare la stessa combinazione di EFA anche ai pazienti del gruppo di controllo, che finora avevano preso solo capsule placebo di olio d'oliva. Proseguimmo inoltre per altri sei mesi la somministrazione di EFA al gruppo «attivo». I risultati furono identici: i pazienti riscontrarono una significativa diminuzione della fatica.

I membri del gruppo «non AZT», che avevano assunto gli EFA fin dall'inizio, continuarono a migliorare. Nel gruppo che era stato spostato dal placebo agli EFA assistemmo invece al rovesciamento della situazione (divennero meno stanchi), con un fattore p inferiore a $0{,}01$.

Anche per i pazienti sotto AZT ci fu un'inversione di tendenza della fatica, ma con risultati statisticamente non significativi, per il fatto che ne seguivamo un numero troppo limitato (*Tabella 15.2* e *Figura 15.2*).

172

Grande fu il nostro entusiasmo nel raccogliere questi dati. Avevamo condotto il primo e unico studio incrociato, in doppio cieco, con gruppo di controllo placebo, ciò che mai, fino ad allora, era stato fatto su pazienti affetti da virus HIV, e per di più finanziato con le nostre sole risorse.

Facemmo allora ciò che ogni scienziato dovrebbe fare: presentammo i risultati nella sede appropriata, la quinta Conferenza mondiale sull'AIDS tenutasi a Montreal nel 1989. Ci fu riservata un'accoglienza piuttosto tiepida. La comunità dei ricercatori sull'AIDS sembrò considerare il nostro lavoro poco più di un *divertissement* salutistico, non scienza seria come il loro lavoro con l'AZT. A chi poteva servire una dieta, quando era chiaro (quanto meno a loro) che l'AZT avrebbe stroncato l'epidemia di AIDS?

Il nostro non era però un volo solitario. Un anno dopo, un altro ricercatore, Terry Pulse, pubblicò dati analoghi, ottenuti sperimentando una combinazione leggermente differente di EPA e GLA.

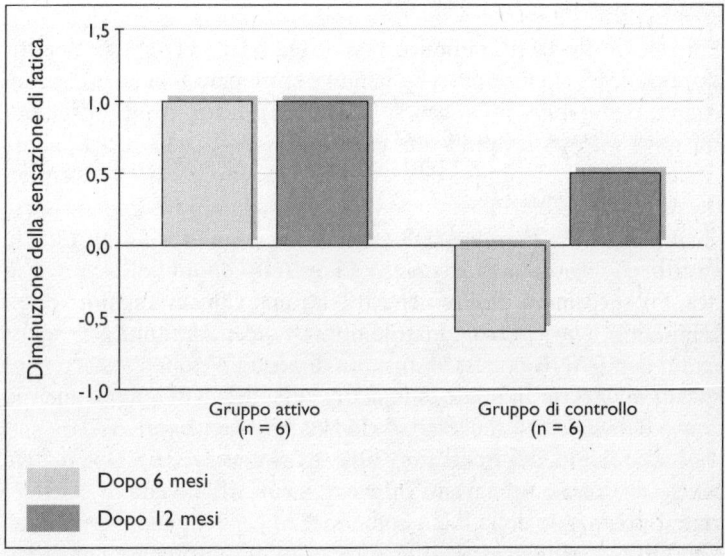

Figura 15.2 - Effetto della somministrazione di EFA attivati a pazienti affetti da affaticamento cronico indotto da AZT in pazienti affetti da ARC.

Parametri	Gruppo attivo	Gruppo placebo	Significatività statistica
Pazienti non sotto AZT	(n = 6)	(n = 6)	
Fatica (dopo 12 mesi)	+1,7	+1,0	
Miglioramento rispetto a 6 mesi	+0,2	+2,0	$p < 0,01$
Pazienti sotto AZT	(n = 5)	(n = 4)	
Fatica (dopo 12 mesi)	+1,0	+0,5	
Miglioramento rispetto a 6 mesi	0,0	+1,0	non significativo

Tabella 15.2 - Studio incrociato su pazienti infetti da virus HIV affetti da affaticamento cronico.

Per sua sfortuna, egli pubblicò il suo studio su una rivista scientifica pressoché sconosciuta, che languì nel silenzio (come già era accaduto con quella di Craven sull'aspirina). Il lavoro di Pulse confermava i nostri risultati, ma entrambi questi tasselli del puzzle della ricerca nel campo dell'AIDS andarono persi nel coro dei peana per l'AZT.

A tutt'oggi i casi di AIDS sono ancora numerosissimi, mentre l'idillio degli scienziati con l'AZT è finito da un bel pezzo. Ciò non mi sorprende. Sapevo che il National Cancer Institute degli Stati Uniti aveva abbandonato da più di dieci anni tutti gli esperimenti con l'AZT, poiché esso si era dimostrato troppo tossico per i malati di cancro. In effetti, in quello stesso lasso di tempo, anch'io avevo tentato senza successo di ridurre la tossicità dell'AZT.

La comunità dei ricercatori sull'AIDS e le agenzie governative americane che assegnavano i finanziamenti rifiutavano di considerare il potenziale della dieta come mezzo per raggiungere un buon equilibrio degli eicosanoidi. Rinunciai allora a sprecare altro tempo e denaro (dato che finanziavo le ricerche di tasca mia) con i pazienti di AIDS e mi concentrai su ciò che mi stava più a cuore: le cardiopatie.

Nel 1992 avevo ormai dimostrato che, controllando insulina e glucagone con un regime alimentare appropriato, si può raggiungere l'equilibrio degli eicosanoidi meglio che con la somministrazione diretta di EFA. I pazienti di AIDS avrebbero avuto in ogni caso bisogno di supplementi di acidi grassi, ma in quantità minima rispetto alla ricerca condotta nel 1989. La mia metodologia di modulazione degli eicosanoidi era ora più collaudata, e, certo dei risultati, delle modalità e delle potenzialità, si ridestò in me l'interesse per la ricerca nel campo dell'AIDS. Contemporaneamente, il «miracolo» dell'AZT si era ormai sgonfiato…

Nel settembre 1992, un amico mi chiese di fare qualcosa per aiutare un suo conoscente, che chiameremo Bill B., offrendomi l'occasione di mettere nuovamente alla prova le mie teorie.

Bill era un avvocato di successo di Boston. Il mondo gli era crollato addosso nel 1988, quando i suoi medici gli avevano dato la ferale notizia che aveva contratto il virus HIV. La malattia non era ancora in fase conclamata, ma Bill soffriva già di affaticamento, debolezza cronica e febbre.

Nel marzo 1991 non era più in grado di lavorare. Sette mesi più tardi gli diagnosticarono l'AIDS conclamato. Le sue T-cell stavano calando rapidamente e soffriva di sarcoma di Kaposi, una forma di cancro della pelle piuttosto rara prima che l'AIDS entrasse in scena. Nel settembre 1992 la sua diagnosi era infausta.

Accettai di aiutare Bill solo se fosse stato disponibile a seguire un duplice protocollo, che prevedesse sia una dieta pro Zona sia l'integrazione con EFA attivati. Ci incontrammo e gli illustrai la strategia per rafforzare il sistema immunitario tramite il controllo degli eicosanoidi.

I due anni che seguirono al nostro primo incontro sono stati molto buoni per Bill: non si sente più affaticato e riesce a lavorare cinque giorni alla settimana. Nel 1994 ha acquistato una barca a vela da nove metri e ha trascorso la maggior parte dell'estate navigando lungo la costa del New England. Il conteggio delle sue T-cell rimane basso (circa 30), ma da quando ha adottato la dieta pro Zona non ha più contratto alcuna infezione opportunistica.

La notizia di questo sorprendente successo si diffuse rapidamente tra i pazienti del Boston Living Center, un centro di supporto per l'AIDS.

Con l'aiuto di Bill, abbiamo messo a dieta i malati desiderosi di provare anche loro. Nel 1994, questo gruppo beneficiò di risultati simili a quelli di Bill, specialmente per l'affaticamento cronico. Nella Zona, essi vivono una vita normale. Non appena ne escono, tutto diventa molto più difficile. Perciò ricordo loro costantemente che, purché riescano a stare nella Zona, non c'è ragione di rinunciare a una vita piena e produttiva.

Penso che ormai ci credano. Bill ci crede di sicuro.

Le malattie autoimmuni

Molti ricercatori, tra cui Robert Root-Bernstein, sostengono che l'AIDS è essenzialmente una malattia autoimmune, nella quale il sistema immunitario tradisce e attacca l'organismo. Nel caso dell'AIDS, l'organismo attaccherebbe le proprie T-cell (se è così, i trattamenti antivirali, come l'AZT, non potranno mai avere successo).

Portiamo avanti il ragionamento. Tutte le malattie autoimmuni (incluso potenzialmente l'AIDS) possono essere considerate come il risultato di uno squilibrio degli eicosanoidi, che spinge l'organismo ad autoaggredirsi e a sviluppare una risposta immunitaria.

Le malattie autoimmuni sono molte, ma la più diffusa è forse l'artrite, che è solitamente curata con aspirina, antinfiammatori non steroidei (FANS) o corticosteroidi. Questi farmaci funzionano in base allo stesso principio: fermano la produzione di eicosanoidi, buoni e cattivi. La sola differenza consiste nel livello di efficacia: i corticosteroidi sono i più potenti, ma anche i più pericolosi, poiché inibiscono così radicalmente la produzione di eicosanoidi che anche il sistema immunitario stacca la spina.

Ebbene, se l'artrite deriva da uno squilibrio degli eicosanoidi, allora la capacità della dieta pro Zona di modularli dovrebbe indubbiamente aiutare coloro che ne soffrono.

Numerosi studi clinici dimostrano che l'integrazione dietetica con EFA attivati (GLA ed EPA, sia singolarmente, sia in combinazione) riduce l'infiammazione e il dolore dell'artrite. Questa osservazione suggerisce che una dieta studiata proprio per mantenere l'equilibrio degli eicosanoidi potrebbe sortire lo stesso effetto, se non addirittura uno migliore.

La dieta dovrebbe costituire la strategia primaria di difesa nella cura dell'artrite. Attenendovisi scrupolosamente, un paziente dovrebbe mettersi nella condizione di assumere quantità inferiori di farmaci antinfiammatori per controllare il dolore. Lo stesso paziente, fuori della Zona, avrà invece maggiore necessità di questi farmaci per tenere sotto controllo la sintesi di eicosanoidi «proinfiammatori».

Nessuna controindicazione, dunque: anche se una dieta pro Zona non eliminasse completamente il bisogno di farmaci, qualsiasi intervento che ne riducesse i dosaggi sarebbe alla lunga vantaggioso per chi soffre d'artrite.

Una dieta corretta è un sicuro ed efficace attacco frontale al dolore e all'infiammazione da artrite. Con un importante e buon effetto collaterale: il calo di peso che, riducendo il carico gravitazionale sulle articolazioni (sulle ginocchia, nella fattispecie), di per sé rappresenta un grande aiuto.

L'artrite è la patologia autoimmune più diffusa, ma la più terribile rimane la sclerosi multipla (MS). Qui, anziché i tessuti delle articolazioni, l'organismo aggredisce la guaina isolante di mielina che protegge i nervi del sistema nervoso centrale (SNC). L'isolamento si degrada, la conduzione nervosa rallenta e ne risulta una perdita del controllo muscolare.

Considerando la sclerosi multipla come l'artrite del sistema nervoso centrale, si supporrebbe che per curarla occorrano gli stessi farmaci, ma così non è. Per agire su una malattia del sistema nervoso centrale, un farmaco deve raggiungere il cervello. Esiste però una membrana particolare, chiamata barriera ematoencefalica, che impedisce in pratica il passaggio di qualunque farmaco idrosolubile, e quindi di tutti gli antinfiammatori.

Gli EFA e gli eicosanoidi sono dei grassi e non hanno alcun problema ad attraversare la barriera ematoencefalica. In realtà, il cervello stesso è composto principalmente di grassi, i componenti principali delle membrane e delle guaine mieliniche.

Quindi: se la causa della sclerosi multipla è l'infiammazione della guaina di mielina, sarà possibile ridurla bloccando gli eicosanoidi cattivi e stimolando simultaneamente quelli buoni, che sono antinfiammatori.

Come? Con una dieta pro Zona.

E funziona. Proprio come i malati di AIDS, chi soffre di sclerosi multipla ottiene un immediato beneficio: una rilevante riduzione della fatica. Volete qualche esempio? Eccoli! Il dottor Paul Kahl, lo stesso con il quale condussi lo studio pilota sull'AIDS, cita uno dei suoi pazienti, una cinquantacinquenne affetta da sclerosi multipla, alla quale fece seguire una dieta pro Zona. Dopo pochi mesi, a una visita di controllo, Paul le chiese come si sentiva. «Alla grande!» rispose. Notando che usava ancora un bastone per reggersi, Paul le domandò: «Perché allora usa ancora il bastone?» «Da quando soffro di sclerosi multipla, l'ho sempre usato...»

Glielo tolse e la fece camminare per un breve tragitto in corridoio: dopo qualche passo incerto, la donna partì decisa e tornò rapidamente. Al termine della visita, quando le restituì il bastone, la donna sorrise e gli disse di tenerlo per qualcuno che ne avesse veramente bisogno.

C'è poi il caso di Phoebe Stark, ammalata di sclerosi multipla cronica progressiva. In questa fase della malattia il paziente si indebolisce sempre più, tanto che semplici lavoretti quotidiani diventano terribilmente faticosi e stancanti. Phoebe cominciò a seguire una dieta pro Zona e dopo un mese dichiarava: «Posso finalmente vivere di nuovo». Per quanto soffra ancora di alcuni effetti residui della sclerosi multipla, la qualità della sua vita è oggi nettamente migliorata.

Cito questi episodi perché dimostrano che una persona colpita da una malattia autoimmune come la sclerosi multipla, caratterizzata da una forte componente infiammatoria, può migliorare le proprie condizioni modificando l'equilibrio degli eicosanoidi con un corretto intervento dietetico.

Esistono oggi molte valide argomentazioni scientifiche a supporto di questa mia affermazione. Una ricerca recente dimostra che nei pazienti di sclerosi multipla cronica progressiva i livelli di PGE_2 sono più elevati che nelle persone normali o nei malati di sclerosi multipla meno grave, e che per di più salgono proprio prima degli attacchi di sclerosi multipla. Un'altra ricerca dimostra che in questi pazienti i livelli di leucotrieni nel liquido cerebrospinale sono più elevati del normale. Dato che la PGE_2 e i leucotrieni sono eicosanoidi proinfiammatori, la loro inibizione dovrebbe giustificare i miglioramenti riscontrati nei pazienti di sclerosi multipla che seguono una dieta Pro Zona.

Ma c'è di più. Roy Swank ha dimostrato in trent'anni di studi che una dieta povera di grassi saturi fa bene ai pazienti di sclerosi multipla. Poiché la dieta pro Zona è studiata in modo da limitarli, le osservazioni di Swank sono perfettamente in linea con i miglioramenti riportati dai nostri pazienti.

L'ultima novità nella cura della sclerosi multipla consiste in iniezioni di interferoni, sostanze che contribuiscono a regolare il sistema immunitario. Dato che gli eicosanoidi cattivi, come la PGE_2, inibiscono il rilascio degli interferoni, qualsiasi riduzione dei livelli di questa prostaglandina dovrebbe stimolare la produzione endogena di interferoni. (Ovviamente, la dieta pro Zona limita la produzione di PGE_2.)

A questo punto, facendo i debiti collegamenti, si arriva a una sola conclusione: la dieta pro Zona è una scelta intelligente per qualsiasi paziente di sclerosi multipla, in qualunque stadio della malattia.

Il lupus eritematoso è un'altra patologia autoimmune in cui si è riscontrato (quanto meno negli animali) che la modulazione dei livelli degli eicosanoidi funziona. Incrociando e selezionando, è possibile ottenere un ceppo di cavie affette da lupus, che muoiono solitamente entro il primo anno di vita. I ricercatori dell'Università della Pennsylvania hanno dimostrato che, se si inietta loro della PGE_1 (uno degli eicosanoidi buoni), sopravvivono.

Tutto ciò prova che la dieta pro Zona può essere utile nella cura delle malattie autoimmuni, che si tratti di AIDS, artrite, sclerosi multipla o lupus. Queste patologie miglioreranno, per la semplice ragione che questo regime alimentare riduce la produzione di eicosanoidi cattivi e aumenta quella di eicosanoidi buoni, una combinazione ideale per curare le condizioni infiammatorie tipiche delle malattie autoimmuni.

Di quanto miglioreranno? Con la sola dieta, dipende da quanto la malattia ha degradato la capacità autonoma dell'organismo di attivare gli EFA. Oltre a seguire rigorosamente i dettami della dieta pro Zona, questi pazienti necessiteranno di piccole integrazioni.

Tutto ciò è molto sensato. Dopo tutto, una dieta appropriata, associata alla quantità minima necessaria di farmaco, equivale semplicemente a una buona medicina.

L'affaticamento cronico

Se per chi soffre di una malattia autoimmune il vero miglioramento della qualità della vita consiste nel sollievo dal continuo sfinimento, potrà la dieta pro Zona far bene a malati che soffrono per la fatica provocata da infezioni virali o da cause conosciute? Ancora una volta, la risposta dovrebbe essere sì.

Ritengo che numerose condizioni di affaticamento possano insorgere a causa di qualche infezione virale. Per l'artrite e la sclerosi multipla ciò è fortemente probabile, anche se i virus responsabili non sono ancora stati isolati. Nell'AIDS, il fattore che innesca la fatica è il virus HIV. Anche la sindrome da affaticamento cronico è infine un altro stato patologico l'origine del quale parrebbe essere virale.

Sembra esserci un legame tra virus, affaticamento cronico, EFA attivati ed eicosanoidi. Ricerche condotte presso l'Università dell'Ohio mostrano che i pazienti che soffrono di affaticamento cronico a seguito di una mononucleosi (un'infezione virale), rimangono per lungo tempo fisiologicamente incapaci di produrre GLA, e perciò tutti gli eicosanoidi.

All'Università di Glasgow, in pazienti affetti da sindrome da fatica postvirale cui erano state somministrate integrazioni di EFA attivati, si riscontrò una rilevante riduzione della stanchezza, rispetto a soggetti di controllo sotto placebo. Questa ricerca, molto simile alla nostra sui pazienti affetti da virus HIV, dimostra chiaramente che la fatica, se proviene da un'infezione virale, può essere una conseguenza dello stare a lungo lontani dalla Zona.

Basti pensare a quanto sia spossante l'influenza. Bene, l'affaticamento cronico è come avere sempre l'influenza. L'organismo possiede qualche riserva per combattere il danno dell'infezione virale alla sintesi degli eicosanoidi. Esaurita questa riserva interviene la fatica, che continuerà, a meno che qualcosa (un nuovo farmaco, una variazione nella dieta o la semplice, vecchia, buona fortuna) non intervenga a sanare la situazione.

E poiché la fatica pare essere legata alle infezioni virali, la dieta pro Zona può essere integrata con piccole dosi di EFA attivati, benché esse siano solo una scorciatoia per rientrare nella Zona. In mancanza di ciò che più conta (ossia una dieta corretta), i limiti della Zona fluttueranno senza sosta, e si renderà necessario correggere in continuazione quantità e proporzioni di EFA attivati.

Seguendo scrupolosamente la dieta, invece, i confini della Zona sono molto più stabili e definiti, e basteranno solo piccole e occasionali integrazioni per rimanervi costantemente. Proprio come è accaduto a uno dei miei vicini, un noto fisioterapista di Boston. Circa due anni fa lo vidi che passeggiava attorno all'isolato, fatto anomalo per lui che era un maratoneta. Mi sembrava anche che respirasse con difficoltà. Gli domandai come stava. «Malissimo» rispose. Mi raccontò che negli ultimi sei mesi si era sentito incredibilmente stanco. Non riusciva a stare sveglio a convegni e seminari, e si addormentava al volante se guidava per più di 45 minuti. Praticamente era ridotto a un rottame. Si era sottoposto a tutti gli esami possibili e immaginabili, ma i più noti medici di Boston e dintorni erano soltanto riusciti a diagnosticare una leggera ipercolesterolemia.

Gli dissi che sembrava un caso di affaticamento cronico, cui nessuno dei suoi medici aveva accennato. Andai a casa a prendere delle barrette che stavo sperimentando sui pazienti diabetici, alcune capsule contenenti EFA attivati e alcuni schemi di pasti. Gli assicurai che, se avesse seguito le mie indicazioni, entro una settimana la sensazione di fatica sarebbe diminuita sensibilmente.

Mi guardò come se fossi matto, ma era così disperato che, per quanto stupido gli sembrasse ciò che gli suggerivo, mi assicurò che l'avrebbe provato.

Tornò quattro giorni dopo. «Forse si tratta solo di una mia impressione», disse, «ma mi sembra di essere più attivo.» La settimana seguente portò la famiglia a Disney World e fu lui a sfinire i bambini: quando gli domandarono, crollando dalla fatica, di tornare in albergo, dovette pregarli perché terminassero con lui il giro delle attrazioni. Altro che affaticamento cronico!

I disordini del sistema nervoso centrale

Abbiamo visto che il cervello è composto perlopiù da grassi ed è particolarmente ricco di EFA. Non sarebbe perciò sorprendente scoprire che un certo numero di malattie del sistema nervoso centrale sono correlate all'equilibrio degli eicosanoidi. La più studiata di queste malattie è probabilmente l'alcolismo. L'alcol è una droga affascinante, con una lunga storia alle spalle: è sulla scena da 8000 anni circa, è più antico di molte delle civiltà umane.

In piccole quantità fa bene al sistema cardiovascolare poiché stimola la produzione di eicosanoidi buoni. Conosciamo però tutti anche il suo pericoloso lato oscuro, il cui risvolto più maligno è l'alcolismo. Si stima che negli Stati Uniti vivano oltre venti milioni di alcolisti. L'impatto di questa malattia sul tasso di mortalità, sui costi sanitari e sull'ordine sociale è purtroppo noto. Non bisogna però pensare che chiunque si faccia una birra dopo il lavoro o beva qualche cocktail a un party sia un alcolizzato, né che l'alcolismo si limiti a colpire solo persone dal carattere debole. Molte persone, anzi, hanno raggiunto il successo dimostrando grande determinazione e autodisciplina, eppure paiono del tutto incapaci di controllarsi nel bere.

La propensione all'alcolismo fa parte del bagaglio genetico. Nel DNA degli alcolizzati è stata scoperta una tara che compromette la capacità dell'organismo di produrre GLA e, di conseguenza, eicosanoidi buoni (i livelli ematici di GLA degli etilisti sono la metà del normale).

Nella maggior parte delle persone l'alcol, se assunto in quantità moderate, accelera momentaneamente il processo di formazione di eicosanoidi buoni, il che spiega sia i vantaggi cardiovascolari, sia quelli emozionali a breve che se ne ottengono (gli eicosanoidi buoni producono effetti antidepressivi).

Sfortunatamente, nelle persone geneticamente incapaci di produrre GLA, l'alcol provoca l'inibizione del normale rifornimento, innescando un circolo vizioso: la riserva già limitata di GLA si esaurisce e le scorte non vengono rinnovate. Per loro sfortuna gli alcolisti sentono la necessità di bere sempre più alcol, tanto per sentirsi «normali».

Qualsiasi ex alcolizzato può confermare che, anche dopo anni di astinenza, tenersi lontano dall'alcol costituisce una continua lotta. Eppure, quando iniziai ad applicare la dieta pro Zona ad alcolizzati che intendessero disintossicarsi, la prima sensazione che ciascuno di loro riportò fu che il desiderio di bere alcolici, per quanto non scomparso, fosse diminuito.

La spiegazione biologica di quest'effetto risiede nel fatto che questa dieta potenzia immediatamente l'attività del δ-6-desaturasi, aumentando la produzione di GLA. Ristabiliti i livelli di GLA, cresce la produzione di eicosanoidi buoni e diminuisce la sensazione di bisogno di alcol, che l'organismo manifestava per stimolare la formazione di eicosanoidi.

Ian Glen dimostrò tutto questo nel 1984, utilizzando integrazioni di GLA nelle sue ricerche cliniche sugli alcolisti. Al termine dello studio riscontrò nei soggetti trattati un calo dell'ardente desiderio di bevande alcoliche.

Per gli alcolizzati in via di disintossicazione la Zona corregge il difetto genetico del metabolismo che li tiene incatenati all'alcol. Ecco la ricetta per conquistare questa libertà e mantenerla per tutta la vita: una costante integrazione con piccole quantità di EFA attivati, combinata con la dieta pro Zona.

L'alcolismo non è la sola disfunzione del sistema nervoso centrale che risponde positivamente a questa dieta: anche chi soffre di depressione può trarne sostanziale giovamento. Gli eicosanoidi buoni, infatti, possiedono rilevanti effetti antidepressivi, poiché migliorano il funzionamento dei neurotrasmettitori, i mediatori biochimici che permettono la trasmissione degli impulsi nervosi: se qualche neurotrasmettitore si «inceppa», scatta la depressione.

La pillola magica per questo male oscuro è il notissimo Prozac, che alza i livelli cerebrali della serotonina. La comunicazione tra i nervi migliora, alleviando la depressione.

Il Prozac funziona. Funziona così bene che negli Stati Uniti se ne vende per miliardi di dollari. La depressione può però essere trattata senza i costi e gli effetti collaterali dei farmaci, per quanto efficaci come il Prozac.

Sono gli eicosanoidi buoni a controllare il rilascio e la ricezione dei mediatori chimici come la serotonina: produrne di più, che si sia depressi o no, migliora l'efficacia della neurotrasmissione. Se soffrite di depressione, la dieta pro Zona potenzierà il rilascio e la ricezione di questi vitali messaggeri chimici, aiutandovi a ritrovare la serenità.

In questi ultimi trent'anni la comunità scientifica e i media hanno dato gran risalto a un altro tipo di depressione: il «disturbo affettivo stagionale» (*seasonal affective disorder*, SAD). In alcune persone, quando i cicli di luce e buio variano con l'avvicinarsi dell'inverno, si impigrisce il rilascio di un ormone secreto dall'epifisi, la melatonina. Questa carenza di melatonina può portare al SAD, che più comunemente viene definita come «malinconia invernale».

Michael Norden, uno psichiatra ricercatore presso la Washington University, raccomanda da anni ai suoi pazienti la dieta pro Zona, e mi riferisce che molti migliorano significativamente. Il maggior livello di eicosanoidi buoni stimola il rilascio di melatonina nonostante la scarsa intensità della luce. La dieta pro Zona potrebbe trasformare la malinconia invernale di cui soffrivate in un ricordo del passato.

Senza essere una forma di depressione, il *jet lag* è il parente biologico del SAD, il risultato del rilascio sregolato di melatonina in risposta allo scombussolamento del ciclo giorno-notte, prodotto dal cambiamento di fuso orario. Ecco allora che la dieta pro Zona può aiutare a combattere il jet lag, e forse addirittura farlo scomparire. Arrivando da New York avevo sempre grandi difficoltà nell'adattarmi all'ora di Los Angeles o San Francisco. Oggi la traversata mi piace, mi regala sei ore di lettura e scrittura ininterrotte, e niente jet lag. Un altro piccolo beneficio della Zona.

Se i neurotrasmettitori pigri causano la comune depressione, quelli troppo vispi possono provocare il problema opposto: l'iperattività, che può essere però causata anche da una glicemia troppo bassa. In entrambi i casi, la dieta pro Zona può essere utile. Se l'iperattività deriva da ipoglicemia, la dieta aiuta l'organismo a normalizzare i livelli ematici di glucosio. Se si tratta di neurotrasmettitori iperattivi, l'integrazione con EFA attivati può giovare, specialmente nelle forme infantili: ecco che la dieta pro Zona serve anche a tenere a freno i bambini iperattivi.

E se non siete depressi, o iperattivi, o non patite il jet lag? Se i vostri neurotrasmettitori funzionano benone e le vostre cellule cerebrali comunicano forte e chiaro? La dieta vi aiuterà in ogni caso a gestire più facilmente gli stress e le tensioni della vita di tutti i giorni. Stress e tensioni non spariranno, ma il vostro sistema nervoso centrale, sostenuto dagli eicosanoidi buoni, risponderà a tono, trasformando il vostro viaggio sull'autostrada della vita in una rilassante passeggiata.

I problemi dell'apparato riproduttore

Gli eicosanoidi sono profondamente coinvolti nel più complesso dei problemi biologici di controllo: la riproduzione. Senza eicosanoidi la fecondazione, e la stessa nascita, sarebbero impossibili. Non desta quindi sorpresa che molti dei problemi della riproduzione possano avere, come causa remota, uno squilibrio a carico di queste sostanze.

Che il sistema riproduttivo e gli eicosanoidi siano collegati, lo dimostra l'incubo di ogni donna (e di ogni marito): la sindrome premestruale (PMS).

Come l'alcolismo, la sindrome premestruale pare essere legata a un difetto genetico nella sintesi del GLA. Il livello di GLA degli alcolizzati è il 50 per cento in meno rispetto alla norma, quello delle donne che soffrono di sindrome premestruale addirittura l'80 per cento!

Negli anni Ottanta molte ricerche cliniche indicarono che l'integrazione con EFA attivati alleviava notevolmente i sintomi della sindrome premestruale, mentre altri studi non riscontrarono alcun beneficio. Attribuisco questi risultati contrastanti al fatto che i confini della Zona, quando si cerchi di raggiungerla solo assumendo EFA attivati, tendono a spostarsi continuamente. Per stabilizzarli è essenziale associare gli EFA attivati a una dieta adatta.

Ho condotto esperimenti con centinaia di donne che accusavano i sintomi della sindrome premestruale, e funziona: tutte riscontrano una rilevante riduzione (se non la totale scomparsa) dei sintomi nel giro di 30-60 giorni.

La sindrome premestruale può anche essere un incubo per i mariti, ma quello che realmente terrorizza la maggior parte degli uomini è l'impotenza.

Il rimedio più comune consiste in iniezioni di un eicosanoide buono, la PGE_1, direttamente nel pene, circa 30 minuti prima del rapporto.

La PGE_1 agisce come al solito, aumentando enormemente il flusso sanguigno e, nel caso specifico, facilitando l'erezione.

Certo, farsi un'iniezione al pene poco prima del rapporto può rovinare tutta la poesia... Perché non ricorrere alla semplice e indolore soluzione di fare fluire bene il sangue sempre? La dieta pro

Zona farà traboccare l'organismo di eicosanoidi buoni (PGE$_1$ compresa), aiutando a mantenere dilatati i vasi e raggiungendo l'obiettivo senza trasformare la camera da letto in un'infermeria.

Negli ultimi anni ho ricevuto molti ringraziamenti da uomini anziani: dopo circa sei mesi di dieta le loro prestazioni sessuali erano nettamente migliorate. Sono ovviamente semplici testimonianze, non studi scientifici controllati. In ogni caso, questi uomini felici non hanno usato farmaci, iniezioni, magici afrodisiaci. Hanno semplicemente mangiato il cibo adatto.

I dolori cronici

Tutti hanno provato dolore, ma pochi conoscono la definizione clinica della locuzione «dolore cronico». Per un medico o un fisiatra è la persistente produzione di mediatori biochimici del dolore, che lungo i nervi si irradiano fino a raggiungere il sistema nervoso centrale. Le cause dei dolori cronici sono normalmente due, e di solito coesistono.

La prima è un'irritazione fisica delle fibre nervose. In altre parole, qualcosa sfrega o comprime i nervi e li costringe a mandare un segnale al cervello. Potrebbe essere un elemento strutturale rigido o molto denso, come le ossa, i dischi intervertebrali o i legamenti, oppure più morbido, come un muscolo o una cisti. Finché il problema strutturale non è corretto, il dolore persiste.

La chiropratica ha fatto grandi progressi nel riequilibrio strutturale per ridurre le compressioni dei nervi; la fisioterapia può contribuire ad alleviare i dolori causati da sfregamento muscolare. Il massaggiatore può agire in modo più limitato e meno specifico sugli squilibri dei tessuti molli e sul dolore conseguente, contribuendo così a placare il dolore, quanto meno temporaneamente.

L'entità del dolore è difficile da misurare, e l'efficacia della chiropratica e della fisioterapia non è scientificamente dimostrabile, anche se migliaia di studi su casi singoli riportano notizie di miglioramenti notevoli. Ma non per tutti è così. Anche quando gli interventi sono coronati da successo, sono necessarie costanti azioni di riequilibrio, poiché spesso il dolore dopo qualche tempo si riacutizza.

Credo che i risultati parziali ottenuti dalla chiroterapia e dalla fisioterapia si debbano al fatto che i trattamenti che esse mettono in atto non eradicano la seconda causa del dolore cronico: l'eccesso di mediatori specifici. I più potenti mediatori del dolore e delle infiammazioni sono due eicosanoidi cattivi: la PGE_2 e il leucotriene B_4. Sull'altro versante, gli eicosanoidi buoni, come la PGE_1, inibiscono il rilascio dei mediatori del dolore diversi dagli eicosanoidi.

Si possono inibire i cattivi eicosanoidi (e quindi calmare il dolore) con farmaci antinfiammatori, che bloccano la sintesi di *tutti* gli eicosanoidi. L'aspirina è il più usato di questi farmaci. Ma mentre abbassa i livelli di PGE_2, non ha nessun effetto sull'eccesso di leucotriene B_4. E neppure l'hanno i FANS, come l'ibuprofene, il naproxene eccetera.

Per bloccare il leucotriene B_4 servono i più efficaci antidolorifici: i corticosteroidi (ovvero il cortisone e il prednisone, per fare due esempi). Sfortunatamente, come abbiamo già visto, questi farmaci deprimono il sistema immunitario. Chi soffre di dolori cronici deve perciò scegliere tra l'uso prolungato di corticosteroidi (rischiando l'immunodeficienza) o continuare a soffrire. Esiste ovviamente un modo di aggirare la difficoltà: seguire la dieta pro Zona, la strategia nutrizionale di base capace di ridurre la necessità di farmaci nel trattamento dei dolori cronici.

Ho lavorato con un certo numero di chiropratici e fisioterapisti. Associando agli interventi di manipolazione scheletrica o di riequilibrio muscolare la dieta pro Zona il risultato è invariabilmente un maggior sollievo dal dolore cronico.

Le malattie della pelle

A parte alcune forme di cancro, molte malattie della pelle non mettono in pericolo di vita, ma, che si tratti di sgradevoli inestetismi o di fastidiosi e irritanti pruriti, la peggiorano nettamente.

Tra queste malattie, le due più diffuse sono l'eczema e la psoriasi. La causa principale di entrambe è l'eccesso di cattivi eicosanoidi, in particolare di leucotriene B_4, la stessa sostanza organica che, in concentrazioni più elevate, provoca i dolori cronici. La terapia consiste solitamente nell'applicazione locale di corticosteroidi (gli unici medicamenti che bloccano i leucotrieni), ma i sintomi si ripresentano regolarmente. L'integrazione con EFA attivati porta un sollievo non duraturo.

L'esperienza m'insegna che la dieta pro Zona può dare sollievo ai pazienti affetti da queste fastidiose malattie, poiché riduce l'eccesso di eicosanoidi cattivi, e quindi dei leucotrieni. Con un vantaggio addizionale: la vasodilatazione migliora addirittura l'aspetto della pelle.

Una notazione interessante: il retin-A, l'unico principio attivo capace di rendere le rughe meno visibili, può essere considerato uno stimolatore non specifico degli eicosanoidi (quelli buoni stimolano la sintesi di nuovo collagene, che spiana le rughe riempiendo gli avvallamenti del derma).

Sfortunatamente, il retin-A stimola anche la produzione di eicosanoidi cattivi, generando una risposta infiammatoria, che rende la pelle rossa come un'aragosta. Come l'aspirina, lavora modulando il livello degli eicosanoidi, ma a caro prezzo.

Per migliorare l'aspetto della pelle in modo duraturo va seguita la dieta pro Zona. Il primo segno di carenza di EFA attivati, infatti, è il deterioramento della pelle.

In questo capitolo abbiamo esaminato una lunga lista di malattie croniche che, in aggiunta alle cardiopatie e al cancro, credo siano strettamente legate a uno squilibrio degli eicosanoidi. È possibile modularne i livelli sia con farmaci come l'aspirina e i corticosteroidi, che eliminano gli eicosanoidi, sia mediante iniezioni di eicosanoidi buoni, sia, infine, con l'integrazione dietetica di EFA attivati.

Queste strategie possono ridurre i sintomi. Sfortuna vuole però che non esistano oggi, per queste patologie, terapie farmacologiche valide e prive di sgradevoli effetti collaterali. Neppure la dieta pro Zona costituisce un'alternativa alla terapia farmacologica, anche se può affiancarla utilmente. Il suo scopo non è eliminare i farmaci, ma ridurne le dosi necessarie per curare i sintomi.

Mi raccomando: se in questo periodo seguite una terapia farmacologica, non modificate la vostra alimentazione (in meglio o in peggio) senza prima consultare il vostro medico. Qualsiasi variazione dietetica influisce sugli eicosanoidi, e potrebbe richiedere un riaggiustamento delle dosi di farmaci richieste per restare nella «zona terapeutica».

In molte patologie la dieta pro Zona potrebbe non bastare, soprattutto quando è in gioco il sistema immunitario. Talvolta i pazienti hanno bisogno di piccole integrazioni di EFA attivati, indispensabili per la sintesi degli eicosanoidi. Piccole quanto? Dipende dalla patologia. Nel caso di problemi cardiovascolari, per esempio, sono sufficienti quantità veramente minime di EFA attivati. Le malattie autoimmuni e le sindromi da fatica ne richiedono di più. La dose quotidiana di partenza, per un paziente che segua una dieta pro Zona, può essere compresa tra 1 mg e 10 mg di GLA (raramente di più) e, come minimo, da 20 a 50 volte di più (tra i 50 e i 500 mg) di EPA. Prescrivo abitualmente dosi molto inferiori a quanto contenuto nelle capsule di integratori in commercio.

Siate sempre cauti: un'integrazione o un consumo alimentare di troppi EFA omega 6 potrebbe elevare i livelli di acido arachidonico, azzerando qualsiasi vantaggio della dieta.

Le integrazioni vanno limitate al minimo possibile.

Ribadisco la mia convinzione che una dieta pro Zona migliorerà la salute di chiunque sia affetto da una delle malattie elencate in questo capitolo, oltre che alle vittime di cardiopatie, diabete e cancro. E ricordate: gli unici «effetti collaterali» sono la diminuzione del grasso corporeo in eccesso, l'aumento dell'energia mentale e migliori prestazioni fisiche.

Ho lasciato per ultima la malattia cronica che colpisce tutti: l'invecchiamento.

Man mano che si invecchia, l'incidenza di tutte le malattie croniche – cardiopatie, diabete, artrite, obesità eccetera – continua a crescere. L'invecchiamento (e l'ingrassamento) della popolazione garantisce il futuro disastro economico del sistema sanitario pubblico. Una popolazione che invecchia consuma una fetta sempre più sproporzionata delle risorse disponibili. Se non verranno apportati correttivi sostanziali, questa tendenza demografica distruggerà il sistema sanitario.

Il modo in cui il mondo occidentale saprà affrontare l'invecchiamento della popolazione e le malattie connesse all'età, deciderà della sopravvivenza futura del sistema sanitario.

Tutte le malattie croniche, così pesanti per il paziente e per il sistema sanitario, si possono considerare una conseguenza dello squilibrio degli eicosanoidi.

Non si può invertire il corso dell'invecchiamento, ma gli squilibri degli eicosanoidi certamente sì. Con la dieta adatta bastano poche settimane.

Ecco quindi la mia proposta per una riforma definitiva del sistema sanitario. Invece di richiedere continuamente maggiori interventi ad alta tecnologia (e alti costi), perché non imboccare la strada più facile, meno costosa e più efficace?

Il primo passo, per ognuno di noi, consiste nell'assumersi la responsabilità della propria salute. Il secondo, e ultimo, consiste nel seguire la strada che porta alla Zona.

16

Come prolungare la vita con la Zona

La ricerca dell'elisir di lunga vita è vecchia quanto l'esistenza stessa. Dagli antichi greci a Ponce de León, fino ai numerosissimi anonimi scienziati nei laboratori di ricerca del mondo intero, migliaia di persone (alcune rispettabili, altre spinte da motivazioni quantomeno discutibili) hanno cercato e cercano tuttora di allontanare il più possibile il momento della morte. La storia della civiltà è caratterizzata dal costante prolungamento dell'aspettativa di vita: poco più di vent'anni al tempo dei romani, trentacinque durante la rivoluzione americana, quaranta solo cent'anni fa, circa ottanta di media oggi.

L'approccio dietetico pro Zona può aiutarvi a vivere più a lungo? Penso di sì. La maggioranza degli esperti ritiene che, dalla mosca della frutta fino agli esseri umani, esista un limite per ogni creatura vivente. Per l'*homo sapiens* dovrebbe trattarsi di circa 115 anni, e questo da almeno 100.000 anni. Pare un'affermazione azzardata ma non lo è, dal momento che si può desumere la durata massima della vita di qualsiasi specie dal rapporto tra il volume del cranio e la massa corporea, due dati che, per l'uomo, negli ultimi 100.000 anni non sono cambiati.

Pare un'età irraggiungibile, ma ci si può avvicinare il più possibile. Gli scienziati hanno già scoperto un modo di prolungare notevolmente la vita degli animali, ed è ragionevole ritenere che si possa fare anche con gli esseri umani.

Qual è la formula magica? Elementare: mangiare meno.

In realtà l'apporto calorico può essere ridotto del 40 per cento, purché la dieta comprenda tutti i micronutrienti essenziali necessari, e la quantità di proteine e grassi sia adeguata. Non solo l'animale vivrà più a lungo (in certi casi fino al doppio) ma sarà più sano, più resistente alle malattie e ai guasti dell'età.

Da oltre sessant'anni si conducono esperimenti di restrizione dietetica sugli animali, e in pratica funzionano sempre. Riducendo le calorie (ma non i macronutrienti essenziali) si è prolungata la vita di ogni specie sottoposta a questi esperimenti, dagli organismi monocellulari che vivono negli stagni fino ai piccoli mammiferi, come topi e cavie.

Sono ora in corso esperimenti sugli scimpanzé, i nostri parenti più prossimi. È ancora presto per affermare che vivranno più a lungo, ma i primi risultati confermano la diminuzione dell'insulinoresistenza e una glicemia più bassa, due segnali di ottima salute.

Parecchi indizi suggeriscono che la riduzione delle calorie potrebbe allungare l'attesa di vita anche per l'uomo. Gli abitanti di Okinawa, per esempio, consumano dal 17 al 40 per cento di calorie in meno rispetto agli altri giapponesi. E, nonostante il fatto che sull'isola l'incidenza di cardiopatie, infarti e cancro sia del 60 per cento più elevata che nel resto del paese, Okinawa è uno dei maggiori produttori mondiali di centenari...

C'è di più. Nel 1960, un'équipe di scienziati spagnoli pubblicò una ricerca condotta in un ospizio su due gruppi di anziani. Metà mangiavano normalmente, mentre gli altri erano sottoposti a restrizioni caloriche. Per tre anni nel gruppo che mangiava meno si registrarono il 50 per cento delle malattie e dei decessi in meno.

Questi risultati confermerebbero l'efficacia della restrizione calorica sull'aspettativa di vita dell'uomo. È stato sinora in pratica impossibile impostare una ricerca abbastanza lunga e sufficientemente controllata. È già molto difficile trovare persone che accettino di vivere al limite della denutrizione per poche settimane, figuriamoci per tutta la vita...

Nell'ormai famoso (o famigerato, secondo i punti di vista) esperimento della Biosfera otto persone vissero un anno in un ambiente completamente chiuso, e per sei mesi furono sottoposte a restrizione calorica controllata. Uno dei biosferiani era Roy Walford, noto ricercatore dell'UCLA, uno dei più autorevoli esperti di sottonutrizione, che conduce spesso esperimenti anche su se stesso. Per 180 giorni i quattro uomini e le quattro donne nella Biosfera diminuirono il loro apporto calorico del 29 per cento. A tutti si abbassarono pressione arteriosa, colesterolo e trigliceridi, risultati simili a quelli riscontrati negli esperimenti sugli animali (nonché simili anche a quelli riscontrati nei nostri diabetici di tipo II sotto dieta pro Zona, che non erano però stati obbligati a vivere nella Biosfera).

Tutti questi sperimentatori hanno tuttavia sempre ragionato in termini di calorie, e non di ormoni. Dovrebbe essere semplice condurre un esperimento su uomini e donne sottoposti alla mia dieta. Raggiunta la percentuale di massa grassa ideale, la si può mantenere aggiungendo progressivamente grassi monoinsaturi. Nella dieta pro Zona l'apporto calorico è comparabile a quello richiesto nei classici esperimenti di restrizione dietetica, ma tutto avviene in modo automatico. Per una persona media ciò significa consumare da 800 a 1200 calorie al giorno. Potrebbe sembrare una dieta da fame, ma vi garantisco che, seguendo le regole della Zona, si fatica a mangiare tutto. Entro due settimane avrete meno fame, non sentirete più il desiderio incontenibile di carboidrati e godrete di maggiore lucidità e concentrazione mentale, per non parlare delle performance fisiche. La dieta pro Zona non è una dieta da fame: è la dieta corretta dal punto di vista ormonale.

Esaminiamo meglio gli effetti specifici prodotti dalla sottonutrizione (non malnutrizione…) nell'organismo degli animali, e valutiamone le implicazioni per l'uomo. I benefici fisiologici derivano in parte dal fatto che il processo digestivo e l'immagazzinamento delle calorie in eccesso richiedono molta energia e producono inoltre radicali liberi. Mangiare meno richiede quindi meno energia per digerire, comporta un minore tasso di ossidazione nelle cellule e rallenta il processo dell'invecchiamento.

Il bersaglio più probabile dell'eccesso di radicali liberi (l'abbiamo già visto) sono gli acidi grassi, precursori degli eicosanoidi. Diminuendo i radicali liberi (conseguenza automatica della dieta pro Zona) diminuisce lo squilibrio degli eicosanoidi.

Un altro vantaggio è la riduzione della quantità totale di carboidrati e quindi quella di AGE, sostanze «spazzatura» prodotte quando i carboidrati in eccesso interagiscono con le proteine. Essi sono una specie di «colla pazza» biologica, si appiccicano dove non dovrebbero, per esempio alle arterie e al DNA cellulare, scombinando la loro funzione e accelerando vari processi patologici.

Negli esseri umani, il miglior indicatore della presenza di AGE è l'emoglobina glicosilata. Sui nostri diabetici quattro mesi di dieta pro Zona avevano ridotto i livelli di questa sostanza del 20 per cento.

Ma il fatto più importante è che la riduzione di calorie e carboidrati, deprimendo l'insulina, elimina l'eccesso di eicosanoidi cattivi. Questao è, a mio avviso, il vero segreto della buona salute e longevità riscontrate negli animali sottoposti a restrizione calorica.

La stessa cosa avviene con le persone. I miei studi sui diabetici insulinoresistenti dimostrano che, dopo quattro mesi di dieta pro Zona, i livelli di insulina si riducono del 30 per cento. Proprio il risultato che si spera di ottenere con una dieta antinvecchiamento ipocalorica, che richiederebbe però almeno trent'anni di sperimentazione.

Non è tutto. Con livelli più bassi di insulina le dimensioni e la massa degli adipociti, le cellule di tessuto adiposo, si riducono. Niente più topi grassi con la sottonutrizione, niente più persone grasse con la dieta pro Zona. Lunga vita al vostro cuore! La sua salute dipende da fattori come la pressione e il flusso sanguigno, che sono in definitiva controllati dall'equilibrio degli eicosanoidi. La restrizione calorica riduce la pressione sanguigna, e quindi i rischi di infarti e ictus. Esattamente ciò che avviene quando si entra nella Zona e ci si resta a lungo.

Una sottonutrizione protratta nel tempo abbassa inoltre i livelli ematici di colesterolo e trigliceridi (e quindi il rischio di aterosclerosi), e mantiene pulito e sano il vitale sistema idraulico del cuore. È di nuovo lo stesso risultato ottenuto dai diabetici che seguono la dieta pro Zona, che è in sostanza una dieta antinvecchiamento (facile però da rispettare). Gli scienziati riscontrano negli animali gli stessi risultati: condizione cardiovascolare, funzioni immunitarie, controllo dell'insulina, tutto migliora in conseguenza di un più stretto controllo degli eicosanoidi.

La conclusione è ovvia: la restrizione calorica può realmente aiutare l'organismo a produrre più eicosanoidi buoni che eicosanoidi cattivi, che è lo stesso effetto della dieta pro Zona. Questa, in ultima analisi, è una dieta a restrizione calorica che però, anziché stabilire a priori un limite arbitrario al numero di calorie (il che, con la gente in carne e ossa, non funziona…), permette che la restrizione calorica si autogestisca. In altre parole, tenendo sotto controllo insulina, glucagone ed eicosanoidi, non è più necessario mangiare tanto.

La dieta apporterà in ogni caso tutti i nutrienti essenziali (esattamente come negli esperimenti di restrizione calorica), un livello adeguato di proteine e pochi grassi, ma con una miglior qualità per ciascuna caloria consumata. Tutti i salutari vantaggi della restrizione dietetica senza la quasi-denutrizione o la rinuncia a molti dei vostri cibi preferiti. La qualità della vita migliorerà in breve tempo. A lungo termine, potrete vivere abbastanza da assistere alla prima partita di pallone dei vostri bisnipoti, o accompagnarli per mano nel loro primo giorno di asilo.

«Fantastico», mi direte, «chiunque vorrebbe vivere più a lungo, purché gli anni che gli restano da vivere siano sani e attivi.» Paradossalmente potete vivere un'esistenza più lunga anche senza vivere per più anni. Trascorriamo quasi un terzo della vita in una «non attività»: il sonno. Dormendo l'organismo si rigenera per affrontare il giorno successivo. Che ne direste di accelerare questo processo di rigenerazione notturna, dormire di meno, ma svegliarvi più riposati e con maggiore energia?

Se siete sulla quarantina, è probabile che viviate fino a ottant'anni. Riuscendo, per i prossimi quarant'anni, a dormire un'ora in meno ogni notte, guadagnereste quindici giorni di vita attiva l'anno. Un anno e otto mesi in totale: l'incremento medio dell'attesa di vita se la medicina sconfiggesse tutte le forme di cancro. Per di più, prolunghereste la vostra vita da subito: non è forse ciò che desiderate di più?

Un altro vantaggio dello stare nella Zona è che il bisogno di sonno diminuirà da una a due ore a notte: un immediato e facilissimo allungamento della vita.

Ovviamente, una vita lunga ma senza salute è un pesante fardello, non una benedizione. Il segreto sta nel mantenere il massimo della vitalità anche in età avanzata. La restrizione calorica realizza quest'obiettivo in laboratorio. Pur vivendo più a lungo, gli animali sono addirittura meno soggetti a malattie dei loro «parenti» che mangiano tutto ciò che vogliono. Seguendo i miei suggerimenti nutrizionali si ottengono gli stessi benefici. Vita lunga, maggiore vitalità e il più grande dei doni: una buona salute.

Tutto questo, nella Zona, è possibile.

17

Conclusione

QUESTO libro ripercorre la mia personale ricerca sui mezzi per sconfiggere la morte prematura per infarto cardiaco. Fin dal 1982 capii che la soluzione consisteva nel forzare il mio destino genetico controllando gli eicosanoidi.

Ma come? La mia odissea, dopo aver decifrato il codice nutrizionale degli eicosanoidi, si è conclusa con un ritorno al buon senso: tutto, ma con moderazione.

Nello sviluppo della dieta pro Zona sono partito dal riequilibrio degli eicosanoidi, sfruttando i concetti della «zona terapeutica» utilizzati nella somministrazione dei farmaci, e applicandoli a solidi principi nutrizionali. Gli altri fondamenti scientifici sono sintetizzati nella *Figura 17.1.*

Primo, la dieta pro Zona si fonda sul nostro patrimonio genetico. Il DNA umano richiede un rapporto proteine/carboidrati relativamente costante, in cui i glucidi siano bassi come densità e indice glicemico. In altre parole, gli esseri umani sono stati «progettati» per nutrirsi con una dieta pro Zona. Negli ultimi 100.000 anni i nostri geni non sono cambiati. Una piccola parte della popolazione è fortunata, e il suo DNA le garantisce risposta insulinica pigra. La maggioranza della gente non è stata però progettata per mangiare pasta.

Secondo, il modo migliore per ritardare l'invecchiamento consiste nel ridurre le calorie senza ridurre i nutrienti indispensabili. Quella pro Zona è una dieta a basso tenore calorico, che fornisce quantità adeguate di proteine, grassi essenziali e micronutrienti, tutti elementi cruciali per garantire un'elevata qualità nutrizionale. Gli unici due gruppi di alimenti da limitare sono:

- i carboidrati ad alta densità e/o ad alto indice glicemico, come i cereali, il pane, la pasta, il riso e gli altri amidi;
- le proteine ricche di acido arachidonico: tuorlo d'uovo, carne rossa grassa e frattaglie.

In realtà, nessuno di questi cibi è proibito, essi vanno solo consumati con moderazione. Chi soffre di una malattia collegata a disturbi degli eicosanoidi (cardiopatia, diabete, cancro eccetera) dovrebbe ridurne il consumo al minimo.

Terzo, la dieta si basa sulle risposte ormonali al cibo, e in particolare sulla corretta gestione del rapporto insulina/glucagone, fondamentale per il controllo degli eicosanoidi.

Quarto, la dieta sviluppa le scoperte che portarono al premio Nobel del 1982 per la medicina, che dimostrarono l'importanza degli eicosanoidi nel controllare le funzioni dell'organismo.

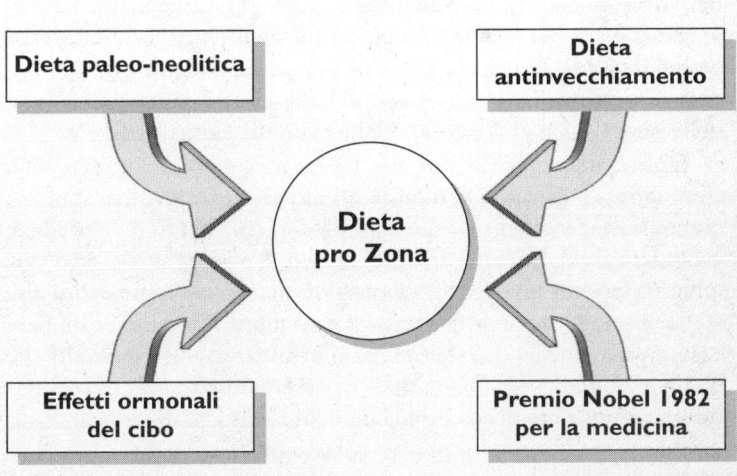

Figura 17.1 - Fondamenti di una dieta pro Zona.

Quattro punti, e una sola, incontrovertibile, conclusione: la potenza della dieta pro Zona deriva dall'azione che esercita sui meccanismi fisiologici fondamentali. Non si tratta di una dieta radicale, ma evoluzionistica, basata sul nostro codice genetico. Fornisce una quantità adeguata di proteine, pochi grassi in totale e moderati livelli di carboidrati «giusti», proprio quelli ricchi di micronutrienti.

Chi potrebbe dissentire?

In teoria, nessuno. Ma la nutrizione, come la religione, è un fatto viscerale. La gente (compresi gli esperti) non ama essere contestata con argomenti precisi, e soprattutto non gradisce i concetti che le sono estranei. Gli eicosanoidi sono uno di questi concetti (già la parola suona come aliena, lo ammetto).

In realtà questo non è un libro su una dieta, ma una testimonianza sul potere del cibo di controllare le nostre risposte ormonali. In questo senso non parla di nutrizione, ma anticipa la tecnologia del XXI secolo. Ho cercato un giusto equilibrio tra rigorose e dettagliate descrizioni scientifiche e concetti accessibili a un vasto pubblico di lettori. L'ho fatto perché credo che le implicazioni della Zona tocchino il punto più sensibile di tutti noi: la qualità della vita.

Al tempo stesso, la Zona deve scuotere tutti dal torpore provocato dalle quotidiane raccomandazioni dietetiche degli «esperti» e del governo. Esse producono effetti molto gravi, specialmente sulle persone geneticamente incapaci di metabolizzare correttamente i carboidrati ad alta densità come pane e pasta, cibi che 100.000 anni fa non esistevano. Questo tipo di carboidrati è purtroppo la base delle nuove linee guida così reclamizzate sui giornali e in TV.

L'abnorme aumento dell'obesità mi ha convinto che, senza un cambiamento di rotta, perdurando l'attuale eccessivo consumo di carboidrati, l'incidenza delle cardiopatie, del cancro e del diabete esploderà fin dall'inizio del XXI secolo. Spero di avere torto (ma temo proprio di no). Se l'incidenza di queste patologie salirà alle stelle, come potremo affrontarle? Per il momento, la risposta pare essere una riforma del sistema sanitario, strutturata in modo che chiunque possa avere la garanzia di essere curato. Ma, in fondo, i problemi non si risolvono solo con nuovi impianti di risonanza nucleare o con polizze assicurative a basso prezzo.

Insomma, ognuno deve assumersi finalmente la responsabilità della propria salute e smetterla di demandarla a terzi, che si tratti del governo, di una compagnia di assicurazioni o anche del medico personale.

Spero che questo libro rappresenti una guida scientificamente rigorosa, ma facile da capire, e che soprattutto voi lettori possiate utilizzarlo a vostro vantaggio. Sono certo che tutti i principi alla base di questo metodo susciteranno violente controversie, soprattutto se non saranno compresi a fondo.

È quindi bene ripeterli, per riassumere.

- Per quanto oggi si consumino meno grassi, nel mondo occidentale la popolazione ingrassa più che mai. Perché? Perché non sono i grassi che provocano l'obesità, ma l'insulina. Ci sono due modi per farla aumentare: mangiare troppo a ogni pasto o assumere troppi carboidrati. E spesso si fanno entrambe le cose contemporaneamente.

- Consumare grassi non fa ingrassare: basta assumere quelli giusti, in giusta quantità. I grassi monoinsaturi non agiscono sull'insulina. Quelli saturi invece, provocando la condizione nota come insulinoresistenza, possono elevarne il tasso. La dieta pro Zona è ricca di grassi monoinsaturi, ed è studiata per favorire la produzione di eicosanoidi buoni, due condizioni che moderano i livelli di insulina. Tuttavia, se si consumano troppi carboidrati, qualsiasi tipo di grassi garantisce un rapido ingrassamento.

- Le performance degli atleti migliorano con una dieta ad alto tenore di grassi, e non di carboidrati. Con una dieta ricca di carboidrati gli atleti non saranno mai in grado di esprimere il loro massimo potenziale. Le conseguenze ormonali di un alto livello di insulina (e il conseguente eccesso di eicosanoidi) peggiorano le performance in allenamento e in gara.

- L'esercizio fisico raramente compensa da solo gli effetti negativi di una dieta ad alto tenore di carboidrati. Il cibo è il lasciapassare per entrare nella Zona e rimanerci. Non che l'esercizio fisico sia inutile: è un efficacissimo modulatore ormonale e può senz'altro giovare, ma è necessario moltissimo esercizio fisico per combattere gli effetti negativi di una dieta ricca di carboidrati. Qual è il miglior tipo di esercizio fisico? Non importa; importante è che lo si pratichi con continuità. Per molte persone potrebbe consistere anche solo nel camminare.

- Una dieta ricca di carboidrati può mettere a repentaglio la vita dei cardiopatici. Specialmente nei pazienti dalla reattività insulinica geneticamente elevata, una dieta ricca di carboidrati può solo far salire l'insulina, e un livello elevato di insulina è il sintomo più certo della probabilità che si verifichi un attacco cardiaco.

- Il cibo può essere il farmaco più potente a nostra disposizione. Gli ormoni endogeni sono centinaia di volte più potenti delle medicine. Ogni volta che mangiamo, si innesca una reazione ormonale a catena. O la controlliamo, o per le prossime 4-6 ore sarà lei a controllare noi.

- Le raccomandazioni dietetiche degli esperti e dei nutrizionisti sono completamente sbagliate. La base della nuova piramide alimentare, il cui fondamento sono i carboidrati ad alta densità, porterà molti all'iperinsulinemia, allontanandoli sempre più dalla Zona. È sufficiente eliminare la base di questa piramide, e ciò che resta è una dieta pro Zona.

- La qualità della vita è assicurata dalla Zona. Meno grasso in eccesso, maggiore produttività mentale, migliori performance fisiche e minore probabilità di malattie croniche sono i fondamenti di una migliore qualità della vita. Sono anche gli effetti dello stare nella Zona. Dosando con precisione gli alimenti che assumete ogni giorno, a ogni pasto, con lo stesso rigore che usereste nel rispettare le dosi di farmaco prescritte in una ricetta medica, l'accesso alla Zona sarà garantito: vivrete in sintonia con il vostro destino genetico, realizzando definitivamente il vostro pieno potenziale.

Non lasciatevi ingannare dall'apparente semplicità di questo programma dietetico. Seguito con scrupolo e rigore, produce in chiunque fondamentali correzioni fisiologiche. È studiato per dirigere una grande orchestra di risposte ormonali, che si sono evolute negli ultimi quaranta milioni di anni. Molte delle vecchie strategie (dieta, esercizio fisico, riduzione dello stress eccetera), ormai accettate dalla moderna medicina ufficiale, funzionano solo perché agiscono a livello endocrino e, in particolare, influenzano gli eicosanoidi.

Mangiare, si deve. Tanto vale seguire una dieta corretta dal punto di vista ormonale. Spesso le persone non sono però disposte a modificare le loro abitudini dietetiche, pur sapendo che la qualità della loro vita migliorerebbe, perché non vogliono smettere di mangiare quello che gli piace. E poi, è difficile ricordarsi che cosa si deve o non si deve mangiare. Tutti sono infine frastornati e confusi da troppi pareri contraddittori. Ne sono cosciente da molto tempo, e ritengo di aver presentato in questo libro delle soluzioni per ognuno di questi problemi:

- *soluzione al primo problema*: seguendo la dieta pro Zona, potrete continuare a mangiare i cibi che vi piacciono. Limitatevi ad adottare il sistema dei blocchetti di macronutrienti, mantenendo il corretto rapporto tra proteine e carboidrati. Ponete solo un po' di attenzione alle quantità rispettive di proteine e carboidrati che assumete a ogni pasto;
- *soluzione al secondo problema*: l'attuale comunità scientifica nutrizionale è simile a un gruppo di persone con gli occhi bendati, che cerchino di descrivere un animale solo toccandolo. Ognuno ne palpa una parte, e cerca di descrivere tutto l'animale. Se decifrerete il codice degli eicosanoidi, sarà come se vi fossero tolte le bende dagli occhi: la confusione scomparirà e tutto vi apparirà chiaro e semplice.

Controllare gli eicosanoidi attraverso la dieta sarà la nuova frontiera della medicina del XXI secolo. Finalmente, man mano che un numero sempre maggiore di medici comprenderanno i concetti basilari (e mi auguro che questo libro indichi loro la giusta direzione), credo che i vantaggi ormonali di una dieta pro Zona saranno considerati la cura principale per tutte le malattie croniche, relegando i farmaci a un ruolo secondario.

In altre parole, quando l'establishment medico avrà finalmente compreso il potenziale della dieta per controllare gli eicosanoidi, la pratica della medicina ne sarà rivoluzionata.

Non succederà dall'oggi al domani. Sarà necessario un gigantesco sforzo formativo per sviluppare un linguaggio comune, oggi tutt'altro che diffuso. Questo permetterà finalmente di collegare in un quadro unico l'esperienza di tutta la storia della medicina, dall'inizio della civiltà fino ai più recenti progressi. Senza un linguaggio comune, la medicina è oggi una torre di Babele, e la confusione che ne risulta impedisce un approccio completo ed efficace al problema della salute.

Il fondamento scientifico della Zona poggia su alcuni concetti biochimici veramente complessi, ma la sua applicazione è semplice, e chiunque può sfruttarne la tecnologia seguendo i consigli dietetici illustrati in questo libro.

Ciò richiede che vi facciate carico della vostra vita e troviate il tempo di mantenervi nella Zona. In caso contrario non raggiungerete mai il benessere, per non parlare della supersalute.

Supersalute significa massima qualità della vita, sia che vi poniate l'obiettivo di vivere 115 anni, sia che vogliate spremere anche l'ultima stilla di vita dal tempo che vi è concesso su questo pianeta. Io ho fornito le regole e gli strumenti per tracciare un percorso individuale per la Zona: sta a voi decidere se utilizzarli. Come dico spesso, qualsiasi novità sperimentiate (terapia, dieta, vitamina), se non sortisce alcun effetto entro due settimane, probabilmente non lo sortirà mai più. La dieta pro Zona non fa eccezione. Tutto ciò che vi chiedo sono due settimane di buona volontà. Giudicherete voi i risultati.

Come presidente di una società biotecnologica di successo, metto sul piatto la mia reputazione scientifica ogni volta che qualcuno adotta questo sistema dietetico… E, dato che la reputazione è la mia, qualunque difficoltà incontriate nel seguire le indicazioni di questo libro, vi sarà sufficiente telefonarmi (vedi Appendice A) e il mio staff vi aiuterà. Se siete un medico e desiderate maggiori informazioni sugli eicosanoidi, chiamatemi. Sarò felice di aiutarvi a capirli.

Grazie al fatto di avere compreso gli eicosanoidi, ora controllo il mio destino genetico. Spero che sia così anche per voi.

Appendici

Appendice A

Supporto tecnico

OGNI volta che qualcuno adotta la dieta pro Zona, metto la mia reputazione scientifica in gioco. Se qualcosa perciò non è del tutto chiara, o incontrate qualche problema nell'iniziare la dieta, o se siete un medico e desiderate informazioni scientifiche aggiuntive, chiamate l'800-346-2703 e un membro del mio staff sarà a vostra disposizione (attenzione, però: si tratta di un numero telefonico «verde» cui non è possibile accedere gratuitamente dall'Italia). La bibliografia di questo libro rappresenterebbe un libretto di oltre 40 pagine, che viene costantemente aggiornato con le più recenti ricerche pubblicate nella letteratura scientifica, e che costituisce un servizio per medici e ricercatori, data la massa costante di novità in questo campo.

Potete mettervi in contatto diretto con me scrivendomi:

Dr. Barry Sears
Surfactant Technologies Inc.
21, Tioga Way
Marblehead, MA 01945

Appendice B

Come calcolare la massa magra

Sɪ può rapidamente determinare la massa magra utilizzando un semplice metro da sarto e una bilancia. Spogliatevi ed effettuate tutte le misurazioni sulla pelle, assicurandovi che il nastro stringa moderatamente, senza comprimere la pelle e i tessuti sottostanti. Misurate in centimetri, prendete ogni misura tre volte e calcolatene la media. Per le donne servono due misure del bacino (quella delle anche e la circonferenza all'altezza dell'ombelico) poiché dal loro rapporto si ricava la struttura fisica, che negli uomini si ottiene dalla circonferenza del polso (poco significativa nelle donne).

Calcolo della percentuale di grasso corporeo nelle donne

Eseguite queste cinque facili operazioni:

1. Misuratevi, mantenendo il metro orizzontale, le anche nel punto più largo, e la vita all'altezza dell'ombelico. È molto importante prendere le misure all'altezza dell'ombelico e non nel punto in cui la vita è più stretta. Prendete ognuna di queste due misure tre volte, e calcolate la media.
2. Misurate la vostra altezza scalzi.
3. Annotate altezza, vita e misura delle anche sull'apposita maschera.

4. Cercate queste misure nella relativa colonna nella *Tabella B.1*, e segnate le costanti corrispondenti sullo stesso modulo.
5. Sommate le costanti A e B, quindi sottraete C e arrotondate al numero intero più vicino. Questa è la vostra percentuale di massa grassa.

Percentuale di massa grassa nelle donne

Circonferenza media delle anche .... (serve per la costante A)

Circonferenza media dell'addome .... (serve per la costante B)

Altezza   .... (serve per la costante C)

Utilizzando la *Tabella B.1*, incolonnate qui sotto le costanti corrispondenti a ciascuna misura:

Costante A = ...

Costante B = ...

Costante C = ...

Percentuale approssimativa di massa grassa (A + B − C) = ...

Calcolo della percentuale di grasso corporeo negli uomini

Eseguite queste cinque facili operazioni:

1. Misuratevi, mantenendo il metro orizzontale, la circonferenza della vita all'altezza dell'ombelico. Prendete le misure tre volte e calcolate la media.
2. Misurate la circonferenza del polso della mano dominante, misurando tra la mano e polso nel punto in cui questo si piega.
3. Annotate queste misure sull'apposita maschera.

4. Sottraete la misura del polso dalla misura della vita e trovate il valore corrispondente sulla *Tabella B.2*. La percentuale di massa grassa si trova in questa tabella, direttamente all'incrocio tra la riga corrispondente al vostro peso e la colonna corrispondente alla misura «vita meno polso» espressa in centimetri.

Percentuale di massa grassa negli uomini

Circonferenza media della vita ....

Circonferenza media del polso ....

Sottraete la misura del polso dalla misura della vita. Utilizzate la *Tabella B.2* scorrendola fino a trovare il vostro peso. Quindi cercate la colonna corrispondente alla vostra misura «vita meno polso». L'intersezione delle due colonne riporta il numero corrispondente alla vostra percentuale di massa grassa.

Calcolo della massa magra di uomini e donne

Una volta nota la percentuale di massa grassa, il passo successivo consiste nell'utilizzare l'informazione per calcolare il peso in kg della parte grassa del corpo. Ciò si ottiene moltiplicando il peso per la percentuale di massa grassa, e dividendo il risultato per 100:

$$\frac{peso \times \% \text{ di massa grassa}}{100} = \text{peso totale di grasso del corpo}$$

Una volta noto il peso totale dei tessuti grassi, basta sottrarli dal vostro peso totale per ottenere la massa magra. La massa magra è il peso totale di tutte le parti non grasse del vostro corpo.

	....	il vostro peso
meno	....	la vostra massa grassa totale
uguale	....	la vostra massa magra

Anche		Addome		Altezza	
cm	costante A	cm	costante B	cm	costante C
76,2	33,48	50,8	14,22	139,7	33,52
77,4	33,83	52,0	14,40	140,9	33,67
78,7	34,87	53,3	14,93	142,2	34,13
80,0	35,22	54,6	15,11	143,5	34,28
81,2	36,27	55,8	15,64	144,7	34,74
82,5	36,62	57,1	15,82	146,0	34,89
83,8	37,67	58,4	16,35	147,3	35,35
85,0	38,02	59,6	16,53	148,5	35,50
86,3	39,06	60,9	17,06	149,8	35,96
87,6	39,41	62,2	17,24	151,1	36,11
88,9	40,46	63,5	17,78	152,4	36,57
90,1	40,81	64,7	17,96	153,6	36,72
91,4	41,86	66,0	18,49	154,9	37,18
92,7	42,21	67,3	18,67	156,2	37,33
93,9	43,25	68,5	19,20	157,4	37,79
95,2	43,60	69,8	19,38	158,7	37,94
96,5	44,65	71,1	19,91	160,0	38,40
97,7	45,32	72,3	20,27	161,2	38,70
99,0	46,05	73,6	20,62	162,5	39,01
100,3	46,40	74,9	20,80	163,8	39,16
101,6	47,44	76,2	21,33	165,1	39,62
102,8	47,79	77,4	21,50	166,3	39,77
104,1	48,84	78,7	22,04	167,6	40,23
105,4	49,19	80,0	22,22	168,9	40,38
106,6	50,24	81,2	22,75	170,1	40,84
107,9	50,59	82,5	22,93	171,4	40,99
109,2	51,64	83,8	23,46	172,7	41,45
110,4	51,99	85,0	23,64	173,9	41,60
111,7	53,03	86,3	24,18	175,2	42,06
113,0	53,41	87,6	24,36	176,5	42,21
114,3	54,53	88,9	24,89	177,8	42,67

Tabella B.1 - Costanti di conversione per il calcolo della percentua*seque* le di massa grassa nelle donne.

Anche		Addome		Altezza	
cm	costante A	cm	costante B	cm	costante C
115,5	54,86	90,1	25,07	179,0	42,82
116,8	55,83	91,4	25,60	180,3	43,28
118,1	56,18	92,7	25,78	181,6	43,43
119,3	57,22	93,9	26,31	182,8	43,89
120,6	57,57	95,2	26,49	184,1	44,04
121,9	58,62	96,5	27,02	185,4	44,50
123,1	58,97	97,7	27,20	186,6	44,65
124,4	60,02	99,0	27,73	187,9	45,11
125,7	60,37	100,3	27,91	189,2	45,26
127,0	61,42	101,6	28,44	190,5	45,72
128,2	61,77	102,8	28,62	191,7	45,87
129,5	62,81	104,1	29,15	193,0	46,32
130,8	63,16	105,4	29,33		
132,0	64,21	106,6	29,87		
133,3	64,56	107,9	30,05		
134,6	65,61	109,2	30,58		
135,8	65,96	110,4	30,76		
137,1	67,00	111,7	31,29		
138,4	67,35	113,0	31,47		
139,7	68,40	114,3	32,00		
140,9	68,75	115,5	32,18		
142,2	69,80	116,8	32,71		
143,5	70,15	118,1	32,89		
144,7	71,19	119,3	33,42		
146,0	71,54	120,6	33,60		
147,3	72,59	121,9	34,13		
148,5	72,94	123,1	34,31		
149,8	73,99	124,4	34,84		
151,1	74,34	125,7	35,02		
152,4	75,39	127,0	35,56		

Vita – polso (cm)	55,9	57,2	58,4	59,7	61,0	62,2
Peso (kg)						
54,4	4	6	8	10	12	14
56,7	4	6	7	9	11	13
59,0	3	5	7	9	11	12
61,2	3	5	7	8	10	12
63,5	3	5	6	8	10	11
65,8		4	6	7	9	11
68,0		4	6	7	9	10
70,3		4	5	6	8	10
72,6		4	5	6	8	9
74,8		3	5	6	8	9
77,1		3	4	6	7	9
79,4			4	6	7	8
81,6			4	5	7	8
83,9			4	5	6	8
86,2			4	5	6	7
88,5			3	5	6	7
90,7			3	4	6	7
93,0				4	5	6
95,3				4	5	6
97,5				4	5	6
99,8				4	5	6
102,1				3	4	6
104,3				3	4	5
106,6				3	4	5
108,9					4	5
111,1					4	5
113,4					4	5
115,7					3	4
117,9					3	4
120,2						4
122,5						4
124,7						4
127,0						4
129,3						4
131,5						3
133,8						3
136,1						3

Tabella B.2 - Calcolo della percentuale di massa grassa negli uomini.

63,5	64,8	66,0	67,3	68,6	69,9	71,1
16	18	20	21	23	25	27
15	17	19	20	22	24	26
14	16	18	20	21	23	25
13	15	17	19	20	22	24
13	15	16	18	19	21	23
12	14	15	17	19	20	22
12	13	15	16	18	19	21
11	13	14	16	17	19	20
11	12	14	15	17	18	19
10	12	13	15	16	17	19
10	11	13	14	15	17	18
10	11	12	14	15	16	17
9	10	12	13	14	16	17
9	10	11	13	14	15	16
8	10	11	12	13	15	16
8	9	11	12	13	14	15
8	9	10	11	12	14	15
8	9	10	11	12	13	14
7	8	9	11	12	13	14
7	8	9	10	11	12	13
7	8	9	10	11	12	13
7	8	9	10	11	12	13
6	7	8	9	10	11	12
6	7	8	9	10	11	12
6	7	8	9	10	11	12
6	7	8	9	9	10	11
6	6	7	8	9	10	11
5	6	7	8	9	10	11
5	6	7	8	9	10	10
5	6	7	8	8	9	10
5	6	7	7	8	9	10
5	5	6	7	8	9	10
4	5	6	7	8	9	9
4	5	6	7	8	8	9
4	5	6	7	7	8	9
4	5	6	6	7	8	9
4	5	5	6	7	8	9

Vita – polso (cm) Peso (kg)	72,4	73,7	74,9	76,2	77,5	78,7
54,4	29	31	33	35	37	39
56,7	28	30	32	33	35	37
59,0	27	28	30	32	34	36
61,2	26	27	29	31	32	34
63,5	24	26	28	29	31	33
65,8	23	25	27	28	30	31
68,0	23	24	26	27	29	30
70,3	22	23	25	26	28	29
72,6	21	22	24	25	27	28
74,8	20	22	23	24	26	27
77,1	19	21	22	24	25	26
79,4	19	20	21	23	24	25
81,6	18	19	21	22	23	25
83,9	18	19	20	21	23	24
86,2	17	18	19	21	22	23
88,5	16	18	19	20	21	22
90,7	16	17	18	19	21	22
93,0	15	17	18	19	20	21
95,3	15	16	17	18	19	21
97,5	15	16	17	18	19	20
99,8	14	15	16	17	18	19
102,1	14	15	16	17	18	19
104,3	13	14	15	16	17	18
106,6	13	14	15	16	17	18
108,9	13	14	15	16	17	17
111,1	12	13	14	15	16	17
113,4	12	13	14	15	16	17
115,7	12	13	14	14	15	16
117,9	11	12	13	14	15	16
120,2	11	12	13	14	15	15
122,5	11	12	13	13	14	15
124,7	11	11	12	13	14	15
127,0	10	11	12	13	14	14
129,3	10	11	12	12	13	14
131,5	10	11	11	12	13	14
133,8	10	10	11	12	13	14
136,1	9	10	11	12	12	13

80,0	81,3	82,6	83,8	85,1	86,4	87,6
41	43	45	47	49	50	52
39	41	43	45	46	48	50
37	39	41	43	44	46	48
36	38	39	41	43	44	46
34	36	38	39	41	43	44
33	35	36	38	39	41	43
32	33	35	36	38	40	41
31	32	34	35	37	38	40
30	31	33	34	35	37	38
29	30	31	33	34	36	37
28	29	30	32	33	34	36
27	28	29	31	32	33	35
26	17	28	30	31	32	34
25	26	28	29	30	31	33
24	26	27	28	29	30	32
24	25	26	27	28	30	31
23	24	25	26	28	29	30
22	23	25	26	27	28	29
22	23	24	25	26	27	28
21	22	23	24	25	26	28
20	22	23	24	25	26	27
20	21	22	23	24	25	26
19	20	21	22	23	24	25
19	20	21	22	23	24	25
18	19	20	21	22	23	24
18	19	20	21	22	23	24
18	18	19	20	21	22	23
17	18	19	20	21	22	23
17	18	19	19	20	21	22
16	17	18	19	20	21	22
16	17	18	19	19	20	21
16	16	17	18	19	20	21
15	16	17	18	19	19	20
15	16	17	17	18	19	20
15	15	16	17	18	19	19
14	15	16	17	17	18	19
14	15	16	16	17	18	19

Vita – polso (cm)	88,9	90,2	91,4	92,7	94,0	95,3
Peso (kg)						
54,4	54					
56,7	52	54				
59,0	50	52	53	55		
61,2	48	50	51	53	55	
63,5	46	48	49	51	53	54
65,8	44	46	47	49	51	52
68,0	43	44	46	47	49	50
70,3	41	43	44	46	47	49
72,6	40	41	43	44	46	47
74,8	38	40	41	43	44	45
77,1	37	39	40	41	43	44
79,4	36	37	39	40	41	43
81,6	35	36	37	39	40	41
83,9	34	35	36	38	39	40
86,2	33	34	35	37	38	39
88,5	32	33	34	35	37	38
90,7	31	32	33	35	36	37
93,0	30	31	32	34	35	36
95,3	29	30	32	33	34	35
97,5	29	30	31	32	33	34
99,8	28	29	30	31	32	33
102,1	27	28	29	30	31	32
104,3	26	27	28	30	31	32
106,6	26	27	28	29	30	31
108,9	25	26	27	28	29	30
111,1	25	26	27	27	28	29
113,4	24	25	26	27	28	29
115,7	24	24	25	26	27	28
117,9	23	24	25	26	27	27
120,2	22	23	24	25	26	27
122,5	22	23	24	25	25	26
124,7	22	22	23	24	25	26
127,0	21	22	23	24	24	25
129,3	21	21	22	23	24	25
131,5	20	21	22	23	23	24
133,8	20	21	21	22	23	24
136,1	19	20	21	22	22	23

96,5	97,8	99,1	100,3	101,6	102,9	104,1
54	55					
52	53	55				
50	52	53	55			
48	50	51	53	54		
47	48	50	51	52	54	55
45	47	48	49	51	52	54
44	45	47	48	49	51	52
43	44	45	47	48	49	50
41	43	44	45	46	48	49
40	41	43	44	45	46	48
39	40	41	43	44	45	46
38	39	40	41	43	44	45
37	38	39	40	41	43	44
36	37	38	39	40	42	43
35	36	37	38	39	40	42
34	35	36	37	38	39	41
33	34	35	36	37	38	40
33	34	35	36	37	38	39
32	33	34	35	36	37	38
31	32	33	34	35	36	37
30	31	32	33	34	35	36
30	31	31	32	33	34	35
29	30	31	32	33	34	34
28	29	30	31	32	33	34
28	29	29	30	31	32	33
27	28	29	30	31	31	32
27	27	28	29	30	31	32
26	27	28	29	29	30	31
26	26	27	28	29	30	30
25	26	27	27	28	29	30
25	25	26	27	28	28	29
24	25	26	26	27	28	29

Vita – polso (cm)	105,4	106,7	108,0	109,2	110,5	111,8
Peso (kg)						
54,4						
56,7						
59,0						
61,2						
63,5						
65,8						
68,0						
70,3						
72,6						
74,8						
77,1	55					
79,4	53	55				
81,6	52	53	54			
83,9	50	51	53	54	55	
86,2	49	50	51	52	54	55
88,5	47	49	50	51	52	53
90,7	46	47	48	50	51	52
93,0	45	46	47	48	49	51
95,3	44	45	46	47	48	49
97,5	43	44	45	46	47	48
99,8	42	43	44	45	46	47
102,1	41	42	43	44	45	46
104,3	40	41	42	44	44	45
106,6	39	40	41	42	43	44
108,9	38	39	40	41	42	43
111,1	37	38	39	40	41	42
113,4	36	37	38	39	40	41
115,7	35	36	37	38	39	40
117,9	35	35	36	37	38	39
120,2	34	35	36	36	37	38
122,5	33	34	35	36	37	37
124,7	32	33	34	35	36	37
127,0	32	33	33	34	35	36
129,3	31	32	33	34	34	35
131,5	31	31	32	33	34	35
133,8	30	31	32	32	33	34
136,1	29	30	31	32	33	33

113,0	114,3	115,6	116,8	118,1	119,4	120,7
55						
53	54	55				
52	53	54	55			
50	51	53	54	55		
49	50	51	52	53	54	55
48	49	50	51	52	53	54
47	48	49	50	51	52	53
46	47	48	49	50	51	52
45	46	47	48	49	50	51
44	45	46	46	47	48	49
43	44	44	45	46	47	48
42	43	44	44	45	46	47
41	42	43	44	44	45	46
40	41	42	43	43	44	45
39	40	41	42	43	43	44
38	39	40	41	42	43	43
38	38	39	40	41	42	43
37	38	38	39	40	41	42
36	37	38	39	39	40	41
35	36	37	38	39	39	40
35	36	36	37	38	39	39
34	35	36	36	37	38	39

Vita – polso (cm)	121,9	123,2	124,5	125,7	127,0
Peso (kg)					
54,4					
56,7					
59,0					
61,2					
63,5					
65,8					
68,0					
70,3					
72,6					
74,8					
77,1					
79,4					
81,6					
83,9					
86,2					
88,5					
90,7					
93,0					
95,3					
97,5					
99,8	55				
102,1	54	55			
104,3	53	54	55		
106,6	51	52	53	54	55
108,9	50	51	52	53	54
111,1	49	50	51	52	53
113,4	48	49	50	51	52
115,7	47	48	49	51	51
117,9	46	47	48	49	50
120,2	45	46	47	48	49
122,5	44	45	46	47	48
124,7	43	44	45	46	47
127,0	43	43	44	45	46
129,3	42	43	43	44	45
131,5	41	42	43	43	44
133,8	40	41	42	43	43
136,1	39	40	41	42	43

Appendice C

Blocchetti di macronutrienti

I BLOCCHETTI forniscono un metodo facile e diretto per comporre pasti pro Zona. Dal calcolo del vostro fabbisogno ottenete il numero di blocchi da distribuire lungo l'arco della giornata per nutrirvi in modo equilibrato. Ogni blocco è composto da tre blocchetti (o miniblocchi): uno di proteine (7 grammi), uno di carboidrati (9 grammi) e uno di grassi (3 grammi).

Uno spuntino è composto da un blocco (tre blocchetti). Un pasto da tre blocchi è composto di nove blocchetti, tre per tipo. E così via.

Nelle pagine seguenti è presentato l'elenco rivisto di alimenti contenenti proteine, carboidrati e grassi, e per ognuno la quantità corrispondente a un blocchetto. Sono prodotti familiari sulle nostre mense, in vendita nei negozi e supermercati che frequentate ogni giorno, e i contenuti per blocchetto sono stati tarati sulla base di quanto disponibile nel nostro paese. I cibi proteici s'intendono pesati crudi. Tendenzialmente sono preferibili i carboidrati favorevoli, a basso indice glicemico. Vi sono alcune eccezioni dovute al contenuto di grassi (per esempio il gelato e le patatine fritte).

Le quantità corrispondenti ai blocchetti sono arrotondate per renderle più facili da ricordare. La lista non pretende di essere esaustiva. Se manca uno dei vostri alimenti preferiti, in libreria troverete sicuramente pubblicazioni con tavole nutrizionali complete. Stiamo inoltre preparando per voi nuovi libri sulla Zona, con un gran numero di ricette e liste di alimenti ancora più variate.

Nel comporre un pasto pro Zona, ricordate la regola fondamentale dei blocchi e dei blocchetti: ogni blocco deve essere composto di un blocchetto (o miniblocco) di proteine, uno di carboidrati e uno di grassi.

Blocchetti di proteine
(circa 7 g di proteine ciascuno)

Carne e pollame

Scelte ottime

Agnello magro	30 g
Capretto magro	30 g
Coniglio	30 g
Petto di pollo senza pelle	30 g
Petto di tacchino senza pelle	30 g
Vitello (tagli magri)	30 g

Scelte accettabili

Anatra	45 g
Bresaola	25 g
Carne di bue (10-15% di grasso)	45 g
Carne di bue (tagli magri)	30 g
Carne di cavallo (tagli magri)	30 g
Carne di maiale (braciole o tagli magri)	30 g
Carne di manzo (tagli magri)	30 g
Carne di manzo (10-15% di grasso)	45 g
Carne di manzo in scatola	40 g
Mocetta	25 g
Pancetta coppata	3 fette
Pancetta magra	30 g
Pollo, carni scure, senza pelle	30 g
Prosciutto, cotto o crudo, parte magra	30 g
Speck	30 g
Tacchino, carni scure, senza pelle	30 g

Scelte discutibili (per non dire pessime... non abusatene)

Bacon o pancetta	3 strisce
Carne di bue (tagli grassi)	30 g
Carne di manzo (tagli grassi)	30 g
Cotechino cotto	30 g
Fegato	30 g
Hot dog (maiale, bue, tacchino o pollo)	I salsiccia
Würstel (pesato crudo)	50 g
Salame, mortadella, coppa	30 g
Salsiccia	30 g

Pesce e crostacei

Solo scelte ottime...

Acciughe sott'olio o sotto sale	30 g
Aragosta	45 g
Baccalà	25 g
Branzino (spigola), dentice, orata	50 g (se filetti 40 g)
Calamari	45 g
Cappesante	45 g
Caviale (uova di storione)	25 g
Gamberi o gamberetti (sgusciati)	45 g
Granchio (polpa)	45 g
Merluzzo	50 g (se filetti 40 g)
Pesce azzurro, sardine e sarde*	45 g
Pesce persico	50 g (se filetti 40 g)
Pesce spada (trancio)	45 g
Salmone (trancio o filetto con pelle)*	45 g (se filetti senza pelle 35 g)
Salmone affumicato*	30 g
Seppia	50 g
Sgombro*	45 g
Tonno (in scatola)	30 g sgocciolato
Tonno (trancio)	40 g
Triglia	45 g
Trota	45 g
Vongole e cozze	60 g

* Alimento ricco di EPA.

Uova

Scelte ottime

Chiara (albume)   2
Uovo in polvere   30 g

Scelte discutibili...

Uovo completo di tuorlo   I

Latticini ricchi di proteine

Scelte ottime

Feta   45 g
Fiocchi di latte magro   70 g
Formaggio a pasta molle, senza grassi (light)   30 g
Formaggio senza grassi   30 g
Philadelphia light   60 g
Ricotta magra fresca   75 g
Tofu a pasta dura   45 g
Tofu a pasta molle   90 g
Yocca   60 g

Scelte accettabili

Caciottina fresca   40 g
Formaggio parzialmente scremato   30 g
Mozzarella light   30 g
Parmigiano e grana   25 g
Pecorino stagionato   25 g
Ricotta intera fresca   75 g

Scelte discutibili...

Bel Paese   30 g
Emmenthal   30 g
Fontina   30 g
Formaggi a pasta dura   30 g
Pecorino fresco   30 g
Taleggio   30 g

Alimenti vegetariani

Hamburger di soia	1/2 polpetta
Hot dog di soia	1 salsiccia
Polvere di spirulina (si trova in erboristeria)	30 g
Salsiccia di soia	2 salsicce

Proteine in polvere

Abbott Promod (farmacia)	7 g
Enervit Gymline Big Protein 90% (farmacia-erboristeria)	9 g
Son formula (farmacia)	7 g
Proteine in polvere, varie marche (erboristeria)	8-10 g (secondo concentrazione)

Proteine, carboidrati e grassi misti (spuntini pronti)
(contengono un blocco di proteine, uno di carboidrati, uno di grassi)

Latte	240 cc
Yogurt magro	180 cc

Blocchetti di carboidrati
(circa 9 g di carboidrati ciascuno)

Carboidrati con indice glicemico favorevole

Scelte ottime

Verdure cotte

Asparagi	120 g (12 asparagi)
Biete o erbette o coste	180 g
Broccoli	120 g
Carciofi	1 piccolo
Cavolfiore	180 g
Cavolini di Bruxelles	120 g
Cavolo	180 g
Cavolo verde	120 g
Ceci	30 g
Cipolle (lesse)	1

Crauti	120 g
Fagioli (in scatola)	30 g
Fagiolini verdi	85 g
Funghi (bolliti e sgocciolati)	120 g
Lenticchie	30 g
Melanzane	180 g
Peperoni arrosto	140 g (se sott'olio 120 g)
Porri	120 g
Radicchio trevigiano	250 g
Rape (passato)	200 cc
Rape verdi	180 g
Spinaci	120 g
Zucca	120 g
Zucchini	120 g

Verdure crude

Broccoli	240 g
Cavolfiore	240 g
Cavolo sminuzzato	240 g
Cetriolo	1
Cetriolo a fettine	360 g
Cipolle a fettine	120 g
Cuore di palma	160 g
Funghi a fettine	360 g
Germogli di fagioli	360 g
Indivia tagliata	600 g
Lattuga bianca	1 cespo
Lattuga romana tagliata	850 g
Peperoni tagliati	180 g
Pomodori	1 grande o 2 piccoli
Ravanelli a fettine	240 g
Scarola tagliata	600 g
Sedano affettato	240 g
Spinaci freschi	240 g
Spinaci (insalata)*	1 porzione
Spinaci surgelati	480 g
Verza cappuccio	170 g

* 240 g di spinaci sminuzzati, 30 g di peperoni verdi crudi, 30 g di cetrioli crudi e 30 g di pomodori crudi.

Frutta fresca, surgelata o in scatola
(ma con poco zucchero)

Albicocche	3
Ananas a cubetti	60 g
Anguria a cubetti	60 g
Arancia (grandezza media)	1/2
Arancia o mandarino in scatola	40 g
Castagne	60 g
Ciliegie	7
Fragole	120 g
Kiwi	1
Lamponi	115 g
Limone	1
Macedonia di frutta (fresca)	115g
Mandarini	1
Mela (grandezza media)	1/2
Melone (piccolo)	1/2
Mirtilli	60 g
More selvatiche	115 g
Pera (grandezza media)	1/3
Pesca	1
Pescanoce	1/2
Pesche sciroppate e sgocciolate	60 g
Pompelmo (grandezza media)	1/2
Prugna (grandezza media)	1
Uva	60 g

Cereali

Alpen Muesli	15 g
Avena decorticata (cottura lenta)*	65 g
Enervit Energy bar (albicocca, banana, mela)	1/3 di barretta
Enervit snack 8000	1/3 di barretta
Fiocchi d'avena (tipo senza zucchero)	30 g
Frutibix	1/3 di porzione (13,5 g)
Weetabix	2/3 di formella da 20 g

* Contiene GLA.

227

Carboidrati sfavorevoli

(da consumare con moderazione)

Scelte discutibili...

Verdure cotte

Barbabietole	60 g
Carote affettate	60 g
Fagioli al forno	25 g
Fagioli in umido	40 g
Fagioli soffritti	30 g
Granoturco	30 g
Patate al forno o bollite	40 g
Patate dolci al forno	40 g
Patatine fritte	5
Piselli	40 g
Purè di patate	30 g

Frutta

Banane (grandezza media)	1/3
Clementine	3
Datteri	2
Fichi	1
Mango a fette	55 g
Papaya	60 g
Prugne secche	2
Prugne secche grandi (Santa Clara)	1
Uva passa, zibibbo	2 cucchiai

Succhi di frutta

Sidro	40 cc
Succo ACE	120 cc
Succo di ananas (senza zucchero aggiunto)	120 cc
Succo di arancia (senza zucchero aggiunto)	120 cc
Succo di frutti tropicali (senza zucchero aggiunto)	120 cc
Succo di limone (senza zucchero aggiunto)	120 cc
Succo di mela	65 cc
Succo di pomodoro	60 cc
Succo di pompelmo (senza zucchero aggiunto)	120 cc
Punch di frutta (alcolico)	60 cc

Cereali e pane

Biscotto (Petit beurre, frollini eccetera)	1 e 1/2
Brioche o croissant (grandezza media, senza ripieno)	1/2
Cereali da colazione, secchi	15 g
Ciambella, bombolone	1/4
Couscous cotto	25 g
Crostini	15 g
Galletta di riso soffiato	1
Grissini	1
Pan carré bianco	15g (1/2 fetta)
Pan carré d'avena	30 g (1 fetta)
Pane integrale	30 g (1 fetta)
Pastasciutta	30 g (15 g cruda)
Pasta fresca all'uovo cotta	30 g
Piadina (15 cm di diametro)	1/2
Polenta cotta	40 g (20 g cruda)
Popcorn	240 g
Riso bianco	25 g (12 g crudo)
Riso integrale	30 g (15 g crudo)
Tacos (triangolini di mais)	15 g
Tortilla di frumento (20 cm di diametro)	1/2
Tortilla di mais (15 cm di diametro)	1

Altro

Barretta candita (*Mars, Kinder cereali*)	1/4
Crackers piccoli (*Ritz Saltines*)	4
Gelato	30 g
Ketchup	2 cucchiai
Marmellata	2 cucchiai
Miele	1/2 cucchiaio
Patatine chips	15 g
Salsa barbecue	2 cucchiai
Salsa rosa (da cocktail)	2 cucchiai
Salsa Teriyaki	15 g
Salse piccanti	4 cucchiai
Sorbetto	30 g
Zucchero integrale	1 cucchiaio e 1/2
Zucchero raffinato	1 cucchiaio

Alcolici

Aperitivi (vermouth eccetera)	60 g
Birra	180 g
Distillati	30 g
Liquori	30 g
Vino da dessert (vin santo, zibibbo)	60 g
Vino da pasto oltre 12° (meglio se rosso)	100 g
Vino da pasto sotto 12° (meglio se rosso)	120 g

Grassi

Scelte ottime
(prodotti ricchi di grassi monoinsaturi)

Anacardi	3
Arachidi	6
Avocado	1 cucchiaio
Burro di arachidi naturale	1/2 cucchiaino da tè
Condimento alla francese (con senape)	1 cucchiaino da tè
Condimento olio d'oliva e aceto (o limone)	1 cucchiaino da tè
Mandorle	3
Mandorle tritate	1 cucchiaino da tè
Noci di Sorrento grandi	1
Noci nostrane piccole	2
Olio di arachidi	2/3 di cucchiaino da tè
Olio d'oliva extravergine	2/3 di cucchiaino da tè
Olive	3

Scelte accettabili
(prodotti con pochi grassi saturi)

Maionese intera	1/3 di cucchiaino da tè
Maionese leggera (light)	1 cucchiaino da tè
Olio di noci	1/2 cucchiaino da tè
Olio di semi (girasole, mais, semi vari)	2/3 di cucchiaino da tè
Olio di soia	2/3 di cucchiaino da tè

Scelte discutibili
(prodotti ricchi di grassi saturi)

Bacon (imitazione) a cubetti	2 cucchiaini da tè
Burro	1/3 di cucchiaino da tè
Concentrato di verdure	1/3 di cucchiaino da tè
Formaggio di panna	1 cucchiaino da tè
Formaggio di panna magro	2 cucchiaini da tè
Lardo o pancetta in cubetti	1/3 di cucchiaino da tè
Mascarpone	1 cucchiaino da tè
Panna	1/3 di cucchiaio
Panna acida	1/2 cucchiaio
Stracchino	1 cucchiaino da tè

Appendice D

Ricette pro Zona

L<small>E</small> ricette di questa appendice sono state elaborate, appositamente per l'edizione aggiornata italiana, da Memo Romano, uno chef che ha lavorato in prestigiosi ristoranti e hotel. La supervisione scientifica è del dottor Aronne Romano, che applica da anni la metodologia del dottor Sears e ha conseguito a San Diego, negli Stati Uniti, il diploma di «Zone Certified Instructor». Ecco l'elenco dei pasti costituiti da un monopiatto di 3 o 4 blocchi. (Salvo diverse indicazioni, le ricette si intendono per una persona.)

3 BLOCCHI	4 BLOCCHI
Insalata di gamberi, rucola e limone	Pennette code di scampi, tonno e broccoletti
Avena ai 3 pesci con zucchine e zafferano	Insalata arlecchino
Melanzane alla parmigiana	Petti di pollo dorati agli asparagi
Involtini di vitello con carciofi	Filetto di maiale alla senape antica
Gnocchi di ricotta e spinaci	Lombata di agnello in umido
Scaloppa di salmone con zucchine	Insalata di avena
Trota in bellavista	Carpaccio di tacchino e lenticchie
	Insalata andalusa con salmone e sgombro

Legenda: P = proteine, C = carboidrati, G = grassi.

INSALATA DI GAMBERI, RUCOLA E LIMONE (3 blocchi)

Ingredienti:		
3 miniblocchi	P	g 120 di code di gambero
1/4 miniblocco	C	2 mazzetti di rucola
1/4 miniblocco	C	g 70 di pomodori
1/2 miniblocco	C	1/2 limone
1 miniblocco	C	g 85 di fagiolini
1 miniblocco	C	1 fetta di pan carré
3 miniblocchi	G	1 cucchiaino da tè di olio extravergine

Far cuocere le code di gambero in acqua bollente salata per qualche minuto (2 o 3). Scolarle e, mentre raffreddano, preparare in un piatto la fetta di pan carré precedentemente tostata, contornarla con la rucola, i fagiolini e i pomodori tagliati a dadini. Appoggiare sul toast le code di gambero, spruzzare su tutta l'insalata il mezzo limone spremuto e amalgamato precedentemente con 1 cucchiaino da tè di olio extravergine. Aggiungere sale quanto basta.

AVENA AI 3 PESCI CON ZUCCHINE E ZAFFERANO (3 blocchi)

Ingredienti:		
1 miniblocco	P	g 40 di code di gambero
1 miniblocco	P	g 60 di vongole
1 miniblocco	P	g 40 di salmone fresco
		1/2 spicchio d'aglio
		1 puntina di zafferano
1/2 miniblocco	C	g 100 di zucchine a rondelle
2 1/2 miniblocchi	C	g 62 di avena decorticata (g 125 se cotta)
3 miniblocchi	C	1 cucchiaino da tè di olio extravergine

Cuocere l'avena in acqua bollente salata per mezz'ora. A parte, in una padella, versare l'olio, farlo scaldare e aggiungere l'aglio e le zucchine tagliate

sottilmente a rondelle; salare e far cuocere rimestando per un paio di minuti. Aggiungere il salmone tagliato a dadini, le code di gambero tagliate a
metà e infine le vongole precedentemente sgusciate. Far cuocere il tutto
per 2 o 3 minuti: a questo punto, con un goccio di acqua di cottura dell'a-
vena, stemperare lo zafferano e aggiungerlo in padella assieme all'avena.
Far amalgamare tutti gli ingredienti. Aggiungere a piacere peperoncino e
sale quanto basta.

MELANZANE ALLA PARMIGIANA (3 blocchi)

Ingredienti:		
2 miniblocchi	P	g 70 di mozzarella light
I miniblocco	P	g 25 di grana grattugiato
I miniblocco	C	g 400 di melanzane tagliate a fette da I cm
2 miniblocchi	C	g 160 di salsa di pomodoro (senza condimenti)
		2 foglie di basilico
		origano
3 miniblocchi	G	I cucchiaino da tè di olio extravergine

Scottare sulla griglia le fette di melanzana I minuto per lato. Prendere una
terrina da forno, coprire il fondo con melanzane, aggiungervi sopra la
mozzarella tagliata a fette sottili e un po' di pomodoro con origano, ripetere l'operazione a più strati fino a finire gli ingredienti. Sull'ultimo strato
spolverare il grana, unire le due foglie di basilico e il cucchiaio di olio. Gra-
tinare al forno a 200° per circa 10 minuti.

INVOLTINI DI VITELLO CON CARCIOFI (3 blocchi)

Ingredienti:		
2 e 2/3 miniblocchi	P	g 80 di vitello tagliato in 4 fettine
1/3 miniblocco	P	g 10 di grana grattugiato
I miniblocco	C	g 40 di polenta
I miniblocco	C	g 55 di piselli

I miniblocco	**C**	*I cucchiaio di farina bianca*
	C	*2 cuori di carciofi*
	C	*g 40 di passata di pomodoro*
	C	*1/2 cucchiaino di prezzemolo e aglio battuto*
3 miniblocchi	**G**	*I cucchiaino da tè di olio extravergine*

Preparare la farcia per gli involtini con i cuori dei carciofi lessati e passati al setaccio, aggiungervi prezzemolo, aglio e il formaggio grana. Stendere le fettine, riempirle con la farcia e arrotolarle su se stesse. In una padella mettere l'olio e la cipolla; quando è un po' rosolata aggiungervi gli involtini leggermente infarinati. Rosolarli da entrambe le parti; se serve, bagnare con una goccia d'acqua, lasciare evaporare e aggiungere la passata di pomodoro e i piselli. Coprire e proseguire la cottura per circa 5 minuti. Servire ben caldi con la polenta.

GNOCCHI DI RICOTTA E SPINACI (3 blocchi - per 10 persone)*

Ingredienti per gli gnocchi:

3 miniblocchi	**P**	*3 uova*
2 miniblocchi	**P**	*g 50 di grana*
5 miniblocchi	**P**	*g 350 di ricotta light*
23 miniblocchi	**C**	*g 350 di pane grattugiato*
6 miniblocchi	**C**	*g 100 di farina bianca*
2/3 miniblocco	**C**	*g 150 di spinaci*
		sale e pepe quanto basta

Ingredienti per il condimento:

17 miniblocchi	**P**	*g 500 di prosciutto cotto*
3 miniblocchi	**P**	*g 75 di grana*
1/3 miniblocco	**C**	*1/2 l di besciamella*
30 miniblocchi	**G**	*10 cucchiaini da tè di burro*

Per preparare la besciamella usare 400 cl di latte, 40 g di farina e 40 g di burro, secondo la ricetta classica.

* Essendo una preparazione per numerose persone, è possibile dividerla in porzioni e surgelarle.

In una terrina versare la ricotta, amalgamarla con le uova, salarla, peparla e aggiungervi sempre mescolando il grana, gli spinaci, la farina e il pane grattugiato. Mescolare il tutto ottenendo un impasto omogeneo. A questo punto, prendendo pezzi di pasta, fare dei bigoli e tagliarli a gnocchetti. Cuocerli in abbondante acqua salata per qualche minuto, scolarli e farli saltare in una padella dove precedentemente si è fatto sciogliere il burro. Rosolare nella stessa pentola il prosciutto cotto tagliato a dadini aggiungendo la besciamella e il formaggio grana.

SCALOPPA DI SALMONE CON ZUCCHINE (3 blocchi)

Ingredienti:		
3 miniblocchi	P	g 120 di salmone tagliato a scaloppe
1 miniblocco	C	g 200 di zucchine a rondelle
1 miniblocco	C	g 80 di passata di pomodoro senza condimento
1 miniblocco	C	g 40 di fagioli qualsiasi passati a purea
3 miniblocchi	G	1 cucchiaino da tè di olio extravergine

Coprire le scaloppe con le zucchine a fette disponendole una sopra l'altra come se fossero le squame di un pesce. Aggiungendo poca acqua, cuocere il tutto in forno in una terrina coperta da coperchio o da carta stagnola. Intanto preparare ben calda la purea di fagioli e mescolarla in un piatto con la passata di pomodoro. Quando il salmone è cotto deporlo su questa salsa e aggiungere il cucchiaino d'olio extravergine.

TROTA IN BELLAVISTA (3 blocchi)

Ingredienti:		
3 miniblocchi	P	g 90 di trota in filetti
1/4 miniblocco	C	g 55 di spinaci tritati
1/4 miniblocco	C	g 50 di zucchine tagliate a cubetti finissimi
1/4 miniblocco	C	g 45 di peperoni tagliati finissimi
1/4 miniblocco	C	g 30 di cipolla tagliata finissima

1/4 miniblocco	C	g 65 di pomodoro tagliato finissimo
1/4 miniblocco	C	1 cucchiaino di farina bianca
1 miniblocco	C	g 15 di pane integrale tagliato a cubetti e tostato
1/2 miniblocco	C	6 asparagi cotti al vapore
3 miniblocchi	G	1 cucchiaino da tè di olio extravergine
		1 puntina di zafferano

Tagliare trasversalmente i filetti di trota e ottenere delle fettine sottili che andranno farcite con spinaci, sale e noce moscata. Metterle su fogli di pellicola trasparente e arrotolarle su se stesse ottenendo delle piccole salsicce, chiudere bene i due lati e farle cuocere in acqua bollente o in forno a vapore. In una padella con olio extravergine far stufare tutte le verdure a cubetti, aggiungervi lo zafferano e la farina, far tostare e bagnare con un mestolo d'acqua, far bollire per 2 o 3 minuti. In un piatto da portata mettere la salsa ottenuta, disporre a raggiera gli asparagi e la trota tagliata a rondelle. Servire cospargendo di crostini di pane integrale tostati.

PENNETTE CODE DI SCAMPI, TONNO E BROCCOLETTI (4 blocchi)

Ingredienti:		
2 miniblocchi	P	g 80 di code di scampi
2 miniblocchi	P	g 60 di tonno fresco
3 1/2 miniblocchi	C	g 100 di pennette integrali cotte
1/2 miniblocco	C	g 60 di broccoletti (cime di rapa)
		g 20 di cipolla tagliata finemente
4 miniblocchi	G	1 e 1/3 cucchiaino da tè di olio extravergine
		sale quanto basta

Versare in una padella l'olio e far saltare la cipolla e i broccoletti precedentemente bolliti o, meglio, cotti al vapore. Salare e dopo un paio di minuti aggiungervi il tonno a cubetti; far andare per 5 minuti. Cuocere la pasta in abbondante acqua salata e, 1 minuto prima di scolarla, aggiungere al sugo le code di scampi pulite. Unire le penne scolate, facendo amalgamare gli ingredienti per un paio di minuti.

INSALATA ARLECCHINO (4 blocchi)

Ingredienti:		
I miniblocco	P	g 65 di polpo
I miniblocco	P	g 35 di mozzarella light
I miniblocco	P	2 albumi d'uovo bolliti
I miniblocco	P	g 40 di gamberetti
1/3 miniblocco	C	g 100 di valeriana
1/3 miniblocco	C	g 100 di radicchio trevigiano
1/2 miniblocco	C	g 130 di pomodori
1/3 miniblocco	C	g 200 di finocchio
I miniblocco	C	g 40 di fagioli
I miniblocco	C	g 85 di fagiolini
1/2 miniblocco	C	1/2 limone spremuto
4 miniblocchi	G	I e 1/3 cucchiaino da tè di olio extravergine
		sale quanto basta

In una capace insalatiera disporre le verdure pulite e tagliate, a piacere aggiungervi il polpo e i gamberetti cotti al vapore, le chiare d'uovo sodo sminuzzate, la mozzarella a cubetti e 1/2 limone spremuto precedentemente emulsionato con l'olio extravergine.

PETTI DI POLLO DORATI AGLI ASPARAGI (4 blocchi)

Ingredienti:		
3 miniblocchi	P	g 90 di petti di pollo
1/2 miniblocco	P	1/2 uovo o meglio I albume
1/2 miniblocco	P	g 15 di grana grattato
I miniblocco	C	12 asparagi
I miniblocco	C	g 260 di pomodori
1/3 miniblocco	C	g 200 di indivia
I e 2/3 miniblocco	C	g 25 di pane
4 miniblocchi	G	I e 1/3 cucchiaino da tè di olio extravergine

Sbattere il mezzo uovo con un po' di sale e i 15 g di grana, immergervi le fettine di petto di pollo. In una padella antiaderente disporre le fettine di petto di pollo e dorarle da tutte e due le parti; quando sono cotte appoggiarle nel piatto da portata. Nel rimanente dell'uovo mettere i 12 asparagi precedentemente cotti al vapore e tagliati a tronchetti e farli saltare nella padella di cottura dei petti. Quando tutto è ben caldo versarlo sopra i petti di pollo e servire con contorno di pomodoro e insalata.

FILETTO DI MAIALE ALLA SENAPE ANTICA (4 blocchi)

Ingredienti:

4 miniblocchi	P	g 120 di filetto di maiale a fettine
1 miniblocco	C	g 40 di fagioli al vapore
1 miniblocco	C	g 40 di patate al vapore
1 miniblocco	C	g 85 di fagiolini al vapore
1 miniblocco	C	g 100 di spinaci al vapore
		1/2 cucchiaino di aceto
		una goccia di vino bianco
		1 cucchiaino da tè di senape in grani (antica)
4 miniblocchi	G	1 e 1/3 cucchiaino da tè di olio extravergine
		sale quanto basta

In una padella antiaderente far cuocere da tutte e due le parti le fettine di filetto di maiale, bagnarle con il vino bianco e aggiungervi il cucchiaino di senape con un paio di cucchiaini di acqua. Lasciare addensare un po' la salsa e servire in un piatto grande contornato dalle quattro verdure al vapore (o lessate) condite con una vinaigrette di olio extravergine e di aceto.

LOMBATA DI AGNELLO IN UMIDO (4 blocchi)

Ingredienti:

4 miniblocchi	P	g 120 di lombata d'agnello tagliata a medaglione
1/3 miniblocco	C	g 90 di pomodori

1/3 miniblocco	C	g 40 di cipolla
1/3 miniblocco	C	g 60 di peperoni
1 miniblocco	C	g 55 di piselli
1 miniblocco	C	g 225 di spinaci
1 miniblocco	C	g 40 di polenta o g 40 di patate bollite
4 miniblocchi	G	1 e 1/3 cucchiaino da tè di olio extravergine

Rosolare i medaglioni nell'olio extravergine caldo. In un tegame a parte mettere la cipolla tritata, i pomodori pelati e tagliati a fettine, i peperoni puliti e ridotti a pezzi e i piselli. Salare e far cuocere per dieci minuti, poi unire a questi ingredienti i medaglioni e il loro sugo di cottura insaporendolo con un po' di sale e spezie a piacere. Servirle subito, ben calde, con polenta o patate e contorno di spinaci al vapore.

INSALATA DI AVENA (4 blocchi - per 4 persone)

Ingredienti:

4 miniblocchi	P	g 140 di mozzarella light o formaggio light
4 miniblocchi	P	g 120 di tonno al naturale
4 miniblocchi	P	g 120 di prosciutto cotto
4 miniblocchi	P	8 albumi d'uovo
4 miniblocchi	C	g 200 di piselli
8 miniblocchi	C	g 400 di avena cotta (g 200 cruda)
2 miniblocchi	C	g 200 di peperoni pelati cotti alla griglia
1 miniblocco	C	1 cucchiaio da minestra di capperi
1 miniblocco	C	8 carciofini al naturale tagliati a pezzetti
16 miniblocchi	G	5 e 1/3 cucchiaini da tè di olio extravergine

Cuocere in abbondante acqua salata per 30 minuti l'avena, scolarla e raffreddarla. Mettere in una terrina l'avena cotta, sbriciolarvi sopra il tonno, il prosciutto cotto, il formaggio tagliato a dadini, l'albume d'uovo a pezzetti e mescolarli insieme. Aggiungervi l'olio extravergine e il rimanente degli ingredienti: i peperoni tagliati a pezzettini, i piselli, i carciofini e i capperi. Rimescolare bene il tutto. Servire come il riso freddo.

CARPACCIO DI TACCHINO E LENTICCHIE (4 blocchi)

Ingredienti:		
3 miniblocchi	P	g 90 di tacchino preaffettato sottilmente (o per chi ha l'affettatrice un pezzo intero)
I miniblocco	P	g 35 di robiola light
2 miniblocchi	C	g 100 di lenticchie bollite
		2 cucchiaini di aceto balsamico
I miniblocco	C	g 15 di crackers integrali
I miniblocco	C	g 260 di pomodori
4 miniblocchi	G	I e 1/3 cucchiaino da tè di olio extravergine

In un piatto abbastanza largo disporre i pomodori a fette, coprire con le fettine di tacchino, cospargerle di lenticchie, tagliare sopra a dadini la robiola light. Emulsionare l'aceto balsamico con l'olio extravergine e condire il carpaccio. Servire con crackers.

INSALATA ANDALUSA CON SALMONE E SGOMBRO (4 blocchi)

Ingredienti:		
2 miniblocchi	P	g 80 di salmone
2 miniblocchi	P	g 80 di sgombro fresco o in scatola al naturale
1/2 miniblocco	C	g 130 di pomodori
1/4 miniblocco	C	g 50 di peperoni arrostiti
1/4 miniblocco	C	g 60 di sedano
2 miniblocchi	C	g 100 di avena cotta (sostituisce il riso)
1/2 miniblocco	C	g 30 di cipolla tagliata finemente
		10 capperi, prezzemolo tritato (I cucchiaio)
1/2 miniblocco	C	1/2 limone spremuto
4 miniblocchi	G	olio extravergine

Disporre nell'insalatiera i pomodori affettati, i peperoni arrostiti nel forno e pelati, il sedano tagliato à julienne (a listarelle). Bollire l'avena in acqua salata, sgocciolare, raffreddare e mescolare con la cipolla stufata (passata in padella, senza condimento) assieme a salmone, sgombro e capperi. Condire i pomodori e i peperoni con un filo d'olio e sale, l'avena e il sedano con una vinaigrette al limone. Cospargere con prezzemolo tritato.

Prime colazioni (3 blocchi, pari a 3+3+3 blocchetti)*
a cura di Laura Defilippi

1. 250 g di latte parzialmente scremato, 1 tazzina di caffè, 2 cucchiaini di zucchero, 60 g di prosciutto cotto, 1 pera.

2. 100 g di stracchino, 1 fetta di pane, 15 g di marmellata.

3. 200 cc di latte, 10 g di zucchero con cacao o caffè, 1 fetta di pane, 40 g di prosciutto crudo.

4. 200 g di yogurt alla frutta e 50 g di prosciutto crudo.

5. 70 g di ricotta morbida lavorata con 6 g di zucchero e 1 cucchiaino di cacao o cannella.

6. 1 brioche vuota (40 g), 1 tazza di tè con 5 g di zucchero, 60 g di caciocavallo.

7. 170 g di crème caramel, 50 g di Emmenthal.

8. Lavorare 100 g di ricotta con 100 g di nocciole tritate, 100 g di mela a pezzetti e 10 g di zucchero.

9. 200 g di Philadelphia light, 1 fetta di pane, 100 g di banana.

10. 100 g di scamorza, 1 tazza di tè con 10 g di zucchero, 1 pera.

11. Toast formato da 2 fette di pane, 50 g di prosciutto cotto e 50 g di sottilette, 1 tazza di tè con 6 g di zucchero.

12. 200 g di yogurt alla frutta e 60 g di prosciutto crudo.

* Dove non specificato, è possibile aggiungere tè o caffè purché non zuccherati.

Pasti superveloci

PRIMA COLAZIONE

Da 2 blocchi   1 fetta di pan carré integrale spalmata con 75 g di ricotta e decorata con 6 arachidi
1 yogurt magro.

Da 3 blocchi   1 yogurt magro mescolato a 230 g di macedonia fresca composta da kiwi, pesca, mela, albicocca e pera
1 *protein shake* al gusto di banana (bevanda proteica aromatizzata in vari gusti)
6 anacardi.

Da 4 blocchi   240 cc di latte parzialmente scremato
90 g di feta
40 g di caciottina fresca a cubetti con 1 pera e mezza mela; sbriciolare sopra 2 noci e 3 mandorle.

PRANZO

Da 4 blocchi   100 g di bresaola sottile coperta da 80 g di fagioli, 1 mazzetto di rucola condita con 1 cucchiaio di aceto balsamico emulsionato con 1/2 cucchiaio di olio extravergine: da gustare insieme a 2 fette di pan carré integrale.

CENA

Da 4 blocchi   100 g di prosciutto di Praga scaldato al forno con una fetta da 30 g di caciottina fresca, 2 fette da 15 g di pane integrale
1 piattone di 300 g di finocchi, 85 g di fagiolini e 75 g di spinaci conditi con 1/2 cucchiaio di olio extra vergine e 1/2 di aceto di mele.

Spuntini

Gli spuntini sono un aspetto molto importante del successo di una dieta pro Zona, poiché consentono di non lasciar mai passare più di cinque ore senza mangiare.

Ecco tre semplici spuntini con la corretta combinazione di macronutrienti:

Malto al cioccolato
Dose per 3 porzioni

100 cc di gelato a basso tenore di grassi
100 cc di latte magro
2 cucchiai di polvere di proteine
1/2 cucchiaino da tè di cacao amaro.

Frullate in un mixer tutti gli ingredienti.

1 blocchetto di proteine per porzione

Spuntino veloce 1

30 g di formaggio molle light e mezzo frutto.

1 blocchetto di proteine

Spuntino veloce 2

180 g di yogurt magro naturale, senza frutta o aggiunta di carboidrati.

1 blocchetto di proteine

Un altro spuntino
Al limite inferiore per le proteine, ma con fruttosio a basso indice glicemico

Enervit Protein barretta ricoperta cioccolato (2/5 di barretta).

Piacere senza sensi di colpa

Potete godervi persino i piatti più sfiziosi, purché aggiungiate la corretta quantità di proteine. In questo caso però state solo «limitando i danni» agli eicosanoidi, e quindi non fatelo spesso. Ecco quattro proposte:

2 blocchi
70 g di mozzarella o 60 g di prosciutto crudo sgrassato
180 cc di birra
1 fetta di pane bianco da 15 g.

3 blocchi
70 g di arrosto di vitello tagliato sottile condito con 3 cucchiai di salsa tonnata
2/3 di banana
1 pallina di gelato alla crema da 20 g.

4 blocchi
1 coppa di fragole da 280 g con 2 palline di gelato al limone da 30 g l'una
1 *protein shake* al gusto di vaniglia
45 g di tacchino a fettine sottili
12 mandorle.

4 blocchi
1 fetta di torta di pasta frolla da 45 g coperta da frutta e gelatina d'albicocca
1 *protein shake* al gusto cioccolato
12 anacardi
45 g di mozzarella fior di latte.

Per facilitarvi la vita, Laura Defilippi ha elaborato un menu settimanale da 11 blocchetti (ovvero 3-3-1-3-1, per la donna tipo). Se vogliamo tramutarlo in un menu da 13 blocchetti (ovvero 4-4-1-3-1, per l'uomo tipo), il gioco è semplice: basta seguire le indicazioni delle grammature scritte tra parentesi.

LUNEDÌ

Colazione	200 (*270*) cc di latte parzialmente scremato, 10 (*12*) g di zucchero, cacao o caffè, 100 (*135*) g di mortadella, 1 mela (+ *mezza*)
Pranzo	100 (*135*) g di pollo cotto a piacere, 100 (*135*) g di patata fritta o bollita, 1 pera (+ *mezza*)
Merenda	1 fetta di pane (usare preferibilmente quello da toast) + 30 g di prosciutto cotto
Cena	150 g di gamberetti, 1 cucchiaino di maionese, 1 fetta di pane, insalata a piacere, 200 g di cavolini di Bruxelles
Spuntino	70 g di ricotta con 10 g di zucchero e cacao (o cannella, a piacere)

MARTEDÌ

Colazione	100 (*135*) g di formaggino, 200 (*270*) cc di latte con 10 (*12*) g di zucchero, cacao o caffè, 1 kiwi (+ *mezzo*)
Pranzo	100 (*135*) g di bistecca (pollo, tacchino, vitello, manzo), 100 (*135*) g di carote grattate e condite, 1 (+ *mezza*) fetta di pane, 1 mela
Merenda	30 g di Bel Paese, 1 fetta di pane (o 1 pera)
Cena	120 g di pesce spada, 200 g di peperoni cotti a piacere, 1 fetta di pane, 1 kiwi
Spuntino	150 g di pompelmo e 50 g di noci

MERCOLEDÌ

Colazione 100 (*135*) g di pancetta magra e 1 banana, caffè o tè senza zucchero

Pranzo 40 (*55*) g di pasta condita a piacere, 100 (*135*) g di pecorino

Merenda 30 g di mozzarella e 1 mandarino

Cena 100 g di bistecca, 200 g di fagiolini, 200 g di ravanelli, 1 fetta di pane, 120 g di arancia

Spuntino 180 g di yogurt magro

GIOVEDÌ

Colazione 100 (*135*) g di stracchino, 1 (+ *mezza*) fetta di pane e 15 g di marmellata, caffè o tè senza zucchero

Pranzo 80 (*110*) g di lonza di maiale, 100 (*135*) g di piselli, 1 vasetto di yogurt alla frutta

Merenda 10 g di marzapane, 1 pera

Cena 200 g di würstel, 200 g di zucchini, 1 fetta di pane, 200 g di cetrioli, 1 mela

Spuntino 30 g di speck e 1 fetta di pane

VENERDÌ

Colazione 200 (*270*) cc di latte scremato, 10 (*12*) g di zucchero, caffè o cacao, 1 fetta di pane, 40 (*55*) g di prosciutto crudo

Pranzo 135 (*180*) g di trancio di salmone alla griglia o al vapore, insalata mista a piacere

Merenda 1 yogurt

Cena 50 g di mozzarella e 50 g di prosciutto cotto, 1 fetta di pane, 100 g di frutti di bosco con 10 g di zucchero

Spuntino 10 g di crackers e 30 g di prosciutto cotto

SABATO

Colazione	90 (*120*) g di formaggino e 1 tazza di caffè o tè con 10 (*12*) g di zucchero
Pranzo	135 (*180*) g di palombo cotto a piacere, 200 (*270*) g di peperoni, 1 fetta di pane e 100 g di ananas
Merenda	120 g di pompelmo (spremuto o intero) e 30 g di prosciutto cotto
Cena	90 g di pastasciutta condita a piacere, 1 grande insalata e 90 g di pollo
Spuntino	15 g di grissini e 30 g di formaggio a piacere

DOMENICA

Colazione	200 (*270*) g di yogurt alla frutta e 50 (*65*) g di prosciutto crudo, caffè o tè senza zucchero
Pranzo	100 (*135*) g di tacchino cotto a piacere, 1 grande insalata, 30 (*40*) g di grissini 1 pera
Merenda	70 g di ricotta lavorata con 10 g di zucchero e cannella (o cacao)
Cena	150 g di acciughe e 150 g di patate cotte a piacere
Spuntino	10 g di crackers e 30 g di formaggio a piacere

Appendice E

Come calcolare il fabbisogno proteico quotidiano

1. Determinate la vostra massa magra consultando l'Appendice B.
2. Determinate il vostro indice di attività in grammi di proteine per ogni chilogrammo di massa magra, in funzione del vostro livello di esercizio fisico:

Fabbisogno proteico (g/kg di massa magra)	Attività
1,1	Sedentario puro (televisione e pantofole)
1,3	Lavoro tranquillo, senza allenamento né attività sportiva regolare
1,5	Lavoro più attività di fitness (qualche camminata); soggetti obesi: oltre il 30% (uomini) e il 40% (donne) di massa grassa
1,7	Lavori stressanti; manager e donne in carriera; soggetti che si allenano almeno tre volte la settimana o praticano sistematicamente uno sport
1,9	Lavoro e allenamento quotidiano aerobico o di pesi (bilancieri o macchine)
2,1	Pesante allenamento quotidiano (bilancieri o macchine)
2,3	Intenso allenamento a scopo agonistico, integrato da pesante allenamento di pesi quotidiano, oppure doppio allenamento sportivo quotidiano intenso

3. Calcolate il vostro fabbisogno proteico quotidiano (in grammi) moltiplicando la vostra massa magra (in chilogrammi) per l'indice di attività appena ricavato, arrotondando al multiplo di 7 superiore qualora si intenda utilizzare il metodo dei blocchetti illustrato in questo libro.
4. Il numero minimo di blocchi per assicurare il corretto apporto in micronutrienti e oligoelementi è 11. Se il risultato è inferiore, tenetevi su 11.

Per una rapida verifica, la *Tabella E.1* fornirà alcuni esempi di fabbisogno proteico, basati sulla massa magra e sugli indici di attività.

massa magra (kg)	indice 1,1	n. blocchi	indice 1,3	n. blocchi	indice 1,5	n. blocchi	indice 1,7	n. blocchi	indice 1,9	n. blocchi	indice 2,1	n. blocchi	indice 2,3	n. blocchi
40	44,0	11,0	52,0	11,0	60,0	11,0	68,0	11,0	76,0	11,0	84,0	12,0	92,0	13,0
45	49,5	11,0	58,5	11,0	67,5	11,0	76,5	11,0	85,5	12,5	94,5	13,5	103,5	15,0
50	55,0	11,0	65,0	11,0	75,0	11,0	85,0	12,0	95,0	13,5	105,0	15,0	115,0	16,5
55	60,5	11,0	71,5	11,0	82,5	12,0	93,5	13,5	104,5	15,0	115,5	16,5	126,5	18,0
60	66,0	11,0	78,0	11,0	90,0	13,0	102,0	14,5	114,0	16,5	126,0	18,0	138,0	20,0
65	71,5	11,0	84,5	12,0	97,5	14,0	110,5	16,0	123,5	17,5	136,5	19,5	149,5	21,5
70	77,0	11,0	91,0	13,0	105,0	15,0	119,0	17,0	133,0	19,0	147,0	21,0	161,0	23,0
75	82,5	12,0	97,5	14,0	112,5	16,0	127,5	18,0	142,5	20,5	157,5	22,5	172,5	24,5
80	88,0	13,0	104,0	15,0	120,0	17,0	136,0	19,5	152,0	22,0	168,0	24,0	184,0	26,5
85	93,5	13,5	110,5	16,0	127,5	18,0	144,5	20,5	161,5	23,0	178,5	25,5	195,5	28,0
90	99,0	14,0	117,0	17,0	135,0	19,5	153,0	22,0	171,0	24,5	189,0	27,0	207,0	30,0
95	104,5	15,0	123,5	17,5	142,5	20,5	161,5	23,0	180,5	26,0	199,5	28,5	218,5	31,5
100	110,0	16,0	130,0	18,5	150,0	21,5	170,0	24,5	190,0	27,0	210,0	30,0	230,0	33,0
105	115,5	16,5	136,5	19,5	157,5	22,5	178,5	25,5	199,5	28,5	220,5	31,5	241,5	34,5
110	121,0	17,5	143,0	20,5	165,0	23,5	187,0	27,0	209,0	30,0	231,0	33,0	253,0	36,0

Tabella E.1 - Numero di blocchi pro Zona in rapporto alla massa magra e all'indice di attività.

Appendice F

La massa grassa
e il vostro tipo di fisico

La percentuale di massa grassa è il parametro più importante da verificare periodicamente per conoscere i vostri progressi nella forma fisica. La massa grassa ideale varia però in funzione dell'attività nella vita di tutti i giorni. A titolo di esempio, nelle *Tabelle F.1* e *F.2* di pagina seguente troverete l'elenco delle percentuali di massa grassa per atleti di vari sport. Due sono le cose importanti:

- in ogni gruppo elencato, gli uomini avranno sempre una percentuale di massa grassa inferiore alle donne.
- le percentuali si riferiscono ad atleti di livello mondiale.

Per sembrare un grande atleta, dovete in ogni caso avere la stessa percentuale di massa grassa di un grande atleta…

Ma prima di riuscire a sembrare un atleta, cercate in ogni modo di diminuire di peso fino alla percentuale di massa grassa di una persona sana e normale, uomo o donna che siate.

Uomini	% di massa grassa
Ginnasti, lottatori	4
Bodybuilder (culturisti)	5
Sprinter	6
Giocatori di pallacanestro (centrocampisti)	7
Corridori di corsa campestre, triatleti	8
Giocatori di tennis e squash	9
Calcio (attaccanti), pallacanestro (attaccanti), nuotatori	10
Fondisti, football americano (difensori), calcio (difensori)	11
Pallacanestro (difensori), football americano (centrocampisti)	12
Football americano (attaccanti)	13
Sollevatori di pesi, lanciatori di peso e di disco	17
UOMO IDEALE	15
UOMO OCCIDENTALE MEDIO	23

Tabella F.1.

Donne	% di massa grassa
Paziente anoressica media	10
Ginnaste	14
Tennis e Squash	15
Istruttrici di aerobica	17
Sciatrici (fondo)	18
Nuotatrici	19
Tenniste, sciatrici (sci alpino)	20
Atletica, pallacanestro e pallavolo	20
DONNA IDEALE	22
DONNA OCCIDENTALE MEDIA	32

Tabella F.2.

Appendice G

Tabelle «Metropolitan Life» del peso ideale (anno 1983)

L'ALTEZZA si intende scalzi, il peso da nudi. Per ogni tipo di struttura scheletrica (snella, media e massiccia) sono elencati i limiti (minimo e massimo) di peso in chilogrammi.

Altezza (cm)	Struttura snella		Struttura media		Struttura massiccia	
	min	max	min	max	min	max
155	56	60	58	62	61	66
158	57	61	59	63	62	68
161	58	61	59	64	63	69
163	59	62	60	65	64	71
166	60	63	61	67	64	73
168	61	64	63	68	66	74
171	62	65	64	69	67	76
173	63	66	65	71	69	78
176	64	68	67	72	70	80
178	64	69	68	74	71	82
181	66	71	69	75	73	84
183	67	73	71	77	74	85
186	69	74	73	79	76	88
188	70	76	74	81	78	90
191	72	78	76	83	80	92

Tabella G.1 - Uomini.

Altezza (cm)	Struttura snella		Struttura media		Struttura massiccia	
	min	max	min	max	min	max
145	45	49	49	54	53	59
148	46	50	49	55	54	60
150	46	51	50	56	54	61
153	47	53	51	58	56	63
155	48	54	53	59	57	64
158	49	55	54	60	59	66
161	51	57	55	62	60	68
163	52	58	57	63	61	69
166	54	59	58	64	63	71
168	55	61	59	66	64	73
171	56	62	61	67	65	75
173	58	64	62	69	67	76
176	59	65	64	70	68	78
178	60	66	65	70	69	79
181	62	68	66	73	71	80

Tabella G.2 - Donne.

Indice glicemico dei diversi alimenti contenenti carboidrati

Forti induttori di insulina

Indice glicemico maggiore di 100%

Alimenti a base di cereali:

- Riso soffiato
- Corn flakes
- Frumento soffiato
- Miglio.

Altri:

- Purè istantaneo
- Patate precotte (per microonde)
- Pomodori secchi.

Zuccheri semplici:

- Maltosio
- Glucosio.

Spuntini:

- Gelati di soia
- Gallette di riso soffiato.

Indice glicemico standard 100%

- Pane bianco.

Indice glicemico tra 80 e 100%

Alimenti a base di cereali:

- Pane integrale con uva e noci
- Pane di frumento integrale
- Fiocchi d'avena
- Farina di avena integrale
- Riso bianco
- Riso integrale
- Muesli
- Frumento integrale.

Verdura:

- Carote
- Granoturco.

Frutta:

- Banane
- Uva passa
- Albicocche
- Papaya
- Mango.

Spuntini:

- Gelato (a basso tenore di grassi)
- Croccantino di segale
- Tacos (triangolini di mais).

Moderati induttori di insulina

Indice glicemico tra 50 e 80%

Alimenti a base di cereali:

- Spaghetti
- Spaghetti integrali
- Pasta (altri tipi)
- Pane integrale tedesco (Pumpernickel, Volkornbrot)
- Cereali con crusca (All Bran).

Frutta:

- Arance
- Succo d'arancia (senza zucchero).

Verdura:

- Ceci
- Piselli (in scatola)
- Fagioli freschi
- Fagioli in scatola.

Zuccheri semplici:

- Lattosio
- Saccarosio.

Spuntini:

- Barrette candite*
- Patatine fritte.*

* L'alto contenuto di grassi nei cibi contrassegnati da un asterisco li rende preferibili, poiché ritarda l'assorbimento dei carboidrati.

Lenti induttori di insulina

Indice glicemico fra 30 e 50%

Alimenti a base di cereali:

- Orzo
- Fiocchi d'avena
- Pane integrale di segale.

Frutta:

- Mele
- Succo di mela (senza zucchero)
- Composta di mele
- Pere
- Uva
- Pesche.

Verdura:

- Fagioli secchi
- Lenticchie
- Piselli freschi
- Crema di pomodoro.

Latticini:

- Gelato intero*
- Latte
- Yogurt.

Indice glicemico inferiore al 30%

Frutta:

- Ciliegie
- Prugne
- Pompelmo.

Zuccheri semplici:
- Fruttosio.

Verdura:
- Germi di soia.*

Spuntini:
- Arachidi.*

I libri di Barry Sears

Come raggiungere la Zona
(con Bill Lawren)

La Zona anti-età

7 giorni con la Zona

La Zona Omega 3 Rx

In Zona con la soia

Prevenire con la Zona

La Zona: la nuova alimentazione

Il bello della Zona
(con Daniela Morandi)

Magri per sempre

La Zona del futuro
(con Daniela Morandi)

Stampato presso ELCOGRAF S.p.A.
Stabilimento di Cles (TN)